Pendo

Vivienne Parry
Der Tanz der Hormone

Aus dem Englischen
von Heike Schlatterer

Pendo München und Zürich

Inhalt

Einleitung

Hormone beherrschen unsere Welt. Sie kontrollieren unser Wachstum, unser Gewicht, unseren Stoffwechsel, unsere Fruchtbarkeit und unseren Wasserhaushalt. Sie setzen Veränderungen in unserem Lebenszyklus – wie die Pubertät und die Menopause – in Gang und nehmen Einfluss darauf, wie schnell wir altern, ob wir Lust auf Sex haben oder nicht (und auch, ob wir Spaß daran haben) und in wen wir uns verlieben. Ihre Auswirkungen zeigen sich binnen Sekunden und können blitzschnell wieder vorbei sein, sie können aber auch Monate dauern und dreißig Jahre lang anhalten. Hormone kontrollieren unsere Stimmungen und Gefühle, vor allem jene, die besonders tief gehen: Angst, Wut und Liebe.

Unabhängig von Alter und Geschlecht, egal, ob man reizbar, griesgrämig, mit Pickeln übersät, vergesslich oder einfach nur unausstehlich ist, irgendwann kommt garantiert der Kommentar: »Das sind die Hormone.« Und zu allem Übel stimmt das wahrscheinlich auch noch.

Der Begriff »Hormon« taucht fast jeden Tag in den Medien auf. Bohrt man ein bisschen nach, bekommt man vielleicht zur Antwort, dass Testosteron ein Hormon ist, die Pille Hormone enthält oder möglicherweise sogar, dass Fische ihr Geschlecht aufgrund von Hormonen ändern. Dieses Buch erklärt nun, wie Hormone funktionieren, und es stellt die unzähligen Wirkmechanismen vor, mit denen Hormone unser Leben kontrollieren. Außerdem geht es auf die Kontroversen und Diskussionen ein, die Hormone immer wieder auslösen.

Der Tanz der Hormone ist kein Handbuch für Menschen mit hormonbedingten Krankheiten wie Diabetes, Schilddrüsenüber- oder -unterfunktion oder Unfruchtbarkeit, denn dafür gibt es schon viele praktische Ratgeber. Das Buch soll vielmehr eine Einführung in die geheime Welt der Hormone mit all ihrer Komplexität und Eleganz sein und dabei helfen, die Wahrheit über Hormone besser zu verstehen.

Hormone sind eigentlich nur die Sklaven eines der beiden internen Kommunikationssysteme unseres Körpers. Das Nervensystem transportiert Botschaften des Gehirns, die dem Körper mit Hilfe elektrischer Impulse übermittelt werden. Das Hormonsystem, auch endokrines System genannt, arbeitet viel langsamer und benutzt das Blut als Transportmittel und Chemikalien (eben die Hormone) als Botenstoffe. Die beiden Systeme lassen sich schlecht miteinander vergleichen, ebenso könnte man ein Hochgeschwindigkeitsschienennetz mit einem Kanalsystem für Schleppkähne oder die Schneckenpost mit E-Mail vergleichen.

Hormone sind Moleküle mit einer sehr langen Geschichte. Selbst die einfachsten Lebewesen mussten ihren Zellen im Innern des Körpers irgendwie mitteilen, was draußen außerhalb des Körpers vor sich ging. Wie konnte ein Lebewesen ohne eine Form der inneren Kommunikation eine Reaktion koordinieren, die sein Überleben sicherte? Und überhaupt, wie konnte das Tier als Organismus funktionieren, wenn seine einzelnen Bestandteile nicht miteinander kommunizierten?

Wie funktionieren nun diese chemischen Botenstoffe? Sie reisen mit einem bestimmten Befehl von einer Zelle zur anderen. Wenn sie ihr Ziel erreicht haben, finden die Hormonmoleküle spezielle Andockstationen, so genannte Rezeptoren, wo sie ihre Botschaft überbringen können. Anfangs dachte man, dass die Hormone bei »höheren« Tieren ausschließlich von speziellen innersekretorischen Drüsen, den endokrinen Drüsen wie etwa der Schilddrüse oder den Eierstöcken produziert würden, und dass jede dieser Drüsen mit ihren spezialisierten Hormonen isoliert arbeiten und eine ganz bestimmte Aufgabe erfüllen würde. Aber dann erkannte man, dass die Drüsen, zu denen auch die Hoden, die Bauchspeicheldrüse und die Nebennieren gehören, zusammenarbeiten. Eine von ihnen, die Hirnanhangsdrüse (die sich, wie der Name schon sagt, unten am Gehirn befindet, direkt hinter den Augen), steuert wie ein Dirigent alle anderen. Heute weiß man, dass die zentrale Steuerdrüse das Gehirn selbst ist, genauer ein Teil des Gehirns namens Hypothalamus, von dem die Hirnanhangsdrüse (Hypophyse) an einem dünnen Stiel baumelt. Und man weiß noch mehr: Viele Organe fungieren als endokrine Drüsen, darunter auch die Plazenta und der Darm, und viele, wenn nicht sogar alle Gewebe, auch Fett und Muskeln, produzieren Hormone. Während man früher noch dachte, es gäbe nur ein paar Dutzend Hormone, kennt man heute Hunderte.

Gespräche über Hormone sind oft sehr abstrakt, als ob Hormone etwas wären, über das man keine Kontrolle hat. Es stimmt schon, wir können nicht mitreden, welche Gene wir mit auf den Weg bekommen, und diese enthalten nun einmal die Funktionsbefehle für die verschiedenen Elemente des endokrinen Systems. Und es stimmt auch, dass sich die Hormonproduktion ein bisschen mit dem Atmen vergleichen lässt, denn sie funktioniert unabhängig vom bewussten Denken. Aber in anderer Hinsicht kontrollieren wir die Hormone: Unsere Handlungen beeinflussen den Hormonspiegel; unser Körper reagiert mit Hormonausschüttung auf alles, was wir tun, egal, ob wir

Marathon laufen, uns verlieben oder beim Weihnachtsessen zu oft nachschöpfen.

Angesichts der Komplexität des endokrinen Systems ist es vielleicht nicht weiter verwunderlich, dass dabei hin und wieder Pannen auftreten. Schon sehr früh weckten krankhafte Veränderungen unseres Körpers, die durch ein Zuviel oder Zuwenig von einem bestimmten Hormon ausgelöst wurden, das Interesse der Wissenschaft. Beispiele dafür sind der Riesenwuchs, der durch einen Überschuss an Wachstumshormonen ausgelöst wird, die Kropfbildung am Hals als ein Symptom für einen Mangel an Schilddrüsenhormonen, oder der körperliche Abbau und rasche Tod bei Diabeteskranken. Man verstand, dass die Entfernung bestimmter Hormondrüsen – der Hoden – zu Veränderungen der Körperformen und -funktionen bei Mensch und Tier führte. Doch trotz dieser Kenntnisse ist die Geschichte der Hormone sehr jung, der Begriff Hormon etwa entstand erst vor hundert Jahren im Juni 1905.

Eine zentrale Figur bei der Erforschung der Hormone ist Charles Edouard Brown-Séquard. Der in Frankreich aufgewachsene Brite war in viktorianischer Zeit ein berühmter Neurologe. 1855 wies er nach, dass der Mensch ohne die Nebennierendrüsen, die neben anderen Hormonen das Stresshormon Cortisol produzieren, nicht überleben kann. Außerdem verfeinerte er das Konzept der »inneren Sekretion« – der Vorstellung, dass Organe im Körper Substanzen produzieren, die über die Blutbahn an ihren Wirkungsort gelangen und die Funktion anderer Organe beeinflussen.

Es sollte jedoch noch gute 40 Jahre dauern, bis der Begriff Hormon geprägt wurde. 1902 entdeckten William Bayliss und Ernest Starling, Physiologen am University College in London, als Erste eines dieser mysteriösen »inneren Sekrete«, ein Hormon namens Sekretin, das im

Darm produziert wird. Sir William Hardy schlug vor, den Begriff Hormon zu verwenden, was »antreiben« oder »anregen« bedeutet, oder für Griechischexperten, die es genauer nehmen, auch »auf etwas drängen«. Erstmals offiziell verwendet wurde der Begriff bei einem Vortrag, der so genannten Croonian-Lecture vor dem Royal College of Physicians, den Starling im Juni 1905 hielt. Konkurrierende Ärztegruppen hatten einen anderen Namen vorgeschlagen: »Harmazon« vom griechischen »regulieren«, aber »Hormon« setzte sich durch – glücklicherweise, muss man wohl sagen, denn »Harmazon« klingt eher wie etwas, das man gegen Halsweh lutschen kann.

Die Wirkung der Hormone war zu der Zeit bereits berühmt berüchtigt. 1889 war Brown-Séquard, mittlerweile 72 Jahre alt, wieder in Frankreich, wo er die renommierte Position eines Professors der Medizin am Collège de France innehatte. Am 1. Juni stand er vor der Gesellschaft für Biologie in Paris und schwärmte vom Erfolg seiner selbst entwickelten Verjüngungskur. Das Elixier? Die zermahlenen Hoden, Samen und das Blut von Meerschweinchen und einem Hund in wässrigem Extrakt, gefiltert, aufgelöst und täglich injiziert. Nach nur acht Spritzen, erklärte Brown-Séquard, habe er sich weniger müde gefühlt, er habe schwerere Gewichte als zuvor stemmen können und brauche keine Abführmittel mehr. Eine derartige Bekanntmachung von einem berühmten Arzt hatte natürlich eine elektrifizierende Wirkung.

In Großbritannien wurde Brown-Séquards Verjüngungselixier mit Skepsis aufgenommen, doch in Amerika war die Wirkung sensationell. Gott und die Welt (vor allem die weibliche Welt) rannten Brown-Séquard förmlich die Tür ein und verlangten seine Organextrakte. Schon nach wenigen Wochen verabreichte man den Hodenextrakt gegen sämtliche Leiden, von Bluthochdruck bis zu Kopfweh. Im folgenden Jahr behandelten über 1200 Ärzte ihre Patienten mit dem Elixier, das einen regelrechten Boom in der »Organotherapie« auslöste – dem Konzept, Extrakte eines bestimmten Organs gegen Probleme zu verabreichen, die eben dieses Organ verursacht. Schon bald verwendete man nicht nur Extrakte aus Hoden, sondern von fast jedem Organ – sogar aus Gehirnmasse, die angeblich für die Behandlung von Nervenkrankheiten gut war.

Die Hodenextrakte hatten keine Wirkung, weil sich Testosteron (das »Verjüngungshormon«, das Brown-Séquard gesucht hatte) nicht in Wasser löst. Die Mittelchen waren außerdem sehr gefährlich, wahrscheinlich gab es viele Todesfälle aufgrund von Infektionen oder extremen allergischen Reaktionen. Obwohl die Begeisterung für die Organotherapie allmählich nachließ, hielt sie sich noch 50 Jahre lang in verschiedenen Formen, darunter auch die weitverbreitete Verwendung von implantierten Tierhoden in den dreißiger Jahren durch die Anhänger der Verjüngungsbewegung wie John Brinkley in den USA und Serge Voronoff in Europa.

Hormonen haftete also von Anfang an ein zweifelhafter Ruf an, sie wurden mit Quacksalbern in Verbindung gebracht, lösten Kontroversen aus und sind seit damals immer wieder für eine Schlagzeile gut. Es brauchte einen Nobelpreis, der Frederick Banting und Charles Best 1923 für die Entdeckung des Insulins verliehen wurde, bis die Endokrinologie, die Lehre von den Hormonen, zur anerkannten Naturwissenschaft und damit zum Gegenstand seriöser akademischer Forschung wurde. Trotz der enormen Entwicklungssprünge in diesem Fach (seit 1970 wurde ein Viertel aller Nobelpreise für Physiologie oder Medizin im Bereich Endokrinologie verliehen) zerfällt die Beschäftigung mit Hormonen heute wie schon 1905 in zwei Hälften: in den Bereich der akademischen Medizin und den Bereich der Quacksalber und Scharlatane, die uns ewige Jugend, besseren Sex und einen schönen Körper versprechen.

Kapitel 1

Alles nur Bluff:

Eine kleine Einführung in die Hormonkunde

Die Funktionsweise von Hormonen ist erstaunlich und besitzt eine unglaubliche Eleganz, was jedoch kaum bekannt ist oder verstanden wird. Ein Grund dafür ist die komplizierte Fachsprache mit ihren zahlreichen Akronymen und der Tendenz, ein und dasselbe mit verschiedenen Begriffen auszudrücken. Das Stresshormon Cortisol zum Beispiel wird auch als Hydrocortison bezeichnet, außerdem gibt es noch Varianten wie Cortison und Corticosteron – was im Grunde alles das Gleiche ist, nur für einen Chemiker ergeben sich feine Unterschiede. Aber damit noch nicht genug, Cortisol kann je nach Zusammenhang auch ganz korrekt als Steroid oder Glucocorticoid und sogar Corticosteroid bezeichnet werden. Eine derart verwirrende Namensgebung kann die Hormonkunde am Anfang ziemlich verwirrend wirken lassen, aber glauben Sie mir, im Grunde ist es ganz einfach, schließlich geht es hier nicht um die Teilchentheorie oder Handyverträge.

Aber beginnen wir mit den Grundlagen. »Endokrin« bedeutet innere Sekretion, und endokrine Drüsen machen genau das. Sie produzieren Sekrete in einer Drüse und verteilen sie über die Blutbahn im übrigen Körper. Sie sind damit den so genannten exokrinen Drüsen wie den Verdauungsdrüsen oder Schweißdrüsen ähnlich, unterscheiden sich aber dadurch, dass exokrine Drüsen ihre Sekrete über Kanäle an eine bestimmte Stelle leiten, wo sie gebraucht werden, zum Beispiel zum Magen oder zu den Achselhöhlen. Eine andere (ältere) Bezeichnung für die endokrinen Drüsen lautet daher auch Drüsen ohne Ausführungsgang oder innersekretorische Drüsen.

Die Lehre von den Hormonen ist die Endokrinologie, und jemand, der mit Hormonen arbeitet, ist ein Endokrinologe. Das System der Drüsen und Hormone im Körper wird das endokrine System genannt. Das endokrine System koordiniert die Vorgänge im Körper, reguliert unsere Entwicklung während des ganzen Lebens und hilft dem Körper, sich Veränderungen in der Außenwelt anzupassen. Das Hormonsystem kontrolliert unsere Fruchtbarkeit, den Stoffwechsel und das Wachstum. Es hat auch grundlegende Auswirkungen auf unsere Stimmungen und Gefühle – wie wir alle nur zu gut wissen. Das endokrine System ist eines der beiden Hauptkommunikationssysteme in unserem Körper, das andere ist das Nervensystem. Beide sind eng miteinander verbunden; die *Neuro*endokrinologie, die Lehre von der Interaktion der Hormone und Nerven, ist eines der größten und am schnellsten wachsenden Gebiete der Endokrinologie.

Als Beispiel für die völlig unterschiedliche Geschwindigkeit der beiden Systeme brauchen wir nur den Farbwechsel bei Tieren zu betrachten. Sehen wir uns einmal an, wie ein Chamäleon oder ein Tintenfisch die Farbe wechseln. Bei diesem erstaunlichen Vorgang ändert sich blitzschnell die Farbe und zeigt dabei nicht nur die dem Tier zur Verfügung stehende Farbpalette, sondern anscheinend auch seine Laune an. Wenn ein Oktopus geärgert wird, erkennt man das sofort an seiner Färbung. Hier sieht man das Nervensystem bei der Arbeit, denn bei diesen Tieren erfolgt der Farbwechsel mit Hilfe der Nervenzellen. Bei einem Frosch dagegen ist der Farbwechsel hormongesteuert. Die Außenschicht seiner Haut besitzt Zellen, so genannte Melanophoren, die das Pigment Melanin enthalten. Wenn sich die Pigmentpunkte im Zentrum der Melanophoren zusammenballen, wirkt das Tier, als hätte es eine dunkle Färbung, wenn aber die Pigmentpunkte verteilt sind, sieht das Tier viel heller aus. Die Verteilung dieser Pigmente geschieht unter dem Einfluss eines Hormons der Hypophyse, dem Melanotropin (Melanocyten stimulierendes Hormon = MSH). Verglichen mit dem Nervensystem ist es jedoch sehr langsam. Wenn man einen hellen Frosch in eine dunkle Kiste setzt, dauert es mehrere Stunden, bis er anfängt, sich dunkel zu färben. Der gesamte Farbwechsel von hell zu dunkel kann sich einen ganzen Tag hinziehen.

Hormone werden also in den innersekretorischen Drüsen produziert, gelangen dann in die Blutbahn und wirken sich auf ein bestimmtes Gewebe weit entfernt von dieser Drüse aus. Das Ergebnis kann antreibend (stimulierend) oder hemmend (regulierend) sein. Wenn die Hormone eine Zelle erreichen, findet in der Zelle eine Veränderung statt, abhängig von der Botschaft, die das Hormon übermittelt.

Betrachten wir die Hormondrüsen einmal näher und arbeiten uns dabei von oben nach unten vor. Die klassischen endokrinen Drüsen sind die Hirnanhangsdrüse oder Hypophyse (an der Gehirnunterseite), die Schilddrüse und Nebenschilddrüsen (im Hals), die Bauchspeicheldrüse, die Nebennieren (die auf den Nieren sitzen) und die Hoden beziehungsweise Eierstöcke. All diese Drüsen produzieren bestimmte Hormone, von denen einige sehr bekannt sind, etwa das Insulin der Bauchspeicheldrüse und das Testosteron der Hoden. Gemeinsames

Kennzeichen dieser klassischen endokrinen Drüsen ist ihre hervorragende Blutversorgung, denn Blut ist ihr wichtigstes Kommunikationsmittel.

Der Großwesir des Hormonreiches ist der Hypothalamus, ein Bereich des Gehirns, der ungefähr hinter den Augen liegt. Die Hormone sind die Sklaven des Systems, chemische Boten, die zu klein sind, um sie mit bloßem Auge zu erkennen. Sie übermitteln Anweisungen an Zellen im ganzen Körper. Ständig zirkulieren in unserem Blut Tausende, wenn nicht sogar Millionen Botschaften, die von den Hormonen transportiert werden. Das endokrine System ist einem kontinuierlichen Wandel unterworfen: Ich stelle es mir wie einen Staat mit einer perfekten öffentlichen Verwaltung vor, die noch auf die kleinste Regung des unbedeutendsten Bürgers reagiert, ständig Nachrichten über die Lage der Nation erhält und andauernd neue Anweisungen erlässt, damit Recht und Ordnung gewahrt bleiben. Und im Gegensatz zu einer echten Regierung, wo die Mitarbeiter im Handels- und Wirtschaftsministerium nie mit den Kollegen aus dem Gesundheitsministerium sprechen, ist jedes einzelne Ministerium beteiligt und mit den anderen vernetzt, und jedes weiß, was die anderen Ministerien tun, und leistet, wenn nötig, seinen eigenen Beitrag zur Ausführung der Anweisung.

Der Großwesir (der Hypothalamus) sitzt auf der Unterseite des Gehirns und ist für die Hormonproduktion zuständig, der eigentliche Herr und Meister ist jedoch das übrige Gehirn. Für eine Drüse von so großer Bedeutung ist der Hypothalamus erstaunlich klein – kleiner als ein Stück Zucker.

Die erbsengroße Hirnanhangsdrüse oder Hypophyse (die wichtigste der »klassischen« Drüsen) hängt an einem dünnen Stiel vom Hypothalamus. In diesem Stiel befindet sich ein komplexes Geflecht von Blutgefäßen, das so genannte hypothalamisch-hypophysäre Pfortadersystem. Der Hypothalamus produziert zwei Arten von Regulierungshormonen, stimulierende und hemmende, die sich alle auf die Hypophyse auswirken. Das Pfortadersystem im Hypophysenstiel transportiert diese Befehlshormone vom Hypothalamus zum vorderen Ende der Hirnanhangsdrüse, dem Hypophysenvorderlappen. Das hintere Ende, der Hypophysenhinterlappen oder die Neurohypophyse, ist mehr so eine Art Lagerstätte, vor allem für Vasopressin, das den Wasserhaushalt reguliert, und Oxytocin, das Hormon für Liebe und Geburt, die beide im Hypothalamus gebildet werden. Die Hypophyse und der Hypothalamus funktionieren als Einheit, auch bekannt als die Hypothalamus-Hypophysen-Achse.

Der Hypothalamus ist Übersetzungs- *und* Kommandoeinheit in einem. Er empfängt Informationen vom Gehirn und verschickt dann die entsprechenden Botschaften, manchmal mit Hilfe von Nervenimpulsen, manchmal mit Hilfe von Hormonen über die Hirnanhangsdrüse. Der Hypothalamus hat die Kontrolle, weil er direkt mit dem obersten Chef, dem Gehirn, vernetzt ist. Alles, was wir erleben oder wahrnehmen, erfährt zuerst unser Gehirn, egal, ob das ein Vorgesetzter ist, der wie ein grimmiger Bär den Flur entlangrennt, eine heiße Romanze oder der Anblick eines leeren Regals, in dem man eigentlich etwas zum Essen erwartet hat. Das Gehirn muss auch entscheiden, was wir als Nächstes tun. Die Reaktionen kann es auf die beiden Kommunikationsnetzwerke des Körpers verteilen, das Nervensystem und das endokrine System. Für eine fast sofortige Reaktion wird das Nervensystem benutzt; wenn eine langsamere Reaktion ausreicht, ist das endokrine System die richtige Wahl. Es gibt aber noch eine dritte Möglichkeit: Mit Hilfe der Nerven wird die Bildung von Hormonen stimuliert. Drei endokrine Drüsen sondern ihre Hormone nur als Reaktion auf Nervenreize ab: das Nebennierenmark, das Adrenalin und Noradrenalin ausschüttet (die Hormone, die uns auf die Reaktion »kämpfen oder fliehen« vorbereiten), die Zirbeldrüse (Epiphyse), die das Schlafhormon Melatonin absondert, und der Hypophysenhinterlappen, der Speicher für Vasopressin und Oxytocin. Diese Reaktion ist nicht ganz so schnell wie jene, die nur von Nervenreizen ausgelöst wird, trotzdem kann es binnen Sekunden zu einer Kettenreaktion kommen.

Wie funktioniert das alles?

Lassen Sie mich zunächst etwas zur Terminologie sagen. Das Wortelement »trop« am Ende eines Worts, das mit Hormonen zu tun hat, macht aus diesem ein Adjektiv. Der Wortstamm davor beschreibt das Wirkziel dieses Hormons – »gonadotrop« bedeutet also auf die Keimdrüsen wirkend, »neurotrop« bedeutet auf die Nerven gerichtet, »somatotrop« den Körper beeinflussend und so weiter. Das Wortelement »tropin« am Ende eines Wortes macht aus diesem ein Substantiv. Es bedeutet, dass das Hormon einen stimulierenden Effekt auf ein anderes System hat – allerdings beschreibt »freisetzend« oder »ausschüttend« die Sache besser als »stimulierend«.

Sehen wir uns einmal die Ausschüttung von Schilddrüsenhormonen an, um zu verstehen, wie Hormone funktionieren. Hormone neigen dazu, paarweise oder in Dreiergrüppchen aufzutreten. Bei der Ausschüttung oder Hemmung gibt es das Hormon selbst und einen Gehilfen (oder zwei). Häufig reguliert das Hormon sich selbst; wenn eine bestimmte Konzentration im Blut erreicht ist, hindert es sich selbst daran, weiter ausgeschieden zu werden.

Der Hypothalamus wird von zirkulierendem Blut umströmt. Wenn der Gehalt des Schilddrüsenhormons im Blut niedrig ist, produziert der Hypothalamus ein Thyrotropin freisetzendes Hormon, das TRH (Englisch: Thyrotropin Releasing Hormone). Das TRH wandert den Stiel hinunter, der den Hypothalamus mit der Hypophyse verbindet, bis zum vorderen Teil, dem Hypophysenvorderlappen, und überbringt seine Botschaft: »Wir brauchen mehr Thyrotropin.« Die Hypophyse reagiert und setzt das Schilddrüsen stimulierende Hormon (TSH) frei, das über die Blutbahn zur Schilddrüse im Hals gelangt. Dort werden in Reaktion auf die Botschaft, die das TSH übermittelt, mehr Schilddrüsenhormone gebildet.

Die nächste Phase ist nun der Schlüssel zum Verständnis der Funktionsweise von Hormonen. Die Schilddrüse wird Schilddrüsenhormone produzieren, bis sie den Befehl bekommt aufzuhören. Wenn zu viele Schilddrüsenhormone gebildet werden und deren Konzentration im Blut zu hoch ist, erhält der Hypothalamus die Botschaft »Konzentration zu hoch«. Die Menge des produzierten TRH wird dann gesenkt. Dadurch erhält der Hypophysenvorderlappen das Signal »Thyroid-Produktion herunterfahren«. Man nennt das negative Rückkopplung oder negatives Feedback. Wenn andererseits die Konzentration des Schilddrüsenhormons zu niedrig ist, produziert der Hypothalamus mehr Thyrotropin freisetzendes Hormon (TRH), was zur vermehrten Bildung des Schilddrüsen stimulierenden Hormons (TSH) und damit von mehr Schilddrüsenhormonen führt. Systeme mit negativem Feedback sind typisch für die Funktionsweise von Hormonen.

Wir haben also den Hypothalamus (der ein Teil des Gehirns ist), der freisetzende und hemmende Hormone als Reaktion auf Signale außerhalb des Körpers und Signale innerhalb des Körpers bildet. Welche Hormone sind das nun? Am häufigsten werden Ihnen wahrscheinlich die folgenden Hormone begegnen:

Das *Thyrotropin freisetzende Hormon* (TRH) kontrolliert die Schilddrüsen stimulierenden Hormone und damit die Bildung der Schilddrüsenhormone.

Das *Wachstumshormon freisetzende Hormon* (Growth Hormone Releasing Hormone = GHRH) und sein Partner *Somatostatin* hemmen beide die Freisetzung von Wachstumshormon und Schilddrüsen stimulierendem Hormon.

Das *Gonadotropin freisetzende Hormon* (Gonadotrophin Releasing Hormone = GnRH) stimuliert die Ausschüttung von Follikel stimulierenden Hormonen und luteinisierenden Hormonen (die Hormone, die Eierstöcke oder Hoden kontrollieren).

Das *Corticotropin freisetzende Hormon* (Corticotrophin Releasing Hormone = CRH oder Corticotrophin Releasing Factor = CRF) stimuliert das adrenocorticotrope Hormon (ACTH), das wiederum die Bildung von Stresshormonen kontrolliert.

Diese Hormone wirken auf den Hypophysenvorderlappen. Vier Hormone aus dem Hypophysenvorderlappen kontrollieren bestimmte endokrine Drüsen. Das *luteinisierende Hormon* (LH) und das *Follikel stimulierende Hormon* (FSH) regulieren die Keimdrüsen, genauer die Eierstöcke beziehungsweise Hoden. Diese Hormone sind bei Mann und Frau gleich, obwohl die Organe, auf die sie wirken, völlig verschieden sind. Das *Thyroid stimulierende Hormon* kontrolliert die Schilddrüse, *Adrenocorticotropin* (ACTH) die Nebennieren. Der Hypophysenvorderlappen produziert zwei Hormone direkt, das *Wachstumshor-*

mon, das sich auf den ganzen Körper auswirkt, aber hauptsächlich auf das Skelett und die Weichteile, und das Milchbildungshormon *Prolaktin,* das in den Brüsten die Milchproduktion anregt.

Betrachten wir einmal die wichtigsten Hormone, die von den verschiedenen endokrinen Drüsen gebildet werden.

Die **Eierstöcke** produzieren hauptsächlich Östrogene, von denen es verschiedene Typen gibt. Die bekanntesten sind *Östron* und *Östradiol.* Östrogene sind in ihrer Wirkung unterschiedlich stark, Östron zum Beispiel ist relativ schwach, Östradiol ist dagegen stärker. Die Eierstöcke bilden außerdem das Hormon Progesteron, das es nur in einer Ausführung gibt und das wie die Östrogene ein Steroidhormon ist.

In den Hoden wird *Testosteron* gebildet. Wahrscheinlich hätten Sie nicht gedacht, dass noch ein anderes Paar endokriner Drüsen, nämlich die Nebennieren, für die Produktion männlicher Hormone zuständig ist, allerdings in geringerem Maß. Testosteron ist wie Östrogen ein Steroidhormon.

Die **Nebennieren** werden auch »Kampf- oder Flucht-Drüsen« genannt. Bei ihnen dreht sich alles darum, den Körper in Stresszeiten funktionsfähig zu halten. Sie sind dreieckig geformt und sitzen oben auf den Nieren. Der Cortex, auch Nebennierenrinde genannt, besteht aus drei Schichten, die alle Steroidhormone produzieren. Sie werden, weil sie im Cortex entstehen, Corticosteroide genannt. Die äußere Schicht bildet *Aldosteron,* das für die Kontrolle des Blutdrucks lebenswichtig ist und den Gehalt von Kalium und Natrium in Blut und Gewebe reguliert. Aldosteron ist ein Mineralcorticoid (das Wort beschreibt seine Aufgabe, den Salzhaushalt zu regulieren), das aber auch als Corticosteroid bezeichnet wird, weil es im Cortex gebildet wird. Die mittlere Schicht des Cortex produziert *Cortisol,* ein Glucocorticoid (wieder eine Aufgabenbeschreibung, sie bezeichnet die Rolle bei der Regulierung des Energiehaushalts), das als das klassische Stresshormon bekannt ist. Die innere und dünnste Schicht der Nebennierenrinde bildet Androgene (männliche Hormone) bei Mann und Frau. Die innere Zone der Nebennieren, das Nebennierenmark oder die Medulla, produziert *Adrenalin* und *Noradrenalin,* die alle zur Familie der Katecholamine gehören (von denen das *Dopamin* ein weiteres bekanntes Mitglied ist). Im Gegensatz zu den anderen Hormonen, die von den Nebennieren gebildet werden, handelt es sich dabei nicht um Steroidhormone, sie ähneln vielmehr den Hormonen, die von der Schilddrüse produziert werden. Noradrenalin und Dopamin haben eine wichtige Aufgabe als chemische Botenstoffe, die ihre Botschaft nicht über die Blutbahn, sondern von einer Nervenzelle zur anderen übermitteln.

Wenn die Katecholamine als Übermittler arbeiten, bringen sie Botschaften über die Kluft von einem Nervenende zum anderen. Neurotransmitter werden von Nervenenden als Reaktion auf elektrische Impulse freigesetzt, die den Nerv entlangwandern. Die Signalübermittlung des Nervensystems muss man sich ein bisschen wie einen elektronisch gesteuerten Staffellauf vorstellen, bei dem der Stab von einem Nerv zum anderen weitergereicht wird. Adrenalin und Noradrenalin sind Neurotransmitter und Hormone in einem.

Die **Schilddrüse** ist das größte Organ im endokrinen System. Sie befindet sich im Hals, direkt unter dem Kehlkopf, und hat zwei Lappen, die an der Luftröhre anliegen. Ein Gewebestreifen verbindet die beiden Lappen und verleiht der Schilddrüse die Form eines Schmetterlings. Die Schilddrüse produziert zwei Hormone: große Mengen

Thyroxin (Tetrajodthyronin – T4) und in deutlich geringeren Mengen *Trijodthyronin* (T3). Wenn das Thyroxin sein Zielgewebe erreicht, wird es in das biologisch deutlich wirksamere T3 umgewandelt, daher kann man T4 als Prohormon bezeichnen. Im Gegensatz zu anderen Hormonen bleibt der Hormonspiegel der Schilddrüsenhormone bemerkenswert konstant – vergleichbar mit dem Glukosespiegel, der ebenfalls relativ stabil gehalten wird. Zur Hormonbildung benötigt die Schilddrüse Jod, das in der Nahrung enthalten ist. Wenn für die Bildung von T4 und T3 kein Jod verfügbar ist, muss der Körper auf seine Reserven zurückgreifen, um den Spiegel unabhängig von den Schwankungen der Nahrungszufuhr konstant zu halten.

Die Schilddrüse reguliert den Stoffwechsel und Energiehaushalt. Wenn dem Körper nicht genügend Schilddrüsenhormone zur Verfügung stehen, verlangsamen sich die Körperfunktionen. Produziert die Schilddrüse zu viele Hormone, hat man das Gefühl, als würde man ständig unter Strom stehen. Beim Mensch ist Thyroxin ein Hormon des Stoffwechsels, bei Amphibien dagegen ist es für die Metamorphose zuständig. Das lässt sich ganz leicht zeigen, wenn man zufällig einen Eimer mit Kaulquappen zur Hand hat. Geben Sie einfach eine Thyroxintablette, die für jemanden mit Schilddrüsenunterfunktion bestimmt ist, ins Wasser. Wie durch ein Wunder werden sich die Kaulquappen fast über Nacht in winzige Fröschlein verwandeln.

Es gibt vier **Nebenschilddrüsen,** die paarweise auf jeder Seite der Schilddrüse im Hals liegen. Sie sind klein, gerade einmal erbsengroß, aber sehr wichtig, weil sie die Kalziummenge im Blut regulieren. Ohne Kalzium gäbe es keine Muskelkontraktionen, die Nerven könnten keine Botschaften übermitteln und unser Blut würde nicht gerinnen. Die Nebenschilddrüsen unterstehen nicht der direkten Kontrolle des Hypothalamus, man kann sie sich jedoch als so eine Art Elitedrüsenkommando vorstellen. Sie bestimmen, wie viel Kalzium von den körpereigenen Vorräten in den Knochen abgezogen und wie viel über die Nieren und den Darm resorbiert wird, wenn der Kalziumspiegel im Blut zu weit sinkt. Das verantwortliche Hormon ist das *Parathyrin* oder Parathormon (PTH). Ein weiteres Hormon, das eng mit der Kalziumregulierung verknüpft ist, ist das *Calcitonin*, das ebenfalls von der Schilddrüse gebildet wird.

Die **Bauchspeicheldrüse,** ein blattförmiges Organ, das im oberen Bauchraum quer hinter dem Magen liegt, hat zwei Hauptaufgaben. Sie besteht zu etwa 98 Prozent aus Gewebe, das Verdauungsenzyme ausscheidet. Die Bauchspeicheldrüse wird als exokrine Drüse bezeichnet, weil sie ihre Sekrete stets durch einen Ausführungsgang in den Zwölffingerdarm leitet. Allerdings gibt es in diesem exokrinen Gewebe Zehntausende kleine, hormonbildende Zellgruppen – die so genannten Langerhans'schen Inseln. 98 Prozent der Bauchspeicheldrüse wirken also als exokrine Verdauungsdrüse, 2 Prozent erfüllen jedoch eine endokrine Funktion und sind an der Regulierung des körpereigenen Treibstoffsystems beteiligt.

Ein Zelltypus in diesen Inseln erzeugt das Hormon *Glukagon,* ein anderer bildet *Insulin.* Wenn der Blutzuckerspiegel hoch ist, wird Insulin ausgeschüttet; wenn er niedrig ist, steigt die Produktion von Glukagon. Die beiden Hormone erreichen jeden Teil des Körpers und wirken sich auf fast jedes Gewebe aus, denn für ein reibungsloses Funktionieren ist unser Körper darauf angewiesen, dass sich der Glukosespiegel in einem ganz bestimmten Bereich bewegt – nie zu wenig, nie zu viel. So konstant wie möglich bekommt dem Körper am besten.

Wenn die Langerhans'schen Inseln zerstört werden (etwa

durch das Immunsystem bei Menschen, die Diabetes Typ I haben), steigt der Glukosespiegel im Blut in astronomische Höhen. Ohne die Hilfe des Insulins kann unser Körper die Glukose im Blut nicht als Treibstoff nutzen.

Wie wird der Insulinspiegel kontrolliert? Spielt der Hypothalamus dabei eine Rolle? Es gibt kein Hormon, weder vom Hypothalamus noch von der Hypophyse, das das Insulin direkt reguliert. Allerdings spielen Noradrenalin, Cortisol, das Wachstumshormon und die Schilddrüsenhormone alle eine wichtige Rolle bei der Regulierung des Blutzuckers – und sie alle unterstehen dem Hypothalamus.

Wann ist eine Drüse keine Drüse?

Ursprünglich besagte die Definition einer klassischen endokrinen Drüse, dass sie ein Hormon in den Blutstrom abgibt, welches sich dann auf ein entferntes Gewebe auswirkt. Entsprechend stellte man sich eine endokrine Drüse als ein bestimmtes Organ vor. Als man später mehr über Hormone wusste, erkannte man jedoch, dass diese Sichtweise stark vereinfacht war. Die Bauchspeicheldrüse ist zum Beispiel eine Drüse innerhalb einer Drüse, weil nur Teile ihres Gewebes (die Langerhans'schen Inseln) Hormone bilden. Manche hormonbildenden Zellen finden sich zwar in Drüsen zusammen, es gibt aber auch einzelne hormonbildende Zellen in anderen Organen wie etwa im Darm, in der Leber oder in der Haut. Die Hormone, die von diesen einzelnen Zellen gebildet werden, wirken direkt auf die hormonproduzierende Zelle (die so genannten autokrinen Hormone) oder auf andere nahegelegene Zellen (parakrine Hormone). Ein Beispiel ist das *Sekretin,* das im Darm gebildet wird und ebenfalls eine Rolle bei der Blutzuckerregulierung spielt.

Die ursprüngliche Definition von Hormonen als Substanz, die sich auf ein »entferntes Organ« auswirkt, erwies sich als problematisch, als sich zeigte, dass Hormone nicht unbedingt Entfernungen zurücklegen müssen, sondern auch lokal wirken können. Auch das Konzept, was eine Drüse ausmacht, musste erweitert werden. Die große Entdeckung der vergangenen 30 Jahre besteht darin, dass es nicht nur ein paar offensichtliche endokrine Drüsen und etwa 20 wichtige Hormone gibt, sondern dass viele Gewebe selbst als endokrine Drüsen agieren und Hormone speziell für dieses Gewebe bilden. So weiß man heute beispielsweise, dass Fettzellen das Hormon *Leptin* produzieren. Die Plazenta ist ebenfalls ein hormonbildendes Organ. Mit diesem Denkansatz ist die Erkenntnis verbunden, dass es praktisch Hunderte von Hormonen gibt.

Viele Hormone werden entweder zyklisch abgegeben (zum Beispiel einmal im Monat wie bei den weiblichen Fortpflanzungshormonen) oder stoßweise (etwa wie das Gonadotropin freisetzende Hormon, das ungefähr alle 90 Minuten freigesetzt wird). Die Hormonproduktion variiert in einem Zeitraum von 24 Stunden. So ist beispielsweise der Testosteronspiegel morgens am höchsten. Das Wachstumshormon und das milchbildende Hormon Prolaktin werden im Schlaf freigesetzt. Das hat Auswirkungen auf die Versuche, den Hormonspiegel zu messen. Einzelne Messungen sind selten aufschlussreich, weil sie im Prinzip nur Schnappschüsse für einen bestimmten Augenblick darstellen. Normalerweise muss der Urin 24 Stunden lang gesammelt werden, um den Hormonspiegel genauer zu bestimmen.

Im Anhang von medizinischen Lehrbüchern finden sich oft so genannte »Referenztabellen«, in denen die obersten und untersten Werte genannt werden, die als üblich für verschiedene körpereigene Substanzen gelten. Auch für

Hormone gibt es Referenzbereiche, allerdings sind sie sehr weit gefasst. Es bestehen Optimalwerte für einen gesunden Menschen, wichtig ist dabei jedoch der ganz persönliche optimale Wert, nicht der Wert für andere. Die Hormonwerte sind bei jedem von uns ganz individuell. Heute bieten verschiedene Unternehmen an, den Hormonspiegel auf eine »optimale Funktionsweise« zu testen. Normalerweise stellt sich dann heraus, dass irgendein »Hormonmangel« vorliegt, und dann verkauft man Ihnen Hormone, damit Sie die »richtigen« Werte erreichen, die natürlich von dem Unternehmen festgelegt werden. Dahinter steht keine wissenschaftliche Motivation, sondern reines Gewinnstreben. Bisher wissen wir noch gar nicht, wo die individuellen Hormonwerte für einen gesunden Menschen liegen. Wer etwas anderes behauptet, ist unseriös.

Rezeptoren

Alle Hormone haben ein Ziel – eine einzelne Zelle, für die das Hormon Anweisungen bereithält. Daher sind die Rezeptoren ein wichtiger Bestandteil des endokrinen Systems. Die Oberflächen der Zellen sind mit Rezeptoren bedeckt, die man sich als Andockstationen vorstellen kann. Sie sind nötig, weil die meisten Hormone die Zellmembran nicht passieren können, obwohl ihre Botschaft dem Zellkern im Inneren der Zelle übermittelt werden muss. Daher docken sie bei »ihrem« Rezeptor an der Außenwand der Zelle an. Dann geschieht etwas Merkwürdiges. Sie können sich das so vorstellen, als ob ein Prominenter in Ihre Stammkneipe marschiert und damit im Lokal eine Kette von Klatsch in Gang setzt. Einer erzählt dem anderen davon, der Nächste erzählt es zwei anderen und so weiter, bis wirklich jeder weiß, dass Madonna sich gerade ein Bier bestellt hat. Allerdings muss nach der Verbreitung der Information auch zur Tat geschritten werden. Das ist so, als ob vereinbart worden wäre, dass eine bestimmte, sorgfältig vorbereitete Reaktion erfolgen muss, sobald Madonna auftaucht: Jemand gibt dem Wirt einen Tipp, er informiert die Presse, die wiederum einen Fotografen vorbeischickt, damit die Kneipe auf der Titelseite landet. In der Zelle entspricht das dem so genannten Second-Messenger-System oder Zweitbotensystem, bei dem Moleküle andere Moleküle in der Zelle darüber informieren, dass ein Hormon angedockt hat, und diese dann dem Zellkern mitteilen, was getan werden muss. Diese Form der Reizübermittlung hat den Vorteil, dass für eine größere Reaktion nur winzige Mengen eines Hormons benötigt werden.

Rezeptoren sind außerdem sehr wählerisch. Sie bieten für jedes Hormon eine spezielle Andockstation. Häufig wird die Funktion der Rezeptoren mit dem Schlüssel-Schloss-Prinzip beschrieben – nur der richtige Schlüssel öffnet die Tür. Seit man mehr über Rezeptoren weiß, hat sich jedoch herausgestellt, dass dieser Vergleich hinkt. Das Prinzip lässt sich eher mit einer Hand und einem maßgeschneiderten Handschuh als mit Schlüssel und Schloss vergleichen. Nur wenn die rechte Hand in den maßgeschneiderten leeren Handschuh schlüpft, dessen Finger in die Zelle hineinreichen, kann sie die richtigen Stoffwechselvorgänge auslösen. Ein weiteres Problem beim Schlüssel-Schloss-Prinzip ist, dass es klingt, als ob die Rezeptoren permanente Einrichtungen wären. Das sind sie aber nicht. Sie können ganz plötzlich in großer Zahl auftreten, sie können sich aber beunruhigenderweise auch auflösen und verschwinden, bevor das Hormon eintrifft. Das bedeutet, dass ein bestimmtes Gewebe mit einem Mal viel empfindlicher oder deutlich weniger empfindlich auf ein

Hormon reagiert, obwohl sich die Hormonmenge nicht verändert hat. Wenn Sie vor Ihrer Periode besonders mies gelaunt sind, liegt das vielleicht gar nicht an den Hormonschwankungen, obwohl uns das immer wieder gesagt wird, bis wir noch mehr genervt sind, sondern daran, dass Sie mehr Rezeptoren als üblich haben. Rezeptoren befinden sich nicht nur an den »üblichen Verdächtigen«, den Zielorganen. Östrogenrezeptoren erwartet man beispielsweise in den Eierstöcken und Brüsten, tatsächlich gibt es sie jedoch im ganzen Körper – im Gehirn, in den Blutgefäßen und Knochen. Das zeigt, welche Bandbreite von Geweben von einem bestimmten Hormon beeinflusst wird. Fast jede Woche wird bekannt gegeben, dass man in einem bestimmten Gewebe Hormonrezeptoren gefunden hat, die man dort überhaupt nicht vermutet hätte. Was haben Rezeptoren für das Hormon des Sättigungsgefühls (Leptin) in den Hoden zu suchen? Oder Rezeptoren für Wachstumshormone in Brustkrebszellen?

Beim Andockmechanismus gibt es eine Ausnahme. Steroidhormone sind im Gegensatz zu anderen Hormonen fettlöslich. Zellmembranen bestehen aus Fett. Steroidhormone benötigen keine Oberflächenrezeptoren an der Membran, weil sie aufgrund ihrer Fettlöslichkeit einfach wie Geister durch die fettige Zellmembran schmelzen können und dann die Fetttropfen in der Zelle als eine Art Führungsseil nutzen, um an Rezeptoren in der Zelle anzudocken, normalerweise innerhalb des Zellkerns selbst.

Woraus bestehen Hormone?

Man kann drei Arten von Hormonen unterscheiden. Die meisten Hormone bestehen aus Protein (von denen die kleineren Peptide genannt werden), es gibt aber auch

Steroide aus Cholesterin und schließlich noch welche, die aus der Aminosäure Tyrosin gebildet werden. Aminosäuren sind die Bausteine, aus denen alle Proteine bestehen.

Proteine

Proteine sind einfach nur Ketten aus Aminosäuren. Wobei dieses »einfach nur« so gemeint ist wie in »einfach nur ein Leonardo«. Eine kleine Kette von weniger als 20 Aminosäuren wird Peptid genannt. Über 20 miteinander verbundene Aminosäuren nennt man nicht mehr Peptid, sondern Protein (allerdings sind die Übergänge fließend). Je länger die Kette ist, desto größer ist die Wahrscheinlichkeit, dass das Protein kompliziert gefaltet und geformt ist. Die dreidimensionale Form eines Proteins ist entscheidend für seine Funktionsweise. Proteinhormone treten gern gemeinsam auf, etwa das Wachstumshormon zusammen mit Prolaktin. Beide sind nahezu identisch und unterscheiden sich nur durch eine andere Abfolge von Aminosäuren am Ende der Kette. Zu einem anderen Stamm der Proteinhormone gehören das Follikel stimulierende Hormon, das luteinisierende Hormon und das Human-Choriongonadotropin (hCG). Sie werden Glycoproteine genannt, weil auch Zucker an sie angekoppelt ist. Wieder sind sie einander sehr ähnlich und unterscheiden sich nur in einem Abschnitt. Obwohl wir vom »Wachstumshormon« sprechen, als ob es nur eines gäbe, existieren in Wirklichkeit viele natürliche Varianten gleichzeitig in unserem Körper. Warum das so ist, weiß man allerdings noch nicht.

Modifizierte Aminosäuren

Eine andere Art von Hormonen benutzt eine bestimmte Aminosäure (in diesem Fall Tyrosin) als eine Art Tieflader, auf dem individuell gefertigte Lasten befestigt werden. Zu den Hormonen, die sich vom Tyrosin ableiten, gehören die Schilddrüsenhormone und auch die so genannten Katecholamine, die vom Nebennierenmark gebildet werden und häufig als Neurotransmitter fungieren, um die Übermittlung von Botschaften zwischen den Nerven zu erleichtern. Zu den Katecholaminen zählen Adrenalin und Noradrenalin, das nicht nur in den Nebennieren, sondern auch an Nervenenden gebildet wird.

Steroide

Die dritte Kategorie der Hormone bilden die Steroide. Wir denken bei Steroiden meist an ein Dopingmittel, das von Bodybuildern eingenommen wird. Dabei sind sie einfach eine wichtige Gruppe von natürlichen Stoffen, zu denen Vitamin D ebenso gehört wie die Gallensäuren, die bei der Verdauung helfen, sowie die Hormone Cortisol und Aldosteron, die in der Nebennierenrinde gebildet werden, und natürlich die Sexualhormone Testosteron, Progesteron und Östrogen. Der Grundbaustein für alle Steroide ist das Cholesterin. Durch den Zusatz verschiedener Gruppen zu diesem Molekül entstehen völlig neue und ganz unterschiedliche Substanzen, die trotz ihrer großen Ähnlichkeit verschiedene biologische Eigenschaften haben.

Die Produktion der Steroide lässt sich mit der Fließbandfertigung eines Schweizer Armeemessers vergleichen. Dem Grundset (Cholesterin) werden verschiedene Klingen beigefügt, sodass daraus die Pfadfinderedition mit Messer und Hufkratzer entsteht oder aber die Luxusausführung mit 32 verschiedenen Klingen. Der Trick ist, dass die Luxusausführung auf der Pfadfinderedition basiert – die Steroide entstehen auf der gleichen Grundlage. Ein anderer Vergleich wäre die Londoner U-Bahn. Wenn man mit der Piccadilly-Linie fährt und immer in King's Cross einsteigt und an der Endstation in Heathrow aussteigt, muss man über die Stationen Holborn und Knightsbridge. Es gibt keine Umgehung und keine Abkürzung. Ähnlich ist es bei den Steroiden. Das Steroidhormon Aldosteron, das an der Kontrolle des Blutdrucks beteiligt ist, muss zuerst die Stationen als Fortpflanzungshormon Progesteron und als Stresshormon Cortisol durchlaufen. Das Östrogen Östradiol entsteht aus Testosteron (einem männlichen Hormon), nachdem es zuvor Östron (ein weibliches Hormon), Androstenedion (ein männliches Hormon), DHEA (ein nicht geschlechtsspezifisches Hormon) und Pregnenolon (ein weibliches Hormon) war.

Steroide werden anscheinend wie die Hormone, die sich von Tyrosin ableiten, als Belastung betrachtet, denn unterwegs in der Blutbahn stellt man ihnen Aufpasser zur Seite, die Trägerproteine oder Globuline. Manche Träger sind spezialisiert (zum Beispiel das Sexualhormon bindende Globulin SHBG für Testosteron oder das Schilddrüsenhormon bindende Globulin THBG), andere wie Albumen kommen dagegen häufiger vor und sind wahre Proteinflittchen, die jeden mitnehmen, aber nur lose binden, auf keinen Fall aber einen so festen Polizeigriff anwenden wie die spezifischen bindenden Globuline.

Vielleicht ist Ihnen schon einmal der Begriff »freies Testosteron« begegnet. Das heißt, dass ein Testosteron keinen Aufpasser hat und nicht an sein Trägerprotein gebunden ist. Normalerweise bestimmt die Menge »freier« Hormone über ihre Wirksamkeit. Manche endokrinen Krankheiten werden nicht dadurch verursacht, dass man zu viel oder zu wenig von einem bestimmten Hormon hat, sondern durch Veränderungen in der Zahl der verfügbaren Aufpasser, wodurch mehr oder weniger »freie« Hormone im Umlauf sind.

Was passiert bei Hormonmangel oder -überschuss?

Die Schilddrüse

Krankheiten, die durch einen Hormonüberschuss oder -mangel verursacht werden, sind immer noch häufig. So schätzt man beispielsweise, dass weltweit 700 Millionen Menschen unter einem Kropf leiden, einer Vergrößerung der Schilddrüse, die man als Knoten am Hals sieht. Für die Produktion der Schilddrüsenhormone T3 und T4 benötigt man Jod, doch in vielen Gebieten der Erde, vor allem in bergigen Gebieten fern der Küste wie in den Alpen oder in den Gebirgsregionen Chinas, gibt es im Boden kein Jod. Daher haben viele Menschen, die in Jodmangelgebieten leben, einen Kropf. In Großbritannien war das Gebiet im Peak District betroffen. Weil dort so viele Menschen mit Kropf lebten, bezeichnete man die Krankheit auch als »Derbyshire-Hals«. Etwa 26 Millionen Menschen weltweit sind aufgrund ihrer Schilddrüse hirngeschädigt, 6 Millionen davon sind geistig so stark behindert, dass sie auf die Hilfe anderer angewiesen sind. Diese Krankheit bezeichnet man als Kretinismus. Zu den Symptomen zählen geistige Zurückgebliebenheit, Hör- oder Sprachprobleme, Kleinwuchs und mangelndes Koordinationsvermögen der Bewegungen. Das Krankheitsbild basiert auf einer Schilddrüsenfehlfunktion aufgrund von Jodmangel. Die Schilddrüse erhält einfach nicht genug Jod, obwohl sie es dringend benötigt. Durch Jodgaben lässt sich die Krankheit völlig vermeiden. Heutzutage wird Speisesalz Jod zugesetzt, daher sieht man diese Fehlfunktion kaum noch.

Allerdings können sich Schilddrüsenleiden durch die Ernährung auch verschlimmern. Ein Beispiel dafür ist Maniok, ein Hauptnahrungsmittel in Afrika. Wenn es nicht richtig zubereitet wird, enthält es Blausäure, die die Aufnahme von Jod verhindert. Auch Sojabohnen wirken sich auf die Schilddrüsenfunktion aus, außerdem verschiedene Kohlarten wie Weißkohl, Brokkoli und Steckrüben, die alle den Anteil der Schilddrüsenhormone reduzieren. Die Schilddrüse saugt wie ein Schwamm so viel Jod wie möglich auf, bis sie nichts mehr aufnehmen kann. Daher verhindert die Gabe von Jodtabletten nach einer Atomexplosion, dass der Körper radioaktives Jod aufnimmt. Die Schilddrüse ist so mit Jod gesättigt, dass sie nicht mehr absorbieren kann.

Schriftquellen zeigen, dass die Chinesen schon im Mittelalter wussten, wie man Kropfbildungen behandelte. Sie verschrieben damals Algen (die wie Fisch und Meeresfrüchte oder Lebensmittel, die in Meeresnähe angebaut werden, große Mengen Jod enthalten). Im 14. Jahrhundert empfahlen chinesische Ärzte, den Kropf mit 50 getrockneten Schweineschilddrüsen zu behandeln, die gemahlen und in einem Glas Wein gereicht wurden. Heute ist immer noch umstritten, ob der Extrakt getrockneter ganzer Schilddrüsen besser ist als synthetische Schilddrüsenhormone.

Wachstumshormone

Ihnen ist sicher auch Diabetes ein Begriff, eine Krankheit, die durch einen Insulinmangel verursacht wird, sowie weitere Krankheiten, die durch einen Hormonmangel oder -überschuss hervorgerufen werden: Kleinwüchsigkeit und Riesenwuchs. Bei Babys wird das Wachstum in den ersten acht bis zehn Lebensmonaten überwiegend durch die Nahrungsaufnahme bestimmt, doch dann wird das Wachstumshormon zum entscheidenden Faktor der körperlichen Entwicklung. Es gibt gutartige Zellklumpen, Tumore, die das Wachstumshormon GH abgeben. Diese ständige Produktion des Wachstumshormons führt, wie man sich denken kann, zu ungeheuren Wachstumsschüben (die Betroffenen werden über 2,10 Meter und größer). Man spricht dann vom Riesenwuchs. Wenn überschüssiges GH produziert wird, nachdem das Knochenwachstum beendet ist (wieder aufgrund eines Tumors), spricht man von der Akromegalie. Dabei wachsen die Knochen der Hände, Füße und des Kiefers in die Breite.

In der Bibel wird im 1. Buch Samuel die Geschichte von David und dem Riesen Goliath erzählt, der 6 Ellen und eine Handbreit groß war. Eine Elle ist ein ägyptisches Maß und reicht ungefähr vom Ellbogen bis zur Spitze des Mittelfingers, was etwa 46 Zentimetern entspricht. Eine Handbreite ist eine halbe Elle. Damit wäre Goliath fast 3 Meter groß gewesen. Der größte Mensch der Welt, für dessen Körpermaß zuverlässige Daten existieren, war Robert Wadlow, der 1918 in Alton im US-Bundesstaat Illinois geboren wurde und 2,72 Meter groß war. Wadlow starb im Alter von nur 22 Jahren. In seiner Kindheit hatte er einen Tumor an der Hypophyse, wodurch ein Überschuss an Wachstumshormonen produziert wurde. Hatte Goliath ein Hormonproblem? Ich glaube kaum. Ein Überschuss an Wachstumshormonen macht einen noch nicht zum muskelbepackten Supermann, wie wir später noch erfahren werden. Normalerweise ist sogar genau das Gegenteil der Fall, die Betroffenen leiden unter Atemproblemen, Diabetes und Bluthochdruck. Außerdem zeigt sich früh eine Arthritis an den belasteten Gelenken. Als Teenager benötigte Robert Wadlow schon einen Stock zum Gehen.

Ein weiteres Problem bei einem Überschuss von Wachstumshormonen ist das Karpaltunnel-Syndrom, das durch Druck auf den Nervus medianus im Handgelenk verursacht wird und zu Taubheitsgefühl und Kraftverlust in der Hand führt. Damit hätte Goliath unmöglich schwere Waffen tragen können. Die Bibel berichtet jedoch, dass der Schaft seines Speeres »wie ein Weberbaum« gewesen sei und allein die eiserne Spitze seines Speers »600 Lot« gewogen habe.

Eine sehr seltene Form der Akromegalie wird vererbt, doch in den meisten Fällen handelt es sich um eine Fehlfunktion der Hypophyse, es bleibt also meist bei einem »einmaligen Ausrutscher«. Ein weiterer Hinweis auf Goliaths Körperbau findet sich im 2. Buch Samuel, in dem es heißt, dass die Israeliten in der Schlacht vier weitere Riesen getötet hätten. Sie alle waren aus dem Stamm Gath. Das klingt, als ob die Stammesangehörigen einfach ungewöhnlich groß waren. Die sechs Ellen und eine Handbreit sind wohl eher ein Mythos.

Der Endokrinologe Shlomo Melmed vom Cedars Sinai Medical Center in Los Angeles vertritt jedoch eine ganz andere Ansicht. Er argumentiert, dass Goliaths Größe definitiv die Folge eines Hypophysentumors in der Kindheit war. Solche Tumore drücken oft auf den Sehnerv und beeinträchtigen das periphere Sehen. Das könnte erklären, warum Goliath David und seine Schleuder nicht wahrnahm. Ein Schlag gegen die Stirn konnte bei einem Mann mit seiner Krankheit eine starke Blutung hervorrufen und zum Tod führen, selbst wenn es sich oberflächlich betrachtet nur um eine leichte Kopfverletzung handelte.

Die eigentliche Aussage der Geschichte lautet natürlich, dass David im Vergleich zu Goliath klein war und den Kampf dank spezieller Waffentechnik (ein gut gezielter Schuss mit der Schleuder) gewann. Ein wesentlich wahrscheinlicherer Kandidat für die Akromegalie ist der ägyptische Pharao Echnaton, dessen Porträts den typischen vorstehenden Kiefer der Krankheit zeigen.

Die Nebennieren

John F. Kennedy litt unter der Addison'schen Krankheit, bei der die Nebennierenrinde verkümmert, was zu einem lebensbedrohlichen Mangel an Cortisol und Aldosteron führt. Bis 1940 war die Addison'sche Krankheit tödlich, doch dann wurde entdeckt, dass man sie mit Cortison behandeln kann. Kennedy erhielt die Diagnose 1947 von einem Londoner Arzt, in einer Zeit, in der Cortison ein enorm teures Medikament war: Es heißt, die Kennedys hätten überall auf der Welt Cortison in Bankschließfächern deponiert. Wenn Kennedy nicht so reich gewesen wäre, hätte er nicht überlebt, weil günstigere, synthetisch gewonnene Formen des Cortisons erst ab den fünfziger Jahren zur Verfügung standen. Bei der Diagnose war er so krank, dass man ihm sagte, er habe nur noch ein Jahr zu leben. Auf der Rückreise in die Vereinigten Staaten wurde ihm auf dem Schiff die letzte Ölung erteilt.

Kennedy litt außerdem unter starken Rückenproblemen, die ihm solche Schmerzen bereiteten, dass er sich 1954, als er schon Senator war, einer Operation unterziehen musste. Bei jemandem mit der Addison'schen Krankheit ist eine Operation sehr gefährlich. Kennedy kam durch, allerdings gab es zahlreiche Komplikationen, und er musste noch einmal operiert werden. Sein Überleben war so ungewöhnlich, dass sein Fall 1955 anonym im *Journal of the American Medical Association* dargestellt wurde. Niemand wusste, dass es sich bei dem »37-jährigen männlichen Patienten« um John F. Kennedy handelte, das wurde erst 1967, vier Jahre nach seinem Tod, bekannt. Er sah viel gesünder aus, als er eigentlich war, weil man bei der Addison'schen Krankheit ironischerweise aufgrund der anomalen Synthese von Melanin-Pigmenten immer eine gebräunte Haut hat.

Als Kennedy 1960 für die Präsidentschaft kandidierte, stritt sein Wahlkampfteam schlichtweg ab, dass er unter der Addison'schen Krankheit litt, um jegliches Gerücht zu ersticken, seine gesundheitliche Verfassung sei schlecht.

Seine Mitarbeiter stützten sich dabei auf die sehr begrenzte Definition, dass die Addison'sche Krankheit durch eine Tuberkuloseerkrankung der Nebennieren ausgelöst wird. Und Tuberkulose war so ziemlich die einzige Krankheit, die Kennedy nicht hatte. Wie schon Franklin D. Roosevelt konnte Kennedy seine gesundheitlichen Probleme überwinden und als US-Präsident hervorragende Arbeit leisten.

Die Schriftstellerin Jane Austen dagegen litt mit großer Wahrscheinlichkeit unter der tuberkulosebedingten Form der Addison'schen Krankheit. In einem Artikel im *British Medical Journal* vom Juli 1964 wies Sir Zachary Cope darauf hin, dass Jane Austen in einem Brief an ihren Bruder vom 23. März 1817 selbst eines der wichtigsten Merkmale der Krankheit nennt: »Mein Aussehen hat sich etwas gebessert, es war auch schlimm genug, schwarz und weiß und jede andere falsche Farbe.« – »Es gibt keine andere Krankheit als die Addison'sche«, schrieb Sir Zachary dazu, »bei der die Gesichtsfarbe ›schwarz und weiß‹ ist und bei der zusätzlich die anderen von ihr beschriebenen Symptome auftreten.«

Man kann ohne Eierstöcke, Schilddrüse und Bauchspeicheldrüse leben, man kann sogar auf ziemlich viele endokrine Organe verzichten, vorausgesetzt, man nimmt die entsprechenden Hormone ein. Es gibt jedoch eine Ausnahme. Wenn beide Nebennieren entfernt werden, stirbt man sehr schnell. Es gibt keinen Ersatz, keine Möglichkeit, die außergewöhnliche sekundengenaue Anpassung nachzuahmen, die Stresshormone der Nebennieren bei wichtigen Körperfunktionen bewirken. Ohne die Nebennieren kann man sich nicht von körperlichen oder seelischen Traumata erholen, hat keine Kontrolle über den Blutdruck, den Wasserhaushalt oder den Herzschlag.

Der völlige Verlust einer Nebenniere ist eine extreme Ursache für eine Hormonunterversorgung. Es gibt jedoch noch viele andere Ursachen für einen Mangel oder Überschuss an Hormonen. Wie wir gesehen haben, setzt sich die Hormonbildung aus vielen Einzelschritten zusammen, daher ist eine unzureichende Hormonversorgung nicht unbedingt auf einen Mangel an diesem Hormon selbst zurückzuführen. Auch Pannen in einem beliebigen Teil der Produktionskette können die Ursache für das Problem sein: im Hypothalamus, wenn nicht genügend Freisetzungshormone gebildet werden, in der Hirnanhangsdrüse, wenn die dortigen Hormone versagen, oder durch eine fehlerhafte Produktion überall dort, wo Hormone gebildet werden, ebenso durch schlecht funktionierende oder ganz fehlende Rezeptoren oder ein Versagen des Rückkopplungssystems und so weiter; die gesamte Produktionskette ist anfällig für Fehler.

Die Beinahe-Hormone

Mit immer neuen Erkenntnissen der Forschung musste die Definition des Begriffs Hormon erweitert werden. Viele der neu entdeckten Hormone wirken sich auf Zellen in der Nähe oder sogar die Zelle aus, die sie gebildet hat. Die Entdeckung bestimmter Substanzen im Körper ließ die Wissenschaftler erkennen, dass viele andere Moleküle Aufgaben als Boten oder Regulatoren übernehmen und dass der Club der Hormone nicht ganz so exklusiv ist, wie man ursprünglich dachte. Hier sind drei Anwärter auf den Status des Quasi-Hormons.

Prostaglandine

Die Peptide und Proteine vieler Hormone werden mit Hilfe von Aminosäuren gebaut. Für Steroide ist dagegen Cholesterin der Baustein. Ein weiterer Grundbaustein sind die Fettsäuren, die wichtigsten Speicherkomponenten für Fett. Mit Fettsäuren wird ein ausschließlich lokal wirksames Hormon namens Prostaglandin gebildet. Prostaglandine wurden zuerst in Sperma entdeckt, daher dachte man, sie würden in der Prostata gebildet, und gab ihnen den Namen Prostaglandine. Heute weiß man, dass fast jedes Gewebe Prostaglandine erzeugt, die lokal wirksam sind. Prostaglandine wirken nur lokal und haben eine regulierende Aufgabe.

Sie sind an allen Arten von körperlichen Reaktionen wie etwa Muskelkontraktionen und Entzündungen beteiligt. Viele Frauen kennen die Krämpfe, die Prostaglandine während der Menstruation auslösen. Ein Grund dafür, warum Aspirin bei Regelschmerzen so gut wirkt, ist der, dass Aspirin Prostaglandine hemmt. Prostaglandine werden manchmal als »hormonähnlich« bezeichnet, manchmal auch als »Prä-Hormone«. Mittlerweile nennen viele Endokrinologen sie auch einfach Hormone.

Cytokine

Das endokrine System arbeitet nicht isoliert, sondern zusammen mit anderen Systemen im Körper. Besonders eng ist die Beziehung zum Immunsystem. Cytokine sind Moleküle, die von den Immunzellen abgegeben werden und die das endokrine System regulieren können. Es gibt sehr viele Cytokine, von denen manche bekannter sind, wie etwa die Interferone, die bei der Behandlung der Multiplen Sklerose eingesetzt werden. Eine weitere große, weniger bekannte Gruppe der Cytokine sind die Interleukine. Bei einer schweren Verletzung, etwa einer starken Verbrennung, steigt der Anteil der Stresshormone, vor allem von Cortisol und Adrenalin enorm. Nach allem, was Sie bisher gelesen haben, denken Sie nun wahrscheinlich, dass der Hypothalamus diesen Anstieg organisiert. Er schickt das

Corticotropin freisetzende Hormon zum Hypophysenvorderlappen, der daraufhin Adrenocorticotropin zur Nebennierenrinde sendet, die reagiert und die Zahl der Stresshormone massiv erhöht. Bei einem schweren Trauma ist das jedoch nicht so, weil die Cytokine die normalen Wege umgehen und die Botschaft direkt zu den Nebennieren bringen. In gewisser Weise agieren Cytokine wie das Adrenocorticotropin – obwohl Cytokine keine Hormone sind.

Stickoxid

Sie kennen Stickoxid (NO) besser als Gas – es ist ein Hauptbestandteil von Abgasen und Smog und galt allgemein als üble Sache – ein giftiger Luftschadstoff, der Asthma verursacht. Tatsächlich ist Vorsicht angebracht, seit Sir Humphrey Davy im Jahr 1800 fast gestorben wäre, als er überprüfte, was passieren würde, wenn er Stickoxid einatmete. In den achtziger Jahren entdeckte man jedoch, dass genau das gleiche Molekül für einen gesunden Körper und Geist lebensnotwendig ist – für einen bestimmten hormonähnlichen Vorgang als lokal erzeugter Botenstoff und Regulator. Die Geschichte des Stickoxids beginnt 1867 mit der Entdeckung, dass Amylnitrit (am bekanntesten als Droge »Poppers«) sowohl einen hohen Blutdruck als auch Schmerzen bei einer Halsentzündung lindern konnte. Sir Arthur Conan Doyle, der als Allgemeinarzt in Southsea praktizierte, wusste auf jeden Fall darüber Bescheid, denn in der Sherlock-Holmes-Geschichte »The Case of the Resident Patient« (»Der niedergelassene Patient«), die er 1893 verfasste, wird Amylnitrit als Mittel zur Blutdrucksenkung beschrieben und einem Mann verabreicht, der an Starrsucht leidet. Die Verwendung als blutdrucksenkendes Mittel ging auf einen Chemiker zurück, der berichtet hatte, dass er bei einem Experiment mit Amylnitrit einen roten Kopf und Herzklopfen bekam.

Ähnliches war auch bei den Arbeitern in Munitionsfabriken beobachtet worden. Der Sprengstoff Nitroglyzerin wurde 1846 entdeckt. Ein Pionier der industriellen Produktion war Alfred Nobel in Schweden, allerdings war die Produktion anfangs noch sehr riskant. Nobel entdeckte, wie man den Sprengstoff unempfindlicher gegen Erschütterungen machen konnte, produzierte Dynamit und machte damit ein Vermögen, mit dem er den Nobelpreis stiftete. Die Arbeiter, die mit Sprengstoff in Kontakt kamen, hatten einen sehr niedrigen Blutdruck, außerdem waren ihre Hände und Gesichter rot. Bei einem waghalsigen Experiment wurde Nitroglyzerin unter die Zunge gelegt, um ein länger anhaltendes Schmerzmittel gegen Angina als Amylnitrit zu finden. Der Versuch verlief erfolgreich. Auch heute noch werden die Schmerzen bei einer Angina mit Nitroglyzerin behandelt.

Ein Jahrhundert lang wusste niemand, warum das so gut funktionierte. Die Verbindung zwischen diesen scheinbar so ungleichen Informationen bildet das Stickoxid. Es wird sowohl von Amylnitrit als auch von Nitroglyzerin abgegeben und kontrolliert den Muskeltonus in den Wänden der Blutgefäße, indem es sie weitet und so den Schmerz lindert und den Blutdruck senkt. Doch dieser Zusammenhang wurde erst 1987 von Salvador Moncada entdeckt. Man weiß heute, dass Stickstoffoxid ein wesentlicher Bestandteil der meisten Organe und Gewebe ist, unter anderem auch des Gehirns, wo es mit der Gedächtnisbildung zu tun hat. Auch die Peniserektion wird über Stickoxid vermittelt, das von Nervenenden nahe bei den Blutgefäßen im Penis freigesetzt wird – Viagra verstärkt übrigens diesen Effekt. Deswegen führt es mit Sicherheit zur Katastrophe, wenn man Amylnitrit *und* Viagra einnimmt, weil dann zu viel Stickoxid produziert wird. Die Folge ist normalerweise ein Herzinfarkt. Der gewünschte Effekt ist aber ein steifer Penis, eine komplette Leichenstarre wäre zu viel des Guten…

Stickoxid wirkt sich auf die Sekretion verschiedener endokriner Drüsen aus, darunter auch das Gonadotropin freisetzende Hormon aus dem Hypothalamus und Adrenalin aus den Nebennieren. Es reguliert und stimuliert die Hormonbildung – was schon ziemlich nach einem Hormon klingt. Allerdings würde es den Rahmen dieses Buchs sprengen, wenn wir uns eingehender damit befassen würden, deswegen hören Sie hier zum letzten Mal von diesem allgegenwärtigen und faszinierenden Molekül.

Während ich weiter die wunderbare Eleganz des Hormonsystems beschreibe, möchte ich zusätzlich mehr ins Detail gehen – und das Wirken der Hormone in Bezug auf Liebe, Anziehungskraft und Sex untersuchen.

Kapitel 2

Hormonexplosionen 1

Anziehungskraft, Sex und Babys

Anziehungskraft

Im Westen betrachtet man die arrangierte Ehe meist mit Spott und bevorzugt das Ideal der romantischen Heirat aus Liebe anstelle von so »niedrigen Beweggründen« wie Geld oder strategischen Allianzen. Dabei sind hinter den Kulissen unsere Hormone eifrig damit beschäftigt, Ehen anzubahnen und Verbindungen zu schmieden. Der freie Wille? Tut mir Leid, Leute, so läuft das nicht. Wir reden hier über Chemie und Sex, bei dem das Gehirn den Amor spielt und die Hormone die Pfeile zur Verfügung stellen.

Sie betreten einen Raum voller Menschen und da steht er. Ihr Herz schlägt schneller, Ihr Magen zieht sich zusammen und Ihr Gesicht färbt sich plötzlich krebsrot. Sie wollen vielleicht ganz cool wirken, aber Ihr Körper rüstet sich für das Kommende. Ihr Körper ist mit Adrenalin vollgepumpt und schickt Signale an die Stellen, die leicht Wärme abgeben wie etwa Ihre Wangen. Sie wenden sich ab in der Hoffnung, dass er Sie nicht gesehen hat. Aber das hat er. Sie haben einen großen Busen und eine relativ schmale Taille, die heute Abend in Ihrem neuen Kleid verführerisch gut zur Geltung kommen. Ihre Hormone preisen ihre Ware an, denn diese Körperteile sind in der Zyklusmitte mit weiblichen Hormonen gut versorgt, und zwar in einer Konzentration, die bis zu 40 Prozent über dem Normalen liegt und so dafür sorgt, dass Sie aller Wahrscheinlichkeit nach sehr fruchtbar sind. Sein Gehirn hat diese Botschaft unbewusst empfangen. Der Anstieg der Testosteronmengen genügt, um sein Verhalten und seine Stimmung zu ändern. Er will Sie.

Verstohlen schauen Sie auf sein Gesicht. Unter dem Einfluss des Testosterons in Ihrer Gebärmutter wirkt sein Kiefer stark und maskulin, was Sie attraktiv finden, vor allem, wenn Sie kurz vor dem Eisprung stehen, denn dann bevorzugen Frauen in besonderem Maße männliche Gesichtszüge. Wären seine Gesichtszüge jedoch zu stark ausgeprägt, was auf eine höhere Testosteronmenge schließen lässt, würde Sie das eher abstoßen, weil zu viel Testosteron mit negativen Eigenschaften wie Aggressivität und Untreue in Verbindung gebracht wird.

»Ziemlich heiß hier drin, gehen wir doch ein bisschen auf die Veranda«, sagt er. Er steht ganz dicht bei Ihnen. Sie sind sich seines Körpers sehr bewusst, riechen ihn. Verführerisch. Er nimmt Sie in die Arme und küsst Sie. Sie spüren, wie es zwischen Ihren Beinen feucht wird. Ja, Ihre Hormone sagen Ihnen, das könnte der Richtige sein. Und seine Hormone vermitteln ihm die gleiche Botschaft über Sie.

Hormone und Sex sind eng miteinander verknüpft. Hormone ermutigen uns zum Sex und sorgen so dafür, dass unsere Gattung nicht ausstirbt. In diesem Kapitel erfahren Sie die Wahrheit über Hormone, Liebe und Sex.

Der Geruchssinn ist einer der Sinne, die dem Gehirn Informationen über die Außenwelt vermitteln. Wir neigen dazu, den Geruchssinn als den unwichtigsten unserer fünf Sinne zu betrachten, und natürlich ist die Zahl unserer Riechzellen winzig im Vergleich zu den meisten anderen Säugetieren. Trotzdem wissen wir alle, dass der Geruchssinn von allen Sinnen die stärksten Erinnerungen heraufbeschwören und uns zurück in die Vergangenheit versetzen kann. Der Geruch von Sonne auf Holz versetzt mich in Gedanken sofort zurück in die Strandhütte, die wir als Kinder benutzten, und ruft Erinnerungen an sandige Sandwiches wach. Wir wissen auch, dass unser Geruchssinn lebensrettend sein kann, zum Beispiel wenn wir Gasgeruch bemerken. Außerdem steuert der Geruchssinn unser Verhalten. Der Gestank von verdorbenem oder verfaultem Essen löst bei uns Ekel aus, sodass wir Lebensmittel, die uns schaden können, schnell wieder ausspucken oder erbrechen.

Geruchssinn und Sexualität sind ebenfalls miteinander verknüpft. In diesem Fall übernehmen Hormone die Rolle des Mittelsmanns. Ein kurzes Schnüffeln am Hinterteil des Weibchens, vielleicht verbunden mit einem kurzen Ablecken, gehört zum Verhaltensrepertoire der meisten männlichen Säugetiere, denn dadurch erfährt das Männchen sofort, ob das Weibchen paarungsbereit ist. Männliche Rhesusaffen erkennen auf diese Weise die Fortpflanzungsbereitschaft der weiblichen Affen und reservieren die Maximalfrequenz an Ejakulationen für die brünstigen Weibchen. Im Gegensatz dazu sind wir Menschen viel schamhafter. Frauen senden keine offensichtlichen Signale über ihren Zyklus aus, viele Frauen wissen selbst nicht einmal, ob sie gerade einen Eisprung haben oder nicht. Den meisten Frauen wäre der Gedanke sehr unangenehm, dass ein Mann anhand ihres Geruchs die Zyklusphase erkennen kann, vor allem, wenn man das Menstruationsblut von Weitem riechen kann. Nach Ansicht vieler Frauen sollte ein Mann anhand ihres Geruchs allenfalls erkennen, dass sie sich oft waschen und Chanel No. 5 benutzen.

Und doch hat jede Frau einen eigenen Duft – ihr ganz persönliches Parfüm. Man nimmt an, dass die Bartholin'-

schen Drüsen zu beiden Seiten des Scheideneingangs bei sexueller Erregung eine klare alkalische Flüssigkeit absondern, die diesen verführerischen Duft abgibt. Die Drüsen werden von den Hormonen der Eierstöcke gesteuert. Spüren Männer etwa anhand unseres Geruchs, was Frauen nur raten, aber nicht mit Sicherheit wissen können?

Es gibt einige Hinweise dafür. Männer, denen synthetische Vaginalsekrete aus verschiedenen Phasen des Menstruationszyklus als Geruchsproben vorgelegt wurden, fanden den Geruch unangenehm. Wenn sie allerdings daran rochen, während sie Bilder von attraktiven Frauen betrachteten, stuften sie auch den Geruch als attraktiv ein. Außerdem ließ der simulierte Duft des Eisprungs den Testosteronspiegel der Männer in die Höhe schnellen. Wenn Sie einen Mann fragen würden, ob er Ihnen sagen kann, wann die Frauen in seinem Leben einen Eisprung haben, würde er mit Sicherheit antworten, er habe keine Ahnung. Doch unbewusst weiß sein Körper Bescheid und reagiert physiologisch mit einem Testosteronanstieg.

Hormone wirken sich auch auf den Geruchssinn von Frauen in bestimmten Lebensphasen aus. Schwangere Frauen berichten zum Beispiel, sie hätten eine »verstopfte Nase«. Das liegt daran, dass die Riechmembran aufgrund der erhöhten Östrogenmenge im Blut anschwillt. Schwangere Frauen reagieren auch sehr sensibel auf Gerüche: Häufig sind Frauen in der Schwangerschaft empfindlich gegen einen ganz bestimmten Geruch. Ich zum Beispiel entwickelte eine heftige Abneigung gegen Lux-Seife, die ich plötzlich noch in einem Kilometer Entfernung riechen konnte, selbst wenn sie verpackt war. Umgekehrt lässt der Geruchssinn bei Frauen in der Menopause nach, wenn der Östrogenspiegel sinkt. Frauen vor der Menopause berichten während des Eisprungs von einer erhöhten Geruchsempfindlichkeit oder dem Gefühl der verstopften Nase.

Warum reagieren Frauen beim Eisprung empfindlicher auf Gerüche? Ein möglicher Grund wurde 1995 dank der faszinierenden Forschungen von Wissenschaftlern aus Bern entdeckt. Der Haupthistokompatibilitätskomplex (MHC) ist ein Teil der DNA, der Informationen für einen wichtigen Teil des Immunsystems trägt, also unserer Körperabwehr. Er ist sehr vielfältig. Anscheinend hat der Haupthistokompatibilitätskomplex sowohl Einfluss auf den Körpergeruch als auch auf Körpergeruchsvorlieben. Bei Frauen sind diese Vorlieben abhängig von ihrem Hormonstatus. Bei einem mittlerweile berühmten Experiment wurden bestimmte Gene des MHC bei männlichen und weiblichen Studenten bestimmt. Jeder männliche Student musste zwei Nächte hintereinander ein Unterhemd tragen, dann mussten die Studentinnen den Geruch des Unterhemds beurteilen. Den Frauen gefiel der Geruch von den Männern am besten, deren MHC sich von ihrem eigenen unterschied. Am wenigsten mochten sie den Geruch von den Männern, deren MHC ihrem eigenen am ähnlichsten war. Bezeichnenderweise erinnerten die »ähnlichen« Gerüche sie auch am meisten an frühere Partner. Der Unterschied bei der Geruchsbeurteilung wendete sich ins Gegenteil, wenn die Frauen orale Verhütungsmittel (die den Eisprung unterdrücken) einnahmen. Daher gab es nur bei den Frauen, die einen Eisprung hatten, eine bestimmte Partnervorliebe aufgrund des Geruchs, bei der Männer eines bestimmten genetischen Typs bevorzugt wurden.

Möglicherweise hat es evolutionsgeschichtliche Vorteile, wenn man einen Partner wählt, der einen anderen MHC als den eigenen hat. Je mehr genetische Karten man mischen kann, desto größer ist die Wahrscheinlichkeit, dass man bei seinem Nachwuchs eine MHC-Genvariante hervorbringt, die Parasiten überlisten oder abwehren kann – was in der Vergangenheit ein großer Vorteil war. Es gibt auch Hinweise darauf, dass Schwangerschaften bei Paaren, deren MHCs sehr ähnlich sind, häufiger mit einer Fehlgeburt enden. Das liegt vermutlich daran, dass ein Baby mit einem ähnlichen MHC wie dem der Mutter die Immunreaktionen der Mutter nicht so effektiv ausschaltet, wie es nötig wäre. Dadurch wird das Baby als »Fremdkörper« eingestuft und abgestoßen.

Für den Eisprung gibt es auch einige versteckte optische Hinweise: Zum Beispiel ist das Gesicht einer Frau beim Eisprung symmetrischer. Symmetrie ist eine Eigenschaft, die wir Menschen offenbar sehr schätzen. Man braucht nur das Bild einer Frau zu nehmen, es in der Mitte auseinanderzuschneiden und das Bild wieder so zusammenzusetzen, dass die eine Gesichtshälfte ein Spiegelbild der anderen ist. Dann fragt man, welches Foto attraktiver ist, das echte oder das retuschierte. Die Befragten entscheiden sich durchweg für das retuschierte Bild, weil sie Symmetrie mit Attraktivität verknüpfen.

Diese Hinweise mittels Geruch und Optik sind jedoch nutzlos, wenn das Gehirn die Signale nicht übersetzen kann. Es muss sich zu einer Handlung entschließen (»sprich diesen Mann jetzt an«) und entsprechend das Verhalten ändern. Der Schlüssel dazu sind die Hormone, vor allem das Neuroendokrine System, in dem Hormone das Verhalten oder die Stimmung durch ihre Wirkung im Gehirn beeinflussen. Den ultimativen Beweis für diese Beeinflussung hätten wir, wenn die Häufigkeit des Geschlechtsverkehrs und die Zahl der Orgasmen mit dem Eisprung der Frau steigen würden, was hieße, dass wir dann Sex haben wollen, wenn die Wahrscheinlichkeit einer Empfängnis am größten ist. Es gibt zahlreiche Untersuchungen zu diesem Bereich, die jedoch widersprüchliche Ergebnisse lieferten. Zum Teil waren die Methoden unseriös, in einigen Studien wurden Erregung und Eisprung von den Teilnehmern selbst eingeschätzt. Einigkeit besteht weitgehend darin, dass Frauen gegen Ende der frühen (Follikel-) Phase des Zyklus von einem stärkeren sexuellen Verlangen berichten, allerdings gilt das auch kurz vor ihrer Menstruation.

Untersuchungen von Steven Gangestad und seinem Team an der Universität von New Mexico ergaben, dass Frauen zur Zeit des Eisprungs von einem stärkeren Interesse und von Fantasien über Männer berichteten, die nicht ihre langjährigen Partner waren, allerdings wurde dieser Effekt nicht von ihren Partnern bemerkt. Interessanterweise waren die Partner aufmerksamer und besitzergreifender, je näher der Eisprung rückte. Wenn es diesen Effekt tatsächlich gibt, muss er hormongesteuert sein und unbewusst ablaufen – denn wie wir festgestellt haben, wissen die meisten Männer gar nicht, wann ihre Partnerin einen Eisprung hat (die meisten Männer wissen nicht einmal, was ihre Partnerin anhat).

Es gibt relativ wenige Arbeiten über den Zusammenhang von Träumen und Menstruationszyklus, doch die wenigen Untersuchungen deuten darauf hin, dass Frauen vor allem dann sexuelle Träume haben, wenn sie sich im wachen Zustand alles andere als erotisch fühlen – zum Beispiel während der Menstruation. Einen Orgasmus hat man zur Zeit des Eisprungs auch nicht häufiger als sonst. Allerdings ist es sehr schwer, die Physiologie von den Belastungen des Alltags zu trennen. Ein verspäteter Zug, Müdigkeit und ein Stapel Bügelwäsche, und schon kommen die Hormone durcheinander und machen, was sie wollen.

Aber zurück zu unserem Pärchen. Nachdem geklärt ist, dass sie die Richtige für ihn ist, wie bandeln die beiden nun miteinander an? Studien bei Präriewühlmäusen verweisen auf zwei wichtige Hormone bei einer Romanze. Oxytocin ist das Hormon für die Milchausschüttung, wird aber auch als das »Kuschelhormon« bezeichnet. Vasopressin trägt den Beinamen »Monogamhormon«. Bei den Präriewühlmäusen ist die Paarung das Vorspiel für die Paarbildung. Wenn man männlichen Wühlmäusen ein Medikament gibt, das die Wirkung von Vasopressin aufhebt, ist das Wühlmausmännchen plötzlich gar nicht mehr so angetan von seinem Wühlmausweibchen. Es verfolgt auch nicht mehr andere Konkurrenten, die es sonst unter der Wirkung von Vasopressin vertreiben würde. Gibt man dagegen mehr Vasopressin, verstärkt sich die Zuneigung. Auch bei Menschen werden im geeigneten Moment Oxytocin und Vasopressin ausgeschüttet. Oxytocin wird freigesetzt, wenn man den geliebten Menschen ansieht. Nun werden Hormone in einer konzertierten Aktion eingesetzt, damit Sie und Ihr Partner zusammenbleiben, und zwar lange genug, damit Sie nicht nur ein Kind zusammen zeugen, sondern es auch großziehen, bis es selbstständig ist.

Sex

Der Spaß am Sex beruht bei einer Frau unter anderem auf dem Empfinden in ihrer Vagina, deren Gewebeelastizität und -dicke vom Östrogen gesteuert werden. Nach der Menopause kann eine dünnere, trockene Vagina den sexuellen Genuss trüben. Der Orgasmus wird jedoch von einem ganz anderen Hormon ausgelöst.

Beim Orgasmus zieht sich die Gebärmutter der Frau zusammen. Der intrauterine Druck steigt ebenso wie der vaginale Druck. Nach dem Orgasmus fällt der Druck abrupt ab und es entsteht ein Druckgefälle. Der Gebärmutterhals senkt sich und saugt das Sperma in die Gebärmutter. Für die Empfängnis ist ein Orgasmus nicht unbedingt notwendig, aber er ist dafür gedacht, die Chancen darauf so gut wie möglich zu erhöhen. Hier ist das Hormon Oxytocin am Werk. Es gilt als Hormon des Gebärens. Der Begriff Oxytocin stammt aus dem Griechischen und bedeutet »schnelle Geburt«. Unter seinem Einfluss zieht sich die Gebärmutter (die aus glatten Muskeln besteht) rhythmisch und heftig zusammen, um das Baby herauszutreiben. Fast die gesamten Genitalien einer Frau bestehen aus glatten Muskeln (die im Gegensatz zu den quergestreiften Muskeln wie zum Beispiel dem Bizeps nicht bewusst kontrolliert werden können). Oxytocin ist beim Orgasmus dafür zuständig, dass sich die Pupillen weiten, der Gebärmutterhals ein rundes »O« bildet (das sich übrigens in der Form Ihres Mundes beim Orgasmus spiegelt) und sich die Muskeln rhythmisch zusammenziehen. Je höher die Menge des Oxytocins ist, desto intensiver ist der Orgasmus. Und je besser der Orgasmus ist, desto mehr Oxytocin ist unterwegs, um sicherzustellen, dass Sie auch mit dem Mann eine Beziehung eingehen, der denkt, nicht Ihre Hormone, sondern allein er habe Ihnen dieses Vergnügen bereitet. Aber geht es bei diesem Hormonschwall um Ihr Vergnügen? Nein. Die rhythmischen Kontraktionen sollen für den Transport von Ei und Sperma sorgen. Sie sind so perfekt gesteuert, dass eine Frau, wenn nötig, die Bewegung von Sperma und Ei gleichzeitig in die entgegengesetzte Richtung leiten kann.

Mitte der neunziger Jahre behauptete der Zoologe und Evolutionsbiologe Dr. Robin Baker, dass Frauen Spermien im Uterus sortieren und von verschiedenen Partnern aktiv das Ejakulat auswählen könnten, das am besten zu ihnen passe. Das allein mag schon unwahrscheinlich klingen. Allerdings ergab eine britische Umfrage in den achtziger Jahren, dass über 70 Prozent der Frauen in ihrem Leben schon einmal in einem Zeitraum von fünf Tagen mit zwei Männern geschlafen hatten; fast 70 Prozent hatten das innerhalb eines Tages getan, und ein Prozent behauptete sogar, innerhalb von 30 Minuten mit zwei verschiedenen Männer geschlafen zu haben. Obwohl man solche Umfragen mit einer gewissen Vorsicht genießen sollte (wer von uns hat nicht schon einmal während einer langweiligen Mittagspause zusammen mit den Freundinnen das Kästchen mit »fünfmal pro Nacht« angekreuzt? Und ein übereifriger Wissenschaftler hat das alles für bare Münze genommen…), gibt es Belege für aktive Spermiensortierung aus dem Tierreich. Hamster zum Beispiel sind beim Sperma sehr wählerisch und lassen nur ein paar von den Millionen abgegebenen Spermien durch. Trotzdem liegt ihre Befruchtungsrate bei fast 100 Prozent. Weibliche Mäuse können erkennen, welches Sperma besser zu ihrem Erbgut (also ihrem Haupthistokompatibilitätskomplex) passt. Spermien, die schlecht passen, kommen gar nicht erst zum Zuge. Polyandrie (mehrere Partner zu haben) ist bei vielen Tieren die Norm. Die Fähigkeit, die Spermien schon in der Vagina auszusortieren, bietet die Möglichkeit, dass das am besten geeignete Spermium direkten und schnellen Zugang zur Eizelle erhält.

Robin Baker stellt seine Theorien zu diesem Thema in seinem Buch *Sperm Wars* (deutsche Ausgabe: *Krieg der Spermien)* vor. Seine Ideen sind faszinierend, allerdings, das sollte man nicht verschweigen, kaum bewiesen, zumindest was die Erkenntnisse beim Menschen angeht. Auf jeden Fall basiert der Auswahlmechanismus, den er vorstellt, auf Muskelbewegungen, die wiederum von Oxytocin ausgelöst werden. Neue Forschungsarbeiten der Universität Memphis, die in der Zeitschrift *Nature* veröffentlicht wurden, bestätigen das Konzept des Spermienwettbewerbs. So steigt die Zahl der Spermien im Ejakulat von Wiesenwühlmäusen, wenn sie beim Umwerben ihres Weibchens den Duft von Rivalen wittern.

Viele Menschen glauben, dass die männliche Leistungsfähigkeit beim Sex vom Testosteron bestimmt wird. Erektionsprobleme wären dann nur auf einen Mangel an Testosteron zurückzuführen. Was Sex betrifft, ist Testosteron tatsächlich das Hormon des Sexualtriebs und sexuellen Verlangens, aber nicht das Hormon, das die Penisfunktion reguliert. Es ist eher ungewöhnlich, dass Erektionsstörungen auf ein Hormonproblem zurückzuführen sind. Die Schwierigkeiten werden eher durch Probleme im komplizierten hydraulischen System hervorgerufen, auf das ein aufgerichteter Penis angewiesen ist. Die Mechanik wird vom Blutzufluss bestimmt, und Schwankungen im Blutzufluss, die etwa durch verengte Arterien, Diabetes, Medikamente, Alkohol oder Nikotin verursacht werden, sind die Hauptursache für Erektionsstörungen. Es gibt nichts Frustrierenderes für einen Mann, als wenn er vollgepumpt mit stimulierenden Hormonen feststellen muss, dass ein Mitglied der Mannschaft nicht mitspielen will. Ein niedriger Testosteronspiegel beim Mann ist demnach normalerweise nicht der Grund für Impotenz. Das hält Scharlatane jedoch nicht davon ab, alternden Männern Testosterongaben als Garanten für ewige Jugend zu empfehlen, dank der ihnen die Frauen zu Füßen liegen. Aber darauf kommen wir noch im vorletzten Kapitel des Buchs zu sprechen.

Ein Testosteronmangel kann sogar eher ein Problem bei Frauen sein, wenn es um sexuelle Funktionsstörungen geht. Das Gewebe der weiblichen Genitalien einschließlich der Schamhaare, Brustwarzen, Schamlippen und der Klitoris ist auf Androgen angewiesen. Sie erinnern sich vielleicht, dass die Nebennieren bei Mann und Frau am laufenden Band Androgene (männliche Hormone) produzieren. Auch die Eierstöcke bilden Testosteron: Ein Teil davon wird komplett neu produziert, über die Hälfte jedoch entsteht aus vorgefertigtem Rohmaterial, das nur noch zusammengebaut werden muss, in diesem Fall das Androgen DHEA (Dehydroepiandrosteron), das von den Nebennieren produziert wird. Die größte Menge eines Sexualhormons, das im Körper der Frau zirkuliert, ist nicht Östrogen, sondern DHEA, oder, um ganz genau zu sein, sein Sulfatester DHEAS. Das DHEAS fungiert unter anderem als halbfertiges Baumaterial, das an Stellen wie den Haarfollikeln für die Umwandlung in Testosteron zur Verfügung steht. Außerdem ist es auch als Baumaterial für die Östrogenbildung von Bedeutung.

Mit zunehmendem Alter sinkt bei einer Frau der Testosteronspiegel, mit 40 ist er nur noch etwa halb so hoch wie mit 20 Jahren. Das liegt nicht einfach daran, dass weniger Testosteron produziert wird, nein, auch die Menge der steroiden hormonbindenden Globuline (SHBG), also der Aufpasser steigt. Sie blockieren immer mehr von der Produktion, wodurch weniger »freies« Testosteron zur Verfügung steht. In jüngster Zeit gab es den Versuch, sexuelle Probleme bei Frauen mit Medikamenten zu behandeln. Die Hersteller von Testosteronimplantaten wollten uns weismachen, dass 40 Prozent aller Frauen unter sexuellen Störungen leiden und medikamentös behandelt werden sollten. Es gibt physiologische Probleme, die sich ähnlich wie bei Männern auf das sexuelle Verlangen und die Erregung von Frauen auswirken, etwa ein eingeschränkter Blutfluss aufgrund eines schlechten Allgemeinzustands oder aufgrund von Medikamenten (vor allem Pille, Valium und einigen SSRI [Selektiven Serotonin-Wiederaufnahmehemmern], die gegen Depressionen verabreicht werden). Über diese Probleme wird zweifellos zu wenig berichtet, und wenn, dann ist der Ton nicht besonders mitfühlend.

Allerdings ist fraglich, ob der gesunkene Testosteronspiegel im Alter wirklich für einen Rückgang der sexuellen Aktivität bei Frauen verantwortlich ist. Wissenschaftler der Jean Hailes Foundation in Australien, die altersbedingte Veränderungen des Hormonspiegels bei einer großen Anzahl Frauen als Teil der *Sue Ismiel International Study into Women's Health and Hormones* beobachteten, stellten fest, dass es keinen bedeutenden Zusammenhang zwischen einem niedrigen Testosteronspiegel und einer schwachen Libido gibt, egal, ob die Frauen 18 oder 75 Jahre alt waren. Allerdings fanden die Wissenschaftler heraus, dass ein niedriger DHEA-Spiegel die Wahrscheinlichkeit von sexuellen Störungen um das Dreifache erhöhte – Sie erinnern sich: DHEA ist der Baustein für Testosteron und Östrogen.

Beim Sex ging es noch nie nur um das rein Körperliche. Der psychische Faktor ist nicht zu unterschätzen, daher ist die Vorstellung, dass ein Medikament, Testosteron, DHEA oder was auch immer, wie von Zauberhand sexuelles Verlangen und Erregung heraufbeschwören kann, wenn man daheim einen langweiligen, übergewichtigen und übelriechenden Kerl hat, dessen Idee vom Vorspiel sich auf den Satz beschränkt: »Dreh dich um, heut' Nacht mach ich dich glücklich«, gelinde gesagt sehr unwahrscheinlich ist. Damit wäre das also klargestellt. Trotzdem wird behauptet, dass Testosteronimplantate und -pflaster eine nachhaltige positive Wirkung bei Frauen mit sexuellen Störungen zeigen, vor allem bei denjenigen, die unter FADS leiden (Female Androgen Deficiency Syndrome – Androgenmangelsyndrom bei Frauen). Hormone können die Ursache für mangelndes sexuelles Verlagen sein – in diesem Fall lohnt es sich, das medizinisch überprüfen zu lassen, vor allem, wenn zuvor kein Problem bestand. Es kann aber auch am »FLK-Syndrom« liegen (FLK wie

»Furchtbar Langweiliger Kerl«)! Eine ganz andere Sachlage ergibt sich bei Frauen, deren Eierstöcke vor der Menopause vollständig entfernt wurden; sie sollten natürlich mit Testosteron behandelt werden. Heutzutage erachtet man es als wichtig, dass bei der Hormonersatztherapie auch Testosteron mit von der Partie ist, weil es vor allem bei der Erhaltung der Libido eine Rolle spielt.

Tja, und schließlich gibt es auch noch wissenschaftliche Studien, denen man das Etikett »Nein, niemals« verpassen möchte. Eine davon ist eine Untersuchung der Archives of Sexual Behavior, die 2002 veröffentlicht wurde und für einiges Aufsehen sorgte. Ein Team von Wissenschaftlern an der State University of New York kam zu dem Schluss, dass Sperma glücklich macht. Bei der Untersuchung verglich man Frauen, deren Partner Kondome benutzten, mit Frauen, deren Partner keine Kondome benutzten. Die Partnerinnen der Kondombenutzer waren häufiger deprimiert (ihre Stimmung wurde mit einem Standardfragebogen zur Einschätzung der Stimmung bewertet, dem so genannten Beck Depression Inventory). Dabei spielte es keine Rolle, wann der letzte geschützte Geschlechtsverkehr stattgefunden hatte. Bei den Paaren dagegen, die keine Kondome benutzten, waren die Frauen weniger deprimiert. Je länger allerdings der letzte Geschlechtsverkehr zurücklag, desto mehr verschlechterte sich ihre Laune. Die Wissenschaftler kamen zu dem Schluss, dies sei ein Beweis für die Wirkung von Hormonen – die aus dem Samen über die Schleimhaut der Vagina aufgenommen werden. Tatsächlich enthält Sperma eine Hormonmixtur, darunter auch, wie man sich denken kann, Testosteron, außerdem aber noch Östrogen, Prolaktin und verschiedene Prostaglandine. Ein Milliliter Sperma enthält zwischen 8 und 80 Picogramm (1 Picogramm ist ein Billionstel Gramm) Östradiol – also wirklich eine winzige Menge.

Bei dieser Art von Forschung meldet sich sofort der gesunde Menschenverstand zu Wort, und man möchte am liebsten fragen: »Gut und schön, aber was ist mit …?« Vielleicht hatten die Frauen, deren Partner Kondome verwendeten, einfach eine andere Persönlichkeit, oder die Frauen, die keine verwendeten, hatten stabilere, sexuell befriedigende Partnerschaften und waren deswegen glücklicher. Die Wissenschaftler meinten jedoch, keiner dieser Faktoren könne ihr Ergebnis erklären. Sie verkündeten nicht ganz so überzeugend, dass Männer, die Frauen glücklich machen, wahrscheinlich mehr Chancen bekämen, diese zu schwängern, und das sei ein biologischer Vorteil. Denken wir einmal ein bisschen weiter: Da einige Steroidhormone den Verdauungsvorgang überleben, hieße das doch auch, dass Oralsex stimmungsaufhellend wirkt? Hmm. Darauf würde ich mich nicht unbedingt verlassen und deswegen auf Prozac verzichten. Mal ganz realistisch betrachtet: Man muss ungeheuer viel Sperma schlucken, wenn es sich auf den Hormonspiegel auswirken soll. Die Andrologen, die ich befragte, waren sich einig: Mit einer Verhütungspille nimmt man mehr Östrogen auf als mit (und hier schwanken die Schätzungen) mindestens 43 separaten Besamungen, wenn man von einer Menge von 5 bis 12 Milliliter pro Erguss ausgeht. Berücksichtigt man nun noch, dass die meisten (jungen) Männer nur ein halbes Dutzend Ejakulationen am Tag schaffen, bevor sie vorübergehend austrocknen, sollte man sich vielleicht doch eine alternative Form der Glückstherapie suchen.

Empfängnis

Das Geschlecht Ihres Kindes wird von den Chromosomen bestimmt. Wenn ein Baby zwei X-Chromosomen hat, ist es ein Mädchen, bei XY ist es ein Junge. Eier und Spermien sind die einzigen Zellen im Körper, die einen einfachen Chromosomensatz haben (haploid, wenn Sie es genau wissen wollen). Alle Eier liefern das X, ein Spermium liefert dagegen entweder X oder Y. Die Spermien geben das Geschlecht vor. Es liegt also alles an den Chromosomen – und ist damit vollkommen dem Zufall überlassen? Nein. Die Hormone haben auch noch ein Wörtchen mitzureden.

Theoretisch besteht bei jedem Geschlechtsverkehr die gleiche Wahrscheinlichkeit von 50 zu 50, dass man einen Jungen oder ein Mädchen empfängt. Es gibt jedoch zahlreiche Hinweise darauf, dass das Geschlechtsverhältnis von äußeren Bedingungen, ja sogar vom Beruf des Vaters abhängt. Babys, die im Frühjahr gezeugt werden, sind häufiger männlich, ebenso verhält es sich mit Babys in Kriegszeiten. Die Zeugung eines männlichen Babys ist zu Beginn oder gegen Ende der fruchtbaren Periode um den Eisprung herum wahrscheinlicher, für ein Mädchen ist die Wahrscheinlichkeit dagegen in der Mitte am höchsten. Häufiger Sex wird oft mit männlichen Nachkommen in Verbindung gebracht, der Effekt wurde bei Pferden, Ratten, Mäusen und Seehunden ebenso wie bei Menschen beobachtet.

Bestimmte Probleme während der Schwangerschaft und bei der Entbindung treten je nach Geschlecht des Kindes häufiger auf. Wenn man einen Jungen erwartet, kommt es häufiger zur Placenta praevia, bei der die Placenta den Muttermund verdeckt und so den Geburtskanal für das Baby blockiert; beim Mädchen ist die Hyperemesis gravidarum (extreme Schwangerschaftsübelkeit) häufiger. Auch Krankheiten wirken sich auf das Geschlecht des Kindes aus: die Träger von Hepatitis B haben eher Söhne. Männer, die an Hodenkrebs erkranken werden (oder bei denen er bereits diagnostiziert wurde), zeugen eher Mädchen. Und dann gibt es noch den Beruf der Eltern. Abalone-Fischer (Abalone sind sehr teure australische Meeresschnecken, die im tiefen Wasser leben) und andere Taucher haben eher Töchter, ebenso Berufskraftfahrer, Testpiloten, Anästhesisten und Astronauten.

Was hat das alles zu bedeuten? Die Theorie (die vor allem von Dr. William James vom Galton Laboratory am University College London entwickelt wurde) besagt, dass der Hormonspiegel der Eltern zur Zeit der Empfängnis den Unterschied ausmacht. Hohe Konzentrationen an Testosteron und Östrogen erhöhen die Chancen, dass man einen Sohn bekommt, hohe Konzentrationen an Progesteron und des luteinisierenden Hormons sorgen für ein Mädchen.

Betrachten wir noch einmal die Anomalien im Geschlechterverhältnis. Bei Tauchern und Abalone-Fischern ist der Testosteronspiegel niedrig, was wahrscheinlich auf die Druckverhältnisse unter Wasser zurückzuführen ist. Sie zeugen häufiger Mädchen, genauso wie Astronauten, die angeblich einen niedrigen Testosteronspiegel haben, auch wenn das vielleicht so manchen überraschen mag. Wer an Hodenkrebs erkrankt ist, hat ebenfalls einen niedrigen Testosteronspiegel, wer dagegen unter Hepatitis B leidet, hat viel Testosteron im Körper, was sich wiederum auf das Geschlecht der Kinder auswirkt. Not und längere Entbehrungen wie etwa in einem Krieg oder bei einer Epidemie lassen offenbar den Testosteronspiegel bei Frauen steigen, wodurch sich vorübergehend die Zahl der Frauen erhöht, die männliche Nachkommen empfangen. Häufiger Sex – der wohl im Frühjahr praktiziert wird, wenn die Triebe erwachen, oder nach der Hochzeit (viele Paare heiraten im Frühjahr) – zieht einen überproportional hohen Anteil an Jungen nach sich. Tatsächlich wird die höhere Wahrscheinlichkeit, dass das erstgeborene Kind ein Junge ist, auf den Flitterwocheneffekt zurückgeführt. Eine Empfängnis in der Zyklusmitte, wenn die Konzentration des luteinisierenden Hormons am höchsten ist, bringt häufiger Mädchen hervor.

Es gibt noch viele andere Anomalien im Geschlechterverhältnis. Präsidenten und Premierminister haben überproportional viele Töchter. Hier besagt die Theorie, dass Männer, die unter großem Druck stehen (was man von Präsidenten wohl annehmen kann), eine hohe Konzentration an Stresshormonen im Blut haben, die den Testosteronspiegel drücken (bei Frauen erhöht Stress dagegen die Testosteronkonzentration). Das durchschnittliche, nicht gestresste Alphamännchen zeugt Jungen.

Allgemein gilt, dass ein höherer Testosteronspiegel bei der Frau männliche Babys hervorbringt und weniger Testosteron beim Mann für weiblichen Nachwuchs sorgt. Diese Erkenntnisse sind faszinierend, allerdings ist die Beweislage ein wenig dünn. Wenn Sie unbedingt ein Mädchen wollen, würde ich Ihnen daher nicht raten, sich auf Grundlage dieser Untersuchung dem nächstbesten Abalone-Fischer an den Hals zu werfen.

Aber es geht noch weiter. Die so genannte Trivers-Willard-Hypothese, die vor etwa 30 Jahren im Fachblatt *Science* veröffentlicht wurde, besagt, dass der Fortpflanzungserfolg bei den Eltern höher ist, die das Geschlecht ihres Nachwuchses auf die jeweilige Situation, in der sie sich befinden, abstimmen können. Wenn die Zeiten relativ schlecht sind (beispielsweise eine Dürre oder eine Lebensmittelknappheit), werden Töchter bevorzugt. Wenn die

Zeiten dagegen gut sind, investiert man in Söhne. Töchter, so lautet die Erklärung, werden trotzdem schwanger, auch wenn sie vielleicht nicht in bester Verfassung sind. Bei Söhnen sieht es dagegen anders aus. Deren Fortpflanzungserfolg ist alles andere als sicher; wenn man also garantieren will, dass man so viele Nachkommen wie möglich hat, ist es besser, in schlechten Zeiten Mädchen zu zeugen. Es gibt zahlreiche Arbeiten, die diese Thesen bei verschiedenen Tierarten belegen, zum Beispiel bei Karibus (die auch Trivers und Willard untersuchten). Es leuchtet ein, dass dieser Effekt für Pinseläffchen oder Elche wichtig ist, aber für Menschen? Stehen wir nicht über solchen biologischen Zwängen? Wir haben unser Schicksal doch selbst in der Hand? Anscheinend nicht.

Es gibt auch viele Untersuchungen beim Menschen, die diese Theorie stützen, darunter auch die jüngste Arbeit der Biological Anthropology Research Group der Universität von Kent, die zeigt, dass es eine Verbindung gibt zwischen dem Geschlecht des erstgeborenen Kindes einer Frau und dem Alter, das die Mutter ihrer eigenen Meinung nach erreicht. Bei der Studie wurden zwei Gruppen von Frauen befragt, die einen wohlhabend, die anderen arm. Sie mussten einschätzen, wie lange sie ihrer Meinung nach leben würden. Die Frauen, die finanziell gut gestellt und gesund waren, aber auch diejenigen, die arm, aber glücklich waren, rechneten mit einer längeren Lebensdauer als die anderen. Man bezeichnet das als subjektive Lebenserwartung. Und tatsächlich war die Wahrscheinlichkeit, einen Sohn als erstes Kind zu gebären, bei den Frauen größer, die glaubten, einmal alt zu werden.

Hier haben wir also ein Beispiel dafür, wie das soziale Umfeld und die subjektive körperliche Verfassung den Testosteronspiegel und das Geschlecht der Nachkommen beeinflussen. Das alles ist durch Hormone miteinander verknüpft und wird von ihnen dirigiert. Es ist außergewöhnlich.

Die Trivers-Willard-Hypothese trifft aber nicht immer zu. Während und nach dem Zweiten Weltkrieg waren die Zeiten hart, dennoch werden in Kriegszeiten eindeutig mehr Jungen und weniger Mädchen geboren. Einige Wissenschaftler, darunter vor allem Dr. Valerie Grant von der Universität Auckland, sind der Ansicht, dass es weniger um die Verfassung geht, als um Dominanz, eine biologische Determinante, die von Testosteron unterstützt wird. Da sind wir also wieder bei den Hormonen gelandet. Die These von der mütterlichen Dominanz besagt, dass besonders dominante Frauen (die wahrscheinlich auch einen größeren Anteil an Ressourcen haben) Jungen bekommen, die weniger erfolgreichen dagegen gebären Mädchen. Eine dominante Frau (und damit meinen wir hier eine Frau, die Erfolg im Leben hat) verfügt wahrscheinlich über einen höheren Testosteronspiegel und bekommt eher einen Jungen als ein Mädchen. Eine Analyse von Grant bei 353 Frauen, die so erfolgreich waren, dass sie Eingang ins Biographielexikon fanden, ergab, dass der Anteil der Jungen unter ihren Kindern auffällig hoch war.

Wie das nun alles tatsächlich funktioniert, darf sich jeder selbst zusammenreimen. Möglicherweise wird der Wettlauf zum Ei den Spermien mit Y-Chromosom erleichtert, vielleicht, weil ihnen die Bedingungen im Eileiter besser passen. Oder die Gebärmutterschleimhaut ist bei den befruchteten Eiern wählerischer, als wir gedacht haben, und weist nicht nur Eier ab, die nicht den gesundheitlichen Anforderungen entsprechen, sondern auch die mit dem »falschen« Geschlecht. Es kann aber auch sein, dass das Ei selbst programmiert werden kann und dann Spermien mit X-Chromosom zugunsten derer mit Y-Chromosom zurückweist. Vielleicht liegt es aber doch am

Zeitpunkt, und die Empfängnis wird bis zur »richtigen« Zyklusphase hinausgezögert. Doch egal wie, bei jeder dieser Optionen sind Hormone mit im Spiel, denn sie übermitteln die Botschaften von der Mutter.

Nicht nur die Hormonkonzentration im Körper bestimmt das Geschlecht. Ein ungewöhnliches Geschlechterverhältnis bei den Kindern von Eltern einer bestimmten Berufsgruppe lässt die Alarmglocken schrillen, weil der Verdacht besteht, dass die Eltern bestimmten Giften ausgesetzt sind. So wurden zum Beispiel in den achtziger Jahren in den USA in den Familien von Beschäftigten in der Aluminiumproduktion weitaus mehr Mädchen geboren.

Auch eine Studie bei Metzgern gab zu denken. In der britischen Medizinzeitschrift *The Lancet* wurde am 7. März 1987 ein Brief veröffentlicht, in dem das Geschlechterverhältnis bei Kindern von Metzgern und Fleischzerlegern erörtert wurde, die natürlich mehr Fleisch als die meisten von uns essen. 1931 lag das Geschlechterverhältnis der Kinder in Metzgerfamilien beim üblichen 50 zu 50. 1978 hatte sich das Verhältnis jedoch verändert, und die Metzger hatten mehr Töchter als Söhne. Anfang der achtziger Jahre gab es eine erneute Veränderung, nun waren die Söhne in der Überzahl. Die Autoren, ein Team von Wissenschaftlern an der Ninewells Medical School in Dundee, begründeten die erste Veränderung mit dem Vorkommen von Östrogen im Fleisch und die zweite mit der zunehmendem Verwendung von Androgenen in der Tiermast seit Ende der siebziger Jahre.

Diese Ergebnisse sollten uns nicht weiter überraschen. Schließlich übermitteln Hormone eine Anweisung, aufgrund veränderter Bedingungen in der Außenwelt etwas zu unternehmen. Unser Körper trifft immer noch seine eigene Entscheidung, was gut für uns allein und uns als Spezies ist. Hormone sind die Sklaven, die das ermöglichen.

Schwangerschaft

Die Schwangerschaft ist hormongesteuert und wird von Hormonen aufrechterhalten; die Geburt wird ebenso wie die Milchbildung von Hormonen eingeleitet. Ein Kind zu bekommen bedeutet, dass die Hormone fast ein Jahr lang die völlige Kontrolle über das Leben der Frau und über das ihres Kindes übernehmen. Es mag daher kaum überraschen, wenn Frauen während der Schwangerschaft klagen, sie seien ein »Spielball der Hormone«. Ihr Körper ist gewaltigen Mengen an Steroiden ausgesetzt, hauptsächlich Östrogen und Progesteron. Im Durchschnitt erleben Frauen während des Menstruationszyklus eine Höchstkonzentration an Progesteron von 30 Milligramm in 24 Stunden. Während der Schwangerschaft steigt die Konzentration auf 75 Milligramm in 24 Stunden in der 20. Woche und auf gewaltige 300 Milligramm in der 40. Woche. Der Östrogenspiegel steigt nicht nur um das Zehnfache, sondern um das Hundertfache. Ein Östrogen (Östradiol) steigt um das Tausendfache. Diese Flutwelle von Hormonen umspült auch das Baby.

Progesteron ist ein so starkes Beruhigungsmittel, dass man es in hohen Dosen als Narkosemittel verwenden kann. Im Gehirn wirkt es wie ein Barbiturat. Das erklärt vielleicht, warum sich Frauen vor allem gegen Ende der Schwangerschaft so träge fühlen. Einige Wissenschaftler sind sogar der Ansicht, dass es auf das Gedächtnis einwirkt und Erinnerungen löscht. Sie argumentieren: Welche Frau würde noch einmal schwanger werden, wenn die Erinnerung an die Schmerzen bei der Geburt nicht gelöscht werden würde?

Unter dem Einfluss der Hormone verwandelt sich die Gebärmutterschleimhaut bei jedem Zyklus vom Parkettboden zum flauschigen Teppich und wieder zurück. Der

Flauschteppich soll es dem befruchteten Ei so angenehm wie möglich machen, damit es sich dort einnisten kann. Wenn es sich einnistet, wird eine Hormonfolge von bemerkenswerter Eleganz ausgelöst. Das dominante Follikel, das in sich ein Ei entwickelte und diesen Monat das Rennen darum gewann, *das* Ei freizusetzen, ist nur noch ein schrumpeliger Überrest seiner Selbst. Es wird Corpus luteum (Gelbkörper) genannt und hat immer noch eine sehr wichtige Funktion. Der Gelbkörper produziert gerade genug Progesteron und Östrogen, um sicherzustellen, dass die Schleimhaut in erstklassiger Luxusqualität erhalten bleibt. In der Zwischenzeit beginnt die Oberfläche des befruchteten Dottersacks, der die äußere Oberfläche der Plazenta (Chorion) bildet, ein Hormon namens humanes Choriongonadotropin (hCG) abzugeben, das mit dem luteinisierenden Hormon fast identisch ist – mit Ausnahme eines winzigen Abschnitts: der Beta-Kette. Das hCG übernimmt die Kontrolle über das verbrauchte Follikel, den Gelbkörper, und signalisiert der Hirnanhangsdrüse: »Danke, kein LH mehr.« Das bedeutet, dass die Ovulation einstweilen eingestellt wird.

Der Nachweis von hCG im Urin ist die Grundlage der Schwangerschaftstests. Heute kann man Schwangerschaftstests in jeder Apotheke kaufen. Sie sind einfach anzuwenden und genau, außerdem liegt das Ergebnis schon nach zehn Minuten vor. Im Grunde wird bei den Tests nach dem gewissen kleinen Abschnitt des hCG gesucht, der Beta-Kette. Doch nun zu einer Kuriosität am Rande. Haben Sie gewusst, dass bis Mitte der sechziger Jahre ein Schwangerschaftstest mit Hilfe von Fröschen durchgeführt wurde? Dafür wurde der südafrikanische Krallenfrosch *(Xenopus laevis)* eingesetzt. Wie sein Name schon sagt, hat er an den Hinterbeinen lange Krallen. Eigentlich sieht er eher wie eine Kröte aus, ist aber ein Frosch.

Der berühmte Zoologe Lancelot Hogben entdeckte, dass hCG, das Schwangerschaftshormon beim Menschen, auch das Hormon ist, das bei weiblichen Fröschen die Eiablage auslöst. Hogben war entschlossen, mit Hilfe des Krallenfroschs einen zuverlässigen biologischen Test am lebenden Tier zu entwickeln. Wenn man dem Frosch Urin injizierte, der hCG enthielt, begann er nach 8 bis 12 Stunden Eier zu legen. Allerdings gab es zahlreiche Probleme. Die Frösche mussten warm und hell gehalten werden, sonst streikten sie und legten keine Eier. Außerdem gab es einen langen und zermürbenden Streit mit anderen Wissenschaftlern darüber, wer was zuerst entdeckt hatte, der sich noch verschärfte, als das Verfahren »Hogben-Test« genannt wurde. 1937 importierte ein Labor in Edinburgh 1500 Frösche direkt aus Südafrika und kam rasch zu dem Schluss, dass der Hogben-Test der schnellste und beste Schwangerschaftstest war. Viele andere Labore besorgten sich schon bald ihren eigenen Krallenfroschbestand. Nach dem Zweiten Weltkrieg konnte man das Froschhormonorakel sogar in der Londoner Sloane Street konsultieren, im Keller der Familiy Planning Association Clinic. Bis Mitte der sechziger Jahre versah der Krallenfrosch seinen Dienst als Schwangerschaftstest, dann wurde er zum Glück durch die neu aufkommenden chemischen Tests ersetzt.

Drei Monate später

Unter dem Einfluss des schwangerschaftsanzeigenden Hormons hCG wächst der Gelbkörper weiter und gibt Steroide ab. In der zwölften Woche hat das hCG seinen Höchststand erreicht und sinkt, der Gelbkörper bildet sich zurück. Zu dem Zeitpunkt hat er seine Aufgabe erfüllt, denn die Plazenta ist nun ausreichend entwickelt, um ihre eigenen Steroide zu bilden, deren Konzentration zu der Zeit rasch ansteigt.

Die Plazenta bildet eine ganze Reihe von Hormonen und wird daher heute als eigenständige endokrine Drüse betrachtet. Zu den wichtigeren von ihr produzierten Hormonen zählen Progesteron, verschiedene Arten Östrogen, Cortisol und etwas, das Placenta-Lactogen heißt und dessen Funktion nicht ganz klar ist. Vermutlich hat es mit dem Wachstum des Fötus und mit hCG zu tun. Progesteron erhöht die Körpertemperatur (weswegen sich viele schwangere Frauen wie menschliche Heizkörper vorkommen), verstärkt die Einlagerung von Fett, sorgt dafür, dass sich der Darm nicht so schnell leert, und erhöht die Wasseraufnahme im Darm, weswegen es zu Verstopfung kommen kann. Die Brüste vergrößern sich unter dem Einfluss von Progesteron, außerdem ist Progesteron, um das alles noch zu toppen, wahrscheinlich auch für die Übelkeit während der Schwangerschaft verantwortlich. Auch Östrogene werden in der Plazenta in großen Mengen produziert. Sie kontrollieren das Wachstum der Gebärmutter und deren Funktion sowie das der Brüste. Durch die Östrogene wird das Bindegewebe geschmeidiger, damit sich Gebärmutterhals und Becken dehnen können, wenn die Geburt näherrückt. Östrogene sind auch für die glänzenden dicken Haare von Schwangeren verantwortlich. Noch eine Bemerkung zu einem weiteren erstaunlichen Vorgang: Wenn man einen Muskel streckt, will er sich ähnlich wie ein Gummiband wieder zusammenziehen. Doch die Gebärmutter (die nichts anderes ist als eine große pulsierende Muskeltasche) wird von dem heranwachsenden Baby bis in alle Ewigkeit gedehnt. Trotzdem zieht sie sich erst zusammen, wenn es Zeit dafür ist. Das ist auf die erstaunliche Wirkung der Hormone zurückzuführen.

Ein weiterer bemerkenswerter Aspekt der Schwangerschaft ist die Tatsache, dass das Baby bei der Bildung der Steroide hilft, die den Blutkreislauf der Mutter überschwemmen. Die tägliche Steroidproduktion bei einem Erwachsenen, der nicht unter Stress steht, liegt bei 35 Milligramm pro Tag. Vergleichen wir das einmal mit dem, was ein Baby kurz vor dem Geburtstermin produziert: 200 Milligramm am Tag. Ein Absinken der Hormonmenge ist manchmal der erste Hinweis darauf, dass etwas mit dem Kind nicht stimmt. Aus diesem Grund wird die Östriolkonzentration im Urin der Mutter gemessen, denn sie liefert Informationen über den Gesundheitszustand des Fötus.

Wie produziert das Baby nun diese Steroide? Die Nebennieren des sich entwickelnden Babys sind größer als seine eigentlichen Nieren. Selbst nach der Geburt sind sie relativ groß – etwa 20-mal so groß wie die entsprechende Größe bei einem Erwachsenen –, daher müssen sie erst einmal schrumpfen, bis sie die »richtige« Größe haben. Im fötalen Stadium haben sie die Aufgabe, Bausteine für Steroidhormone zu produzieren, die dann an die Plazenta weitergeleitet werden. Dort findet dann die Montage zu kompletten Östrogenen statt. Vom Baby zur Mutter wandern etwa zehnmal so viele Steroide wie umgekehrt. Die Weitergabe von unfertigen Steroidhormonen an die Mutter ist eine clevere Maßnahme, denn dadurch ist das Kind vor den schädlichen Auswirkungen der Steroide geschützt.

Auf ebenso raffinierte Weise wird das Kind vor den Stressreaktionen der Mutter abgeschirmt. Schwangere Frauen wirken gelassen und unbeschwert. Das liegt nicht nur an der Wirkung von Progesteron, die einem Beruhigungsmittel gleicht, sondern auch daran, dass die hormonelle Reaktion auf Stress drastisch gedämpft wird, was vor allem durch die Wirkung von Oxytocin im Gehirn hervorgerufen wird. Die Freisetzung von Corticotropinen (die Hormone, die die Nebennieren der Mutter anweisen, Stresshormone zu bilden) ist stark eingeschränkt, vor allem im letzten Drittel der Schwangerschaft. Was bei nichtschwangeren Frauen die Menge der Stresshormone in die Höhe treibt, lässt Schwangere kalt.

Wenn die werdende Mutter in der Schwangerschaft allerdings doch unter großem Stress steht, wirkt sich das wahrscheinlich auf die Stressreaktion des Kindes in seinem gesamten weiteren Leben aus. Die Folge davon ist Übererregbarkeit: Der Betroffene reagiert auf normale Stressfaktoren mit einer abnorm hohen Cortisolausschüttung. Eine ständig erhöhte Cortisolkonzentration wird mit einer ganzen Reihe von gesundheitlichen Problemen bei Erwachsenen in Verbindung gebracht, darunter Herz-Kreislauf-Erkrankungen und Depressionen. Das stützt die Barker-Hypothese, die von David Barker und seinen Kollegen an der Universität Southampton entwickelt wurde. Sie besagt, dass die Gesundheit des erwachsenen Menschen von den Bedingungen in der Gebärmutter bestimmt wird. Je mehr ein Baby während der Schwangerschaft unter Stress steht (dazu gehören auch Mangelernährung oder eine Unterversorgung mit Blut), desto größer ist die Wahrscheinlichkeit, dass es als Erwachsener später einmal unter Herzproblemen oder Diabetes leidet. Werden die Stressreaktionen der Mutter gedämpft, heißt das, dass diese Programmierung nur erfolgt, wenn es unbedingt nötig ist.

Wenn das stimmt und die Natur das ungeborene Kind wirklich so gewissenhaft vor den Stresshormonen der Mutter schützt, dann könnte die Einnahme zusätzlicher Corticosteroide in der Schwangerschaft die Entwicklung des Hypothalamus beim Kind so sehr stören, dass er falsch programmiert wird, und damit gesundheitliche Probleme im späteren Leben verursachen. Natürlich werden Frauen in der Schwangerschaft keine hohen Dosen derartiger Medikamente verabreicht – mit einer Ausnahme. Wenn es sich zeigt, dass bei einer Frau die Wehen frühzeitig einsetzen oder das Baby zu früh zur Welt kommt, gibt man der Mutter hohe Dosen an Corticosteroiden, damit sich die Lungen des Kindes rasch entwickeln und es keine lebensbedrohlichen Atemprobleme bekommt. Heute fragen sich die Ärzte, ob diese Behandlung möglicherweise auf Kosten der späteren Gesundheit des Kindes geht. Daher setzt man das Medikament mittlerweile sehr vorsichtig ein und nur, wenn es absolut notwendig ist (obwohl es lebensrettend sein kann). Die Gesundheit der Kinder wird außerdem langfristig überwacht.

Natürlich sind die Hormone auch am Wachstum des Babys beteiligt. Man könnte annehmen, dass dabei das Wachstumshormon eine entscheidende Rolle spielt, aber ein Mangel daran in der Schwangerschaft führt nur zu einer minimalen Verringerung bei Gewicht und Größe des Kindes. Ein Mangel oder Überschuss an Insulin ist dagegen etwas ganz anderes. Frauen, die an Diabetes leiden und deren Insulinspiegel während der Schwangerschaft nicht ausreichend kontrolliert wird, können sehr große Babys haben – 4,5 Kilo und mehr. (Zum Vergleich: Britische Babys wiegen im Durchschnitt 3,3 Kilo.) Man spricht in diesem Fall von Makrosomie. Bei zu wenig Insulin wachsen die Föten dagegen nicht richtig. Das William-Beuren-Syndrom ist eine Form des Kleinwuchses, bei dem das Kind sehr klein ist und ein elfen- oder koboldähnliches Gesicht mit großen, tiefliegenden Ohren hat. Die Krankheit wird durch einen genetischen Defekt der Insulinrezeptoren verursacht.

Wir haben festgestellt, dass die Hormonkonzentration bei der Befruchtung das Geschlecht des Kindes beeinflussen kann. Auch die Hormonwerte während der Schwangerschaft haben tiefgreifende Auswirkungen auf das Geschlecht und können das Aussehen weiblich erscheinen lassen (trotz eines männlichen Chromosomensatzes) und den Gehirntyp beeinflussen.

Die Geschlechtsentwicklung

Man muss nicht glauben, dass Männer vom Mars und Frauen von der Venus kommen, um einzuräumen, dass Männer und Frauen unterschiedlich denken und handeln. Alle Eltern können Ihnen bestätigen, dass man das gleich von Anfang an merkt. Jungen und Mädchen sind einfach unterschiedlich. Es ist nicht nur ein geschlechtsspezifisches Stereotyp, wenn man sagt, dass Jungen sich schon als Kleinkinder mehr für Lego, Autos und Raufereien interessieren. Kleine Mädchen dagegen mögen lieber sanfte, gemeinschaftliche Spiele mit Puppen und Stofftieren. Insgesamt mögen sie das raue Durcheinander nicht, das kleine Jungen so spannend finden. Diese Unterschiede werden mit zunehmendem Alter eher noch deutlicher.

Frauen können soziale Situationen deutlich besser einschätzen und sind für die Mimik anderer viel empfänglicher. Sie machen sich Gedanken, was andere empfinden und versetzen sich in deren Lage (Empathie), tauschen sich gerne aus und suchen die Nähe anderer. Männer sind besser darin, herauszufinden, wie etwas funktioniert (systematisches Denken), seien es nun Maschinen, Computerprogramme oder Armeen; sie mögen Spiele und Apparate. Manche Männer sammeln gern (Fußballstatistiken, CDs, Bieruntersetzer), ein Hobby, das vielen Frauen völlig unverständlich ist. Andererseits ist es Männern ein Rätsel, warum sich Frauen für Seifenopern und Shoppen begeistern können. Die meisten Männer nehmen lieber Reißaus, bevor ihnen der Satz »lass uns darüber reden« über die Lippen kommt.

Geschlecht lässt sich unter verschiedenen Blickwinkeln betrachten. Die Chromosomen XX oder XY bestimmen, ob man weiblich oder männlich ist, aber es steckt noch mehr dahinter. Man kann zum Beispiel genetisch betrachtet weiblich sein (d.h. eine normale Vagina haben), aber wenn die Hormone, die von den Geschlechtsorganen (den Gonaden) produziert werden, männlicher als üblich sind, wirkt sich das auf den Gehirntyp und damit das geschlechtsspezifische Verhalten aus. Oder man kann genetisch betrachtet und von den Chromosomen her ein Mann sein, der aufgrund zu vieler weiblicher Hormone in der Gebärmutter der Mutter ein typisch weibliches Verhalten (und Aussehen) entwickelt. Der Mechanismus, der das genetische Geschlecht des Embryos in das des erwachsenen Mannes oder der erwachsenen Frau verwandelt, basiert auf einem unglaublich komplizierten Zusammenspiel von genetischen, psychischen, sozialen und natürlich hormonellen Faktoren. Der wichtigste hormonelle Faktor ist der Einfluss des Testosterons in der Gebärmutter.

Dem männlichen Gehirntyp werden fünf Eigenschaften zugeschrieben: Aggression, Konkurrenzdenken, Durchsetzungsvermögen, Selbstvertrauen und Selbstständigkeit. Sie alle hängen eng mit dem Testosteronspiegel im Erwachsenenalter zusammen, egal, ob beim Mann oder bei der Frau. Zu den typischen Eigenschaften des weiblichen Gehirntyps zählen ein besseres Sprachgefühl, sinnliches Empfinden, Gedächtnis, soziales Bewusstsein und der höhere Stellenwert von Beziehungen. Weibliche und männliche Gehirntypen sind auch unterschiedlich organisiert. Für das räumliche Sehen zum Beispiel ist bei Männern die rechte Gehirnhälfte zuständig, bei Frauen dagegen die rechte *und* die linke. Frauen benutzen beide Gehirnhälften für Vokabeln, Männer nur die linke. Das zeigt sich besonders deutlich nach einem Schlaganfall. Bei Frauen, deren linke Gehirnhälfte dauerhaft geschädigt wurde, treten weniger Sprachprobleme auf (Dysphasie) als bei Männern. Selbst wenn sie Schwierigkeiten beim Sprechen haben, eignen sie sich die Sprache im Allgemeinen schneller wieder an als Männer, vielleicht, weil die andere Gehirnhälfte von der geschädigten Hälfte einen Teil der Aufgaben übernimmt. Nach einem Unfall, bei dem das Gehirn verletzt wurde, verursacht eine Schädigung der linken Gehirnhälfte bei Männern eher Sprachschwierigkeiten, wohingegen bei Frauen das Ergebnis von Sprachtests nicht beeinträchtigt wird, unabhängig davon, ob die Verletzung rechts oder links ist.

Das alles ist nicht nur eine Frage des Geschlechts. Manche Männer – etwa jeder fünfte – besitzen mehr Einfühlungsvermögen, und etwa jede zehnte Frau ist systematisch veranlagt. Auch muss man, um die Texte von Judy-Garland-Songs auswendig zu kennen oder die Muster von Sitzbezügen miteinander zu kombinieren, nicht homosexuell sein. Es ist eine Frage des Gehirntyps. Logischerweise sollte es einen extrem weiblichen Gehirntyp geben, der durch einen Überschuss Östrogen in der Gebärmutter entstanden ist. Der Psychologe Simon Baron-Cohen spekuliert, dass eine derartige Frau eine unendlich geduldige Psychotherapeutin sein könnte oder eine Frau, die bei allem Mechanischem völlig verloren ist und mit hilflosem Lächeln einfach nur dasteht, während Männer sich gegenseitig über den Haufen rennen, um ihr zu helfen.

Es gibt drei Phasen in der menschlichen Entwicklung, in denen das Testosteron ansteigt. Im nächsten Kapitel werde ich auf die zweite Phase eingehen, die Pubertät.

Aber zunächst betrachten wir einmal, was sich zwischen der 8. und 24. Schwangerschaftswoche abspielt und wie sich das auf das Geschlecht auswirkt.

Die Standardeinstellung für das Geschlecht ist in der Gebärmutter weiblich, was kaum überrascht, wenn man bedenkt, dass es in der Gebärmutter von weiblichen Hormonen nur so wimmelt. Ein genetisch männlicher Fötus entwickelt daher die weiblichen Geschlechtsorgane, bis die »Männlichkeit« vom SRY-Gen auf dem Y-Chromosom initiiert wird und die Entwicklung der fötalen Hoden einsetzt, die dann mit der Produktion von Testosteron beginnen. Ein funktionierender Eierstock wird nicht benötigt, um weiblich zu wirken, funktionierende Hoden sind dagegen für die Männlichkeit unbedingt erforderlich.

Einen Hinweis auf die Wirkung der Hormone in der Gebärmutter liefert die tragische Geschichte der Verwendung von Diethylstilböstrol (DES). DES ist ein synthetisches Östrogen. Ab Ende des Zweiten Weltkriegs wurde es hauptsächlich in den USA schwangeren Frauen verschrieben, weil man fälschlicherweise annahm, es verhindere eine Fehlgeburt. Damals glaubte man, dass Fehlgeburten durch ein Absinken des Östrogenspiegels ausgelöst werden würden, heute allerdings weiß man, dass das Absinken nicht die Ursache, sondern die Folge einer Fehlgeburt ist. DES ist krebserregend, nach 20 Jahren wurde entdeckt, dass es einen seltenen und manchmal tödlichen Vaginalkrebs bei jungen Frauen verursachte, die dem DES als Fötus in der Gebärmutter ausgesetzt gewesen waren. Andere litten durch die DES-Behandlung ihrer schwangeren Mütter unter Unfruchtbarkeit. Das Medikament wurde 1971 vom Markt genommen. Der Krebs traf Frauen, doch auch Männer, die als Föten DES ausgesetzt gewesen waren, bekamen die Auswirkungen zu spüren: Einige zeigten frauentypisches Verhalten, indem sie als Kind beim Spielen mehr Wert auf soziales Verhalten legten oder eine Vorliebe für Puppen entwickelten.

Es gibt auch natürliche Hormonschwankungen, die Hinweise auf die Wirkung der Hormone in der Gebärmutter liefern. Jungen mit idiopathischem hypogonadotropen Hypogonadismus (IHH), bei denen die Hoden sehr klein sind, haben Probleme mit dem systematischen Denken. Babys, die mit einem Adrenogenitalen Syndrom (auch kongenitale adrenale Hyperplasie – CAH) geboren werden, einer Krankheit, bei der die Nebennieren auf Hochdruck arbeiten, produzieren zu viel von einem bestimmten Testosteron. Die betroffenen Mädchen haben bessere systematische Fähigkeiten als üblich. Kurioserweise sind die erkrankten Jungen aufgrund der zusätzlichen Androgene im Systematisieren nicht besser als andere Jungen – anscheinend lautet die Regel, dass ein sehr hoher oder sehr niedriger Androgenspiegel gleichermaßen schlecht ist. Am besten ist wieder einmal die goldene Mitte.

Professor Simon Baron-Cohen, Psychologe und Direktor des Autism Research Centre an der Universität Cambridge, interessiert sich besonders für weibliche und männliche Gehirntypen, vor allem in Zusammenhang mit Autismus. Er wollte herausfinden, ob sich die Testosteronkonzentration in der Gebärmutter auf das Verhalten auswirkt. Praktischerweise ist die Universitätsklinik ein regionales Zentrum für Amniozentese (Fruchtwasseruntersuchung). Dort wurden die verbleibenden Proben nach den üblichen Tests eingefroren. Baron-Cohen und seine Mitarbeiter kontaktierten Frauen, deren Proben noch eingefroren waren und die mittlerweile Kinder im Krabbelalter hatten. Die Kinder wurden zu einem Verhaltenstest eingeladen. Dabei fanden die Wissenschaftler heraus, dass die Kleinkinder umso weniger Augenkontakt suchten und einen kleineren Wortschatz hatten, je höher die pränatale Testosteronkonzentration im Fruchtwasser gewesen war. Die Babys wurden noch einmal getestet, als sie vier Jahre alt waren. Zu dem Zeitpunkt wurden bei den Kindern, die den höchsten Spiegel an pränatalem Testosteron gehabt hatten, geringere soziale Fähigkeiten und stärker eingeschränkte Interessen festgestellt als bei den Kindern, die in ihrem Fruchtwasserbad weniger Testosteron gehabt hatten.

Fötales Testosteron wirkt sich eindeutig auf das Gehirn aus und beeinflusst dadurch das spätere Verhalten. Kurz gesagt, je mehr man davon in der Gebärmutter hat, desto systematischer ist man, und je weniger man hat, desto mehr neigt man zur Empathie. Natürlich produzieren männliche Babys mehr Testosteron, aber auch die weiblichen Babys bilden Testosteron, manche erreichen sogar fast die Konzentration der besonders wenig produzierenden Jungen. Beide Geschlechter sind den hormonellen Verhältnissen der Mutter unterworfen, die eine weitere Quelle für Testosteron (und Östrogen) darstellt. Zusätzlich zum natürlichen Hormonspiegel der Mutter (der von Frau zu Frau variiert) tun sich noch weitere Quellen auf. Übertriebener Sport in der Schwangerschaft zum Beispiel erhöht den Testosteronspiegel, allerdings senkt Ausdauersport wie etwa Langstreckenlauf die Testosteronausschüttung. Wenn eine Frau während der Schwangerschaft unter großem Stress steht, etwa bei einem Trauerfall oder im Krieg, steigt die Testosteronkonzentration.

Norman Geschwind, ein berühmter amerikanischer Neurologe und Lehrer, vertrat die Ansicht, dass fötales Testosteron sich auf das Wachstum der beiden Gehirnhälften auswirkt. Die rechte Hirnhälfte ist für das räumliche Denken zuständig, die linke für Kommunikation. Wenn sich die rechte Seite des Gehirns schneller entwickelt, liegt der Schwerpunkt beim systematischen und räumlichen

Denken; ist es die linke Seite, verbessern sich dagegen die Fähigkeiten zur Empathie und Kommunikation. Ein durch Testosteron verursachter Wachstumsschub der rechten Hirnhälfte hat auch zur Folge, dass Männer Wörter, die in ihr linkes Ohr gesprochen werden, weniger gut verstehen als Wörter, die ins rechte Ohr gesprochen werden. Man spricht hier vom Rechtsohrvorteil, weil die Hörverbindungen zur gegenüberliegenden Seite des Gehirns besser sind. Vielleicht möchten Sie jetzt die Seiten im Bett tauschen, damit Ihr Mann beim Bettgeflüster besser zuhört ... Belege für ein unterschiedliches Wachstum der Gehirnhälften erhält man anhand des Wada-Tests, bei dem die Hirnhälften einzeln mit einem Narkosemittel betäubt werden. Die Sprachfähigkeit bei Frauen wird dabei unabhängig davon gehemmt, welche Seite »ausgeschaltet« wurde. Die verbalen Fähigkeiten der Männer sind nur eingeschränkt, wenn die linke Hemisphäre betäubt ist.

Eine weitere interessante Wendung bieten die Erkenntnisse von Doreen Kimura, einer Neuropsychologin an der Universität von Western Ontario. Sie erkannte eine Beziehung zwischen geschlechtsspezifischem Verhalten und körperlicher Asymmetrie. Männer mit einem größeren rechten Hoden oder Frauen mit einer größeren rechten Brust neigen zu männlicherem Verhalten, während diejenigen mit linksseitiger Dominanz weiblichere Eigenschaften haben. Auch dazu passt die Hypothese von Norman Geschwind. Er glaubt, dass fötale Androgene nicht nur das Wachstum der rechten Hirnhälfte fördern, sondern auch der gesamten rechten Körperseite. Einige, wenn auch nicht alle Studien kamen tatsächlich zu dem Ergebnis, dass bei Männern der rechte Fuß größer ist als der linke und der rechte Hoden größer als der linke, wohingegen bei Frauen der linke Fuß und der linke Eierstock größer als der rechte sind.

Sie müssen sich nicht einmal ausziehen, um diese Asymmetrie zu bemerken. Man erkennt sie schon an den Fingern und im Gesicht. Kantigere Gesichter entstehen durch ein höheres Maß an fötalem Testosteron, das wachstumsfördernd auf Wangenknochen und Kinn (das vorspringende maskuline Kinn, das wir anfangs erwähnten) wirkt. Ein rundes Gesicht mit vollen Lippen und höheren Augenbrauen kündet von einer geringeren Testosteronkonzentration. Es ist unglaublich schwierig, Gesichtszüge so zu messen, dass die Methode reproduzierbar und einheitlich ist. Dennoch konnte John Manning, ein Evolutionsbiologe, der hauptsächlich an der Universität Manchester tätig war, zeigen, dass pränatales Testosteron das Wachstum des vierten Fingers stimuliert (betrachten Sie Ihre linke Hand, Handfläche nach oben, der Daumen ist der erste Finger, und der vierte Finger ist der Ringfinger). Östrogen fördert das Wachstum des zweiten Fingers (Zeigefingers). Ein niedriges Verhältnis von 2D zu 4D (der Ringfinger ist länger als der Zeigefinger) ist ein Anzeichen dafür, dass die Testosteronkonzentration in der Gebärmutter hoch war. Ein hohes Verhältnis von 2D zu 4D (der Zeigefinger ist länger als der Ringfinger) deutet darauf hin, dass die Testosteronkonzentration in der Gebärmutter niedrig war.

Das ist natürlich faszinierend. Die Länge der Finger wurde schon als Erklärung für alles Mögliche herangezogen, unter anderem für verstärkte homosexuelle Neigungen und eine erhöhte musikalische Begabung (bei einem hohen Verhältnis von 2D zu 4D) oder aber für Unterschiede in der Fruchtbarkeit, allerdings hat man damit die Grenzen der seriösen Wissenschaft stark überstrapaziert (wenn man sie nicht schon überschritten hat). In Hinblick auf das Fingerverhältnis gibt es eine wesentliche Deckung bei den Geschlechtern, die deutlich stärker ist als bei der

Größe. Allerdings schwankt das Verhältnis abhängig von der geographischen Lage und Rasse, daher kann man vermuten, dass hier mehr am Werk ist als nur fötales Testosteron. Dennoch, bei Mädchen mit kongenitaler adrenaler Hyperplasie (CAH) – bei der das Mädchen einer hohen Konzentration an Androgen in der Gebärmutter ausgesetzt war – und auch beim Asperger-Syndrom (AS), einer Form des Autismus, ist das Verhältnis recht eindeutig. Und dem Autismus und Simon Baron-Cohen werden wir uns im nächsten Kapitel zuwenden.

Autismus

Wir haben erfahren, dass es einen männlichen Gehirntyp gibt und dass es bei diesem Hirntyp nicht um das Geschlecht geht, sondern mehr um die Testosteronkonzentration im Mutterleib. Der Psychologe Baron-Cohen, dessen Arbeit zum Autismus große Anerkennung genießt, glaubt, dass eine Autismus-Form, das Asperger-Syndrom, ein Extrem des männlichen Gehirntyps darstellt.

Das Asperger-Syndrom wird oft auch als hochfunktionaler Autismus bezeichnet, weil die Personen ein hohes Entwicklungsniveau haben und die Intelligenz nicht betroffen ist – sie kann sogar höher als normal sein. Einige AS-Betroffene sind hochintelligent, haben aber große Schwierigkeiten, Beziehungen aufzubauen oder Empathie zu zeigen. Die meisten von uns können Gefühle und Gesten in gewisser Weise deuten. Wir haben eine Vorstellung davon, was oder wie andere denken, und können unser Verhalten oder unsere Worte entsprechend darauf abstimmen. AS-Betroffene dagegen haben große Probleme, das Verhalten anderer zu deuten. Sie sind laut Baron-Cohen gefühlsblind und neigen zum Beispiel dazu, mit der Wahrheit herauszuplatzen (»Du hast aber eine hässliche große Nase«), weil sie nicht wie wir verstehen können, dass man manche Dinge besser nicht sagt. Am wohlsten fühlen sie sich, wenn sie ihre Welt kontrollieren. Dabei versuchen sie, jedes Detail eines »Systems« zu beherrschen, weil dadurch alles vorhersehbar ist. In einem System gibt es Regeln und Gesetze, das Verhalten der Menschen ist ihnen dagegen völlig rätselhaft. Berufe, in denen Detailgenauigkeit gefragt ist, sind für AS-Betroffene ideal. In Fächern wie Physik, Ingenieurswesen und Mathematik vollbringen sie Höchstleistungen, soziale Fähigkeiten sind dabei weniger wichtig. Isaac Newton, der Physiker und Nobelpreisträger Paul Dirac und Albert Einstein sind Beispiele für herausragende und erfolgreiche Naturwissenschaftler, die vermutlich unter dem Asperger-Syndrom litten.

Interessant am Asperger-Syndrom ist, dass auf eine weibliche Betroffene zehn männliche kommen. Bei Systematisierungstests schneiden Männer besser als Frauen ab, und am allerbesten sind männliche Autisten. Bei der Empathie sind Frauen generell besser als Männer, Autismus-Betroffene schneiden am schlechtesten ab. Natürlich erklärt die Testosteronkonzentration in der Gebärmutter nicht jede Form des Autismus, schließlich handelt es sich dabei um eine neuronale Entwicklungsstörung mit einer starken genetischen Komponente.

Eine weitere Schwierigkeit für autistische Kinder ist der Blickkontakt. Wie wir später noch sehen werden, wird Oxytocin freigesetzt, wenn eine Mutter ihr Kind ansieht. Dadurch wird die Bindung verstärkt und die Entwicklung eines mütterlichen Verhaltens unterstützt. Kürzlich wurde die Vermutung geäußert, dass sich ein Überschuss an Oxytocin (synthetisches Oxytocin, das bei der Geburt zur Beschleunigung der Wehen eingesetzt wurde) auf die normalen Oxytocin-Rezeptoren des Kindes auswirken könnte, sie quasi abstumpfe und so zur Entwicklung von Störungen des autistischen Spektrums beitrage. Oxytocin ist auf jeden Fall für soziales Verhalten und Bindungen von entscheidender Bedeutung. Speziell gezüchtete Mäuse ohne Oxytocin entwickelten sich zwar normal, hatten aber Probleme, ihre Verwandten zu erkennen, obwohl sie normal sehen und riechen konnten. Dennoch erscheint die These, dass synthetisches Oxytocin Autismus verursacht, sehr unwahrscheinlich.

Die Geburt

Sie glauben wahrscheinlich, dass man heutzutage genau weiß, wie die Wehen einsetzen. Wissenschaftler wissen auch ziemlich viel darüber, was die Wehen bei Schafen auslöst, aber beim Menschen ist der Vorgang immer noch ein bisschen rätselhaft, obwohl seit Jahren intensiv darüber geforscht wird. Frühgeburten bilden die Ursache für 70 Prozent der Sterblichkeit bei Säuglingen und für 50 Prozent der zerebralen Lähmung bei Babys. Mit einer genaueren Kenntnis der Mechanik normaler Wehen könnte man besser verstehen, wie man eingreifen muss, um vorzeitige Wehen zu verhindern.

Man hat immer angenommen, dass die Hormone der Mutter den entscheidenden Ausschlag geben. Heute glaubt man jedoch, dass die Hormone des Kindes wichtiger sind. Das Kind hat das Sagen, nicht die Mutter. Wenn eine Schwangere das jetzt liest, muss ich ihr leider mitteilen, dass sich dieses Muster die nächsten 20 Jahre ihres Lebens fortsetzen wird.

Ursprünglich hielt man Oxytocin für das Hormon, das die Geburt einleitet, denn es wird zur Zeit der Geburt von der Hypophyse der Mutter und des Kindes gebildet. Es ist eines der ungewöhnlichen Hormone, die nicht im Hypophysenvorderlappen, sondern im Hypophysenhinterlappen gebildet werden und aus der Protein- und Peptidfamilie stammen. Wie wir bereits wissen, ist Oxytocin das Hormon der Anziehung, aber auch das Hormon der Geburt und des so genannten Milchspendereflexes. Er ist so stark, dass eine Mutter ihr Kind nur sehen oder sein Weinen hören muss, schon wird Oxytocin freigesetzt, das dann die Brustwarzen zusammenzieht und Milch austreten lässt. Später werden wir noch sehen, wie sich Oxytocin auf die psychische Verfassung der Mutter auswirkt.

Jahrelang dachte man, dass ein steigender Oxytocinspiegel in der Hypophyse der Mutter die Wehen auslösen würde. Oder dass die Gebärmutter mit fortschreitender Schwangerschaft immer empfindlicher auf Oxytocin reagiert. Erst in den sechziger Jahren entdeckte man mit der Entwicklung besserer Testmethoden, dass es vor der Geburt keinen abrupten Oxytocinanstieg gibt. Allerdings kommt es gegen Ende der Wehen zu einer Oxytocinschwemme, die dadurch ausgelöst wird, dass sich der Geburtskanal durch den Kopf des Kindes weitet. Wenn die Plazenta ausgestoßen wird, bleibt eine große offene Wunde in der Gebärmutter zurück, wo die Plazenta von der Gebärmutterwand gerissen wurde. Wenn Sie sich mit dem Messer schneiden, hilft die Ausübung von Druck, die Blutung zu stoppen; wenn die Gebärmutter sich nach der Nachgeburt nicht stark zusammenzieht, besteht die Gefahr einer lebensbedrohlichen Blutung. Ein massiver Anstieg des Oxytocins in dieser Phase sorgt dafür, dass sich die Gebärmutter zusammenpresst.

Wenn man auf die Geburt seines Kindes wartet, können sich die letzten Wochen endlos hinziehen. Jeder Tag über den Termin hinaus ist eine Qual. Es gibt viele Ammenmärchen darüber, wie man die Wehen einleiten kann. Eines der ältesten besagt, man solle mit den Brustwarzen spielen oder sie bürsten. Ein älterer praktischer Arzt aus meinem Bekanntenkreis riet werdenden Müttern, sie sollten mit einer Nagelbürste über ihre Brustwarzen streichen, um die Freisetzung von Oxytocin zu fördern, eine Reaktion, die auch durch das Saugen des Kindes ausgelöst wird. Wahrscheinlich bewirkt das Herumfingern an den Brustwarzen nicht viel, wenn es darum geht, das Einsetzen der Wehen zu beschleunigen – aber zumindest ist es ganz angenehm und ein netter Zeitvertreib für lange Winterabende.

Leidenschaftlicher Sex ist wahrscheinlich effektiver, aber auch ziemlich kompliziert, wenn man sich wie ein gestrandeter Wal fühlt und auch so aussieht. Sperma enthält Prostaglandine oder »Prohormone«, die helfen, den Gebärmutterhals vorzubereiten. Wichtiger ist vielleicht noch, dass die vom Oxytocin eingeleiteten rhythmischen Kontraktionen beim Orgasmus möglicherweise weitere Kontraktionen auslösen, die nicht wieder abebben und mit Hilfe der positiven Rückkopplung die Wehen einsetzen lassen.

Ein weiteres Hormon, das eventuell eine Rolle spielt, ist Progesteron, dessen Konzentration sinkt, wenn die Geburt näher rückt. Progesteron hemmt während der Schwangerschaft das Prolaktin, das für die Milchbildung nach der Geburt sorgt. Wahrscheinlicher ist jedoch, dass das Absinken des Progesterons eher etwas mit der nachlassenden Kontrolle des Prolaktins zu tun hat und nicht direkt die Wehen auslöst.

Welche Rolle spielt nun das Kind dabei, seine Ankunft in der Welt zu organisieren? Kann seine »Meisterdrüse«, die Hypophyse, anstelle der Hypophyse der Mutter die Vorgänge leiten? Natürlich wird fötales Oxytocin in großen Mengen produziert, aber wie bei der Mutter ist das erst zum Zeitpunkt der Geburt der Fall, nicht früher. Möglicherweise spielen andere Hormone aus der Hypophyse des Säuglings eine Rolle, etwa das ACTH des Hypophysenvorderlappens. ACTH kurbelt die Produktion des Stresshormons Cortisol an. Versuche mit Schafen haben ergeben, dass die Wehen ohne die Hypophyse des Fötus nicht auf natürliche Weise einsetzen. Wenn ACTH injiziert wird, bilden die fötalen Nebennieren große Mengen Cortisol und die Wehen setzen vorzeitig ein.

Beim Menschen gibt es die Fehlbildung Anenzephalie, eine Missbildung des Neuralrohrs, bei der Teile des Gehirns und der Hypophyse fehlen. Die Missbildung fällt in die gleiche Kategorie wie Spina bifida (»offener Rücken«) und ist nicht therapierbar, die betroffenen Kinder sind kaum lebensfähig. Normalerweise wird sie mit Hilfe des Ultraschalls sehr früh in der Schwangerschaft festgestellt. Manche Frauen entscheiden sich zu einem Schwangerschaftsabbruch, andere tragen das Kind aus. Ist es möglich, dass die Schwangerschaft wie im Fall der Schafe bei dieser Missbildung länger andauert?

Manche Wissenschaftler wie etwa Roger Smith von der Universität Newcastle in Australien glauben, dass die Wehen genetisch vorprogrammiert sind. Er verweist auf die Tendenz, dass Frühgeburten in einer Familie immer wieder auftreten können. Nach Ansicht von Smith fungiert die Plazenta als Stoppuhr, die den Countdown einleitet. Der Wettlauf der Ereignisse beginnt mit der Ausschüttung des Corticotropin freisetzenden Hormons (CRH) durch die Plazenta. Jede Frau hat während der Schwangerschaft ihr ganz eigenes CRH-Profil, was auf einen persönlichen Schwangerschaftszeitplan hindeuten könnte. CRH erhöht die Produktion der »negativen« Rezeptoren, die die Wirkung des Progesterons blockieren, und verstärkt gleichzeitig die Wirkung von Östrogen, indem es die Produktion seiner Rezeptoren ankurbelt. Sie wissen doch noch, dass Rezeptoren nach Belieben auftauchen und verschwinden können? Man nimmt an, dass die negativen Progesteron-Rezeptoren, die dessen Wirkung plötzlich blockieren, kurz vor den Wehen auftauchen. Sobald die Wirkung des Progesterons nachlässt, beginnt die Gebärmutter zu zucken und kann ihre Muskulatur immer weniger davon abhalten, sich zusammenzuziehen, bis schließlich die Wehen einsetzen. Wahrscheinlich gibt es nicht nur einen Auslöser für die Wehen, sondern eine ganze Reihe.

Manchmal zeigen angehende Väter Schwangerschaftssymptome wie Übelkeit, Gewichtszunahme und Stimmungsschwankungen. Man bezeichnet das als Couvade (»Männerkindbett«) oder »empathische Schwangerschaft«. Die Konzentration von Prolaktin ist bei Männern in der Woche vor der Geburt am höchsten, die Testosteron-Produktion sinkt nach der Geburt. Anscheinend ist bei Männern, die von Couvade-Symptomen berichten, der Prolaktinspiegel besonders hoch. Demnach sind die gleichen Hormone, die für die Bindung der Mutter zum Kind sorgen, auch beim werdenden Vater am Werk, vermutlich sollen sie sicherstellen, dass er sich um das Kind kümmert und hilft, es aufzuziehen. Wissenschaftler waren überrascht, als sie diesen Effekt bei männlichen Krallenaffen entdeckten. Der Prolaktinspiegel der Affen begann etwa zwei Wochen vor der Geburt der Jungen zu steigen. Dabei hatte die Konzentration an Prolaktin offenbar wenig damit zu tun, wie viel Zeit die Affen mit ihrem Nachwuchs verbrachten. Die Wissenschaftler spekulierten, das Prolaktin trage vielleicht dazu bei, dass Väter die Anwesenheit ihrer Jungen tolerieren und ihnen keinen Schaden zufügen.

Bei einem männlichen Säugling steigt die Testosteronkonzentration innerhalb weniger Stunden nach der Geburt und erreicht fast die eines Erwachsenen. Am Ende der ersten Woche wird die Ausschüttung des Testosterons eingestellt, aber einen Monat später kommt es bereits zu einem erneuten Anstieg. In den ersten Lebenswochen hat ein männlicher Säugling so viel Plasma-Testosteron wie ein gesunder heißblütiger 25-Jähriger. Mit sechs Monate erlischt die Produktion jedoch und stellt sich erst in der Pubertät wieder ein. Bei den Mädchen steigt die Konzentration des Follikel stimulierenden Hormons (FSH) nach der ersten Lebenswoche und ist so hoch wie bei einer Frau in der Menopause. In den folgenden drei Jahren geht die Konzentration wieder zurück und steigt erst wieder mit der Pubertät. Für diesen Anstieg und Rückgang der Hormone bei Säuglingen gibt es bislang noch keine stichhaltige Erklärung.

Während der Schwangerschaft produziert die Plazenta wie eine Hormonfabrik große Mengen Hormone. Eine ihrer Aufgaben besteht darin, den Eisprung völlig zu unterdrücken, was sie auch relativ erfolgreich bewerkstelligt. Die Konzentration an Follikel stimulierendem Hormon (das die Follikel antreibt, jeden Monat ein Ei freizusetzen) und luteinisierendem Hormon (das den Eisprung auslöst) wird auf 1 Prozent des normalen Spiegels heruntergedrückt. Sobald die Nachgeburt abgestoßen worden ist, sinkt der Hormonspiegel massiv ab – was nicht ohne Folgen bleibt.

Etwa 70 Prozent der jungen Mütter leiden in den ersten zehn Tagen nach der Geburt unter dem »Baby-Blues«. Viele Frauen verhalten sich dann ziemlich irrational. Jemand bietet ihnen freundlich eine Tasse Tee an und schon brechen sie in Tränen aus, sie beschimpfen ihren Partner, zanken mit der Schwiegermutter (obwohl das vielleicht gar nichts mit den Hormonen zu tun hat) und sind abwechselnd sehr geknickt oder völlig euphorisch. Es gibt die Meinung, dass das alles nur an den Hormonen liegt, vor allem am massiven Absinken des Progesteronspiegels. Es stimmt zwar, dass man vor allem unter dem Blues leidet, wenn der Progesteronspiegel vor und nach der Geburt besonders massiv gefallen ist, es fehlt aber der endgültige Nachweis, dass der Baby-Blues nur auf die Hormone zurückzuführen ist. Versuchen Sie einmal, einen Mann 24 Stunden lang wach zu halten, und setzen Sie ihn bei diesem Ereignis, das sein Leben für immer verändern wird, intensiven Schmerzen aus. Mal sehen, was er für eine Laune hat, wenn ihm der Schlaf geraubt wird und er aus jeder Öffnung tropft, während gleichzeitig sämtliche Verwandte über sein Heim herfallen und erwarten, dass sie freudig begrüßt werden.

Bei den meisten Frauen verschwindet der Baby-Blues jedoch schnell wieder. Schwieriger ist es für die 10 Prozent, die eine länger anhaltende postnatale Depression entwickeln. Obwohl hier intensiv nach einer biologischen Grundlage gesucht wurde, ließen sich die Hormone bisher nicht überführen; es gibt keinen eindeutigen Unterschied im Hormonspiegel von betroffenen und nicht betroffenen Frauen. Die meisten Risikofaktoren sind offenbar psychosozialer Natur, eine wesentliche Rolle spielen frühere Depressionen und Komplikationen bei der Geburt, außerdem soziale Faktoren, wobei mangelnde Unterstützung häufig der wichtigste Faktor ist. Die betroffenen Frauen mit Progesteron zu behandeln, scheint angesichts des massiven Rückgangs logisch, entsprechende Versuche sprechen jedoch dagegen; synthetisches Progesteron verschlimmerte die Situation sogar. Es gibt die Ansicht, dass natürliches Progesteron zu besseren Ergebnissen führt, aber das ist keineswegs bewiesen. Andere Erkenntnisse lassen den Schluss zu, dass einer kleinen Gruppe von Frauen Östrogen hilft. Demgegenüber erwiesen sich die kognitive Verhaltenstherapie und andere psychotherapeutische Maßnahmen als deutlich vielversprechender.

Die Hormonkonzentrationen normalisieren sich bemerkenswert schnell. Das hat den Nachteil, dass Sie auch bemerkenswert schnell wieder schwanger werden können. Ich saß einmal bei einem Abendessen neben einem Mann und machte eine Bemerkung darüber, wie nah seine Kinder altersmäßig beieinander seien. Er vertraute mir an: »Wenn man schon Geschlechtsteile hat, kann man sie auch gleich sinnvoll nutzen.« Ein Teil von mir hätte diesen Macho am liebsten geohrfeigt. Ich weiß noch, wie ich steif sagte, dass sei biologisch unmöglich. Dabei ist die Geschichte gar nicht so unwahrscheinlich, wie sie vielleicht klingt (obwohl sie meiner Meinung nach mehr über die erstaunliche Leistung der Frau als über die des Mannes aussagt). Um schwanger zu werden, muss natürlich ein Eisprung stattfinden, und normalerweise hat man so gut wie kein FSH, um in der Woche nach der Geburt ein Follikel zum Reifen zu bringen. Etwa vier Wochen nach der Geburt ist Ihr FSH wieder im Einsatz und gebietet über die kaum zu bändigende Schar von Eizellen. Das andere Hormon, das für den Eisprung benötigt wird, ist das LH, das sich langsamer erholt. Untersuchungen haben interessanterweise gezeigt, dass sich das LH umso schneller wieder erholt und seine Pflichten erfüllt, je mehr Schlaf man bekommt.

Innerhalb von drei Monaten setzt bei 70 Prozent der Frauen, die nicht stillen, die Menstruation wieder ein. Es ist aber auch möglich, dass die Eierstöcke sofort wieder aktiv werden. Mir ist klar, dass das, was ich jetzt sage, ähnlich klingt wie die düsteren Warnungen im Sexualkundeunterricht in der Schule, als der Lehrer mit unheilschwangerer Stimme verkündete, man könne schon schwanger werden, wenn einem ein Spermium auch nur nahe komme, egal, in welchem Stadium des Zyklus man sich befinde – ein technisch mögliches, aber verschwindend selten eintretendes Szenarium, das einem so einen Schrecken einjagen sollte, dass man Sperma für alle Zeiten mied. Allerdings gibt es eine holländische Fallstudie, die mit Ultraschall belegte, dass eine 20-Jährige nur 15,5 Wochen nach der Niederkunft einen 13,5 Wochen alten Fötus in sich trug. Ich sollte hier vielleicht anmerken, dass die Datierung der Schwangerschaft immer zwei Wochen einschließt, in denen man nicht schwanger war (weil sie auf die letzte Periode [im Fall der holländischen Frau auf die Geburt] zurückdatiert wird, obwohl man technisch gesehen erst schwanger wurde, nachdem man ungefähr zwei Wochen später einen Eisprung hatte). Das muss man sich einmal vorstellen: Das würde heißen, dass die Wehen einsetzen, wenn das erste Kind noch nicht einmal richtig sitzen kann und die Kinder später in der Schule in die gleiche Klasse gehen. Bei Zwillingen muss man sich zumindest nur einmal mit der Geburt abquälen.

Welche Auswirkung hat das Stillen auf den Hormonhaushalt? Stillen zögert das Einsetzen der Menstruation definitiv hinaus, allerdings kann das sehr stark variieren. Was zählt, ist die Dauer des Stillens und in geringerem Maße das nächtliche Nuckeln und der Ernährungszustand der Mutter. Bei Frauen in westlichen Ländern bezieht sich die Dauer auf die Länge jedes Stillens und die Zahl der Monate, in denen gestillt wird. Das Hormon, das hier am Werk ist, ist das Prolaktin.

Prolaktin wird im Hypophysenvorderlappen gebildet. Es ist ein außergewöhnliches Hormon. Zum einen gleicht es fast bis aufs Haar dem Wachstumshormon. Erst 1971 wusste man definitiv, dass das Prolaktin und das Wachstumshormon (das sich ebenfalls auf die Milchproduktion auswirkt) beim Menschen nicht ein- und dasselbe, sondern zwei verschiedene Hormone sind. Prolaktin ist ein altes Molekül, das ursprünglich den Salz- und Wasserhaushalt bei Fischen regulierte. Es lässt sich sogar noch weiter zurückverfolgen und wird bei Schnecken mit Sexualverhalten in Verbindung gebracht. Prolaktin kommt übrigens auch bei Tauben vor.

Sie fragen sich jetzt vielleicht, was ein Hormon, das beim Menschen die Milchbildung anregt, mit Vögeln zu tun hat, die keine Brüste haben (zumindest keine, die Milch absondern). Bei Vögeln führt Prolaktin mit Östrogen zu diesen merkwürdigen kahlen Brutflecken, deren Auftreten mit dem Bebrüten der Eier im Nest zusammenfällt. Bei Tauben regt Prolaktin die Bildung der so genannten Kropfmilch an. Es ist eigentlich gar keine Milch, nur ein weißliches Sekret aus Zellen aus dem Kropf, das von beiden Eltern hochgewürgt und an die Jungtauben verfüttert wird.

Wie beim Menschen wirkt sich Prolaktin auch bei Vögeln mäßigend auf die Fortpflanzung aus. Das Gurren der männlichen Tauben ist im Grunde das Vorspiel – und wird von männlichen Hormonen gesteuert. Wenn man eine männliche Taube kastriert, gurrt sie nicht mehr. Gibt man ihr Prolaktin, gurrt sie ebenfalls nicht mehr. Wie die stumme Taube in der Bibel. Eine hohe Konzentration an Prolaktin ist vielleicht auch einer der Gründe, warum sich das sexuelle Verlangen bei stillenden Frauen in den ersten Monaten nach der Geburt in Grenzen hält, eine größere Rolle spielen dabei aber wahrscheinlich wunde Stellen und Erschöpfung.

Heute misst man den Prolaktinspiegel im Blut mit dem Radioimmuntest (RIA), bei dem ein radioaktiv markierter Stoff mit dem entsprechenden nichtmarkierten Stoff um Bindungsstellen an einem Rezeptor konkurriert, wodurch die Konzentration des nichtmarkierten Stoffs bestimmt werden kann. Diese Tests gibt es aber erst seit Anfang der siebziger Jahre. Noch vor 30 Jahren ermittelte man den Prolaktinspiegel mit Hilfe von Tests an lebenden Tieren. Dabei wurde einer Taube eine menschliche Probe injiziert und dann das Gewicht ihres Kropfes gemessen, um zu sehen, ob es angestiegen war – ein Verfahren, das uns heute geradezu mittelalterlich vorkommt.

Dass die Milchbildung bei Frauen von Hormonen gesteuert wird, belegt der Fall der Siamesischen Zwillinge Rosalie und Josefa Blazek. Sie waren am Rücken zusammengewachsen und teilten sich die unteren 3 Zentimeter der Harnröhre, die Vagina und die letzten 5 Zentimeter des Mastdarms. Rosalie wurde schwanger. Nur sie zeigte die Symptome der Schwangerschaft, die Brüste entwickelten sich allerdings bei beiden Zwillingen. Nach der Geburt eines gesunden Jungen von 3 Kilogramm im April 1910 hatten beide Milch – allerdings weigerten sich auch beide, das Kind zu stillen.

Prolaktin hält die Milchbildung aufrecht, das Oxytocin sorgt dafür, dass die Milch durch die Brustwarze austritt. Das Saugen setzt Oxytocin frei, wodurch die aktuelle Mahlzeit des Kindes bereitgestellt wird, gleichzeitig wird dadurch auch die Freisetzung von Prolaktin angeregt, damit auch zukünftig für Milch gesorgt ist. Im Gehirn ist Oxytocin aktiv, um die Bindung zwischen Mutter und Kind zu verstärken. Der »liebevolle Blick« zwischen der stillenden Mutter und dem Kind wird mit großer Wahrscheinlichkeit vom Oxytocin ausgelöst und verstärkt. Man könnte nun denken, dass durch das Absinken des Prolaktinspiegels nach dem Abstillen die normale Ovulation wieder einsetzt. Seltsamerweise ist jedoch nicht die Menge des Prolaktins wichtig, sondern die Art, wie es abgesondert wird. Es wird in Intervallen freigesetzt, aber während des Stillens gerät die Pulsierung völlig aus dem

Takt. Erst wenn das Kind nicht mehr so häufig an der Brustwarze nuckelt und Prolaktin wieder im normalen Takt freigesetzt wird, setzt der Eisprung wieder ein.

Ursprünglich hielt man Prolaktin beim Menschen nur für ein Milchhormon, doch sein Einsatzbereich ist offenbar weit umfangreicher. Damit sind wir wieder einmal beim Sex gelandet. Bei Patienten, die mit Medikamenten gegen Schizophrenie behandelt werden, trat als Nebenwirkung eine starke Erhöhung des Prolaktinspiegels auf. Bei Frauen führt das, wie Sie sich wahrscheinlich denken können, zu Milchabsonderung, einer Vergrößerung der Brüste und Störungen bei der Menstruation. Bei Männern bilden sich Brüste und die Spermaproduktion geht zurück, weil Prolaktin den Östrogen- und Testosteronspiegel senkt. Die behandelten Männer und Frauen leiden unter sexuellen Störungen, bekommen langfristig Probleme mit der Knochendichte und vermutlich auch mit Herzerkrankungen. Von besonderer Bedeutung ist bei diesen Patienten, die bereits unter einer gravierenden psychischen Störung leiden, dass ein erhöhter Prolaktinspiegel auch mit Depressionen verknüpft ist. Hier haben wir also ein Beispiel für die enorme Bandbreite der Hormone. Erstens interagieren sie – ein Hormon wirkt sich auf die Konzentration eines Hormons oder mehrerer anderer aus – und zweitens zeigt sich der Effekt nicht nur im Primärgewebe, wie man annehmen könnte, sondern im ganzen Körper einschließlich des Gehirns, wo Stimmung und Verhalten beeinflusst werden. Im nächsten Kapitel erfahren wir, wie sich das Verhalten im hormonellen Ausnahmezustand ändert, der sich Pubertät nennt.

Kapitel 3

Hormonexplosionen 2

Die Teenagerzeit

In der Pubertät geschieht etwas sehr Seltsames. Täglich werden Unmengen von Hormonen ausgeschüttet. Kinder, die früher lieb, hilfsbereit und niedlich waren, verwandeln sich fast über Nacht in mürrische Geschöpfe, die nur noch schwarz tragen, bis Mittag im Bett liegen und mal eben einen Snack von 5000 Kalorien einwerfen (und dann sagen, sie hätten immer noch Hunger). Sie begegnen jeder Bitte um Hilfe oder einer Einladung, gemeinsam mit den Eltern und Geschwistern etwas zu unternehmen, mit den Worten »Muss ich?«. Alles dreht sich nur noch um sie, sie sind förmlich von sich besessen und die selbstsüchtigsten Geschöpfe der Welt – bis sie zu anderen Leuten gehen, dort sind sie absolut liebenswert. Sie haben Pickel, fangen an zu müffeln (und das ist noch freundlich ausgedrückt) und wachsen innerhalb von wenigen Monaten aus sämtlichen Kleidern heraus. Sie finden nach kurzer Zeit alles unglaublich langweilig und können sich keine fünf Minuten auf etwas konzentrieren. Genervt fragen Sie sich, ob Ihr Kind vielleicht ein Wechselbalg ist, von Außerirdischen vom Planeten MTV heimlich gegen Ihr eigenes ausgetauscht, als Sie einmal gerade nicht hinsahen.

Teenager hängen irgendwo dazwischen – sie sind keine Kinder mehr, aber auch noch nicht erwachsen: eine entsetzliche Mischung aus Verletzlichkeit und Potenzial, die Erwachsene abwechselnd fasziniert, inspiriert und abschreckt. Alles, was ein Teenager tut, ist mit ungeheuren Gefühlen aufgeladen. Wir wissen das, weil unsere eigenen Erfahrungen in der Pubertät – der erste Kuss, die erste große Liebe, die erste Autofahrt am Steuer – uns auch nach 30 oder 40 Jahren noch deutlich in Erinnerung sind.

Das alles hat jedoch auch eine dunkle Seite: die Zahl der schweren Unfälle schnellt in die Höhe, Teenager experimentieren mit Alkohol und illegalen Drogen, haben ein riskantes Sexualverhalten mit allen Konsequenzen und zeigen die ersten Anzeichen emotionaler Störungen, die ein Leben lang anhalten können. Teenager sind anscheinend die lebende Verkörperung des hormonellen Ausnahmezustands – oder? In diesem Kapitel untersuchen wir die Wahrheit über Teenager und Hormone. Lassen Sie sich überraschen, es kommt anders als erwartet.

Aus allem herausgewachsen

Die Pubertät ist ein außergewöhnliches Ereignis. Wir Menschen haben Glück, dass wir sie nur einmal durchmachen müssen, denn im Tierreich ist das nicht die Norm. Die meisten Tiere werden nicht einfach sexuell aktiv und bleiben so, sondern ihre sexuelle Aktivität ist auf eine Paarungszeit beschränkt. Das bedeutet, dass sie jedes Jahr quasi ganz von vorn anfangen müssen – ein neues Gefieder oder Geweih, eine enorme Vergrößerung der Hoden, sogar ein erweitertes Gesangsrepertoire, wenn es sich um einen Singvogel handelt. All das wird von Hormonen gesteuert und von einem Hormonrausch ähnlich wie dem der Teenager eingeleitet. Wenn Sie im Frühling in Ihren

Garten schauen und sehen, wie die Blaumeisen zanken und sich die Kehle aus dem Leib singen, dann liegt das an den Hormonen.

Eine weitere Besonderheit der menschlichen Pubertät ist, dass sich alle anderen Lebewesen, auch die Menschenaffen, direkt vom Jugendlichen zum Erwachsenen entwickeln. Bei Menschen dagegen gibt es eine Phase zwischen der Herausbildung der Fortpflanzungsorgane und dem Alter, in dem sie sich gewöhnlich fortpflanzen. Jungen sind mit etwa 13 Jahren zeugungsfähig, obwohl sie da noch mickrig und unattraktiv sind. Mädchen entwickeln mit der Pubertät weibliche Formen, sind jedoch noch mehrere Jahre später relativ unfruchtbar. Das Zusammentreffen voll entwickelter männlicher Prachtexemplare von etwa 20 Jahren und einer voll fortpflanzungsfähigen Frau mit etwa 18 Jahren spiegelt sich auch in der Statistik, denn im Durchschnitt werden Frauen in allen Kulturen mit 19 Jahren zum ersten Mal Mutter.

Betrachten wir aber zunächst einmal die hormonellen Veränderungen, die ein Kind in der Pubertät und darüber hinaus erlebt und die es zu Selbstständigkeit, körperlicher Reife und Fortpflanzungsfähigkeit führen. Die einzelnen Phasen verlaufen geordnet und bauen aufeinander auf. Zwar kann der gesamte Prozess verfrüht oder verspätet eintreten, insgesamt folgt er jedoch dem vorgeschriebenen Ablauf. Wenn die Pubertät ohne Wachstum eintritt oder umgekehrt, stimmt mit großer Sicherheit etwas mit den Hormonen nicht.

Die Pubertät setzt sich hormonell betrachtet aus drei Hauptelementen zusammen: einer veränderten Sekretion der Nebennieren, Unterschieden in der Sekretion der Eierstöcke oder Hoden und Veränderungen in Bezug auf die Wachstumshormone. Sie alle sind miteinander verknüpft, so veranlasst etwa die steigende Produktion von Testosteron und Östrogen die Hypophyse zu einer verstärkten Bildung des Wachstumshormons.

Der erste hormonelle Vorgang, der die Pubertät vorbereitet, bleibt uns größtenteils verborgen. Im Alter von sechs bis acht Jahren beginnen die Nebennieren mit einer gesteigerten Sekretion von Androgenen wie DHEA (Dehydroepiandrosteron), das der Körper als Baumaterial für andere Steroide verwendet. Die Androgene stimulieren das Wachstum der Talgdrüsen, die ein fetthaltiges Sekret produzieren, den Talg. Dadurch wird die Haut fettiger, und es kann Körpergeruch entstehen. Außerdem werden die Haarfollikel in den Bereichen stimuliert, wo später Schamhaar wachsen wird. Man nennt das Adrenarche. Eltern bemerken dies zuerst bei den Partys ihrer Kinder, wenn 20 verschwitzte Siebenjährige in einem beengten Raum (ihrem Wohnzimmer) herumtoben und auffallend müffeln, was sie nicht taten, als sie jünger waren. Der Anstieg der Hormone der Nebennierenrinde setzt sich stetig fort, bis er etwa mit Mitte 20 seinen Höhepunkt erreicht hat.

Bei erwachsenen Männern und Frauen in gebärfähigem Alter gibt der Hypothalamus ständig gepulste Dosen an Gonadotropin freisetzenden Hormonen (GnRH) ab, die der Hypophyse signalisieren, Hormone abzusondern. Diese wirken sich dann auf die Eierstöcke oder Hoden aus, wo die Fortpflanzungshormone gebildet werden, die für einen Vorrat an Spermien und Eiern sorgen. Wie wir gesehen haben, beeinflussen diese Hormone auch unser Verhalten grundlegend und machen uns zu sexuellen Wesen. In der Kindheit dagegen gibt der Hypothalamus kein GnRH ab, daher verfügen Kinder nur über minimale Mengen an Fortpflanzungshormonen und kennen auch so gut wie kein sexuelles Verhalten. Man kann sich das wie eine Bremse am Hypothalamus vorstellen. Die eigentliche Pubertät setzt ein, wenn die Bremse gelöst wird und der

Hypothalamus beginnt, in Intervallen das Gonadotropin freisetzende Hormon abzusondern. Das Muster dieser Hormonsekretion ist wichtiger als die Gesamtmenge der abgesonderten Hormone. Wenn das GnRH wie etwa bei manchen Krankheiten ständig ausgeschüttet wird, anstatt in Intervallen alle 90 Minuten, verzögert sich die Pubertät überraschenderweise. GnRH weist den Hypophysenvorderlappen an, das Follikel stimulierende Hormon (FSH) und das luteinisierende Hormon (LH) zu produzieren. Sie kennen diese Hormone vielleicht besser als diejenigen, die Ihren monatlichen Zyklus regulieren, bei Männern aber kontrollieren FSH und LH die Produktion von Spermien und männlichen Hormonen. Das alles zeigt, wie ein Hormon abhängig von Zielorgan oder Gewebe völlig unterschiedliche Wirkungen haben kann.

Bei Jungen stimuliert die LH-Ausscheidung die Produktion von Testosteron durch Zellen in den Hoden. Auch LH wird in gepulsten Dosen freigesetzt. Zunächst besteht ein regelmäßiger täglicher Rhythmus, bei dem die Höchstmenge im Schlaf, vor allem zwischen Mitternacht und 8 Uhr morgens, abgegeben wird. Mit zunehmendem Fortschreiten der Pubertät wird LH auch tagsüber abgesondert. Die Produktion von Testosteron gleicht der des LH und ist anfangs ebenfalls in der Nacht besonders hoch. Gleichzeitig geht die Konzentration der Substanzen zurück, die das Testosteron im Blutkreislauf im Zaum halten (die Sexualhormon bindenden Globuline), wodurch noch mehr Testosteron zur Verfügung steht, etwa 50-mal mehr als vor der Pubertät – ein ordentlicher Hormonrausch, wenn Sie mich fragen. Das erste sichtbare Zeichen für die geschlechtliche Entwicklung beim Jungen ist das Wachstum der Hoden. In der frühen Pubertät wird auch der Penis länger und später dann dicker.

Bei Mädchen sind die ersten Zeichen für eine Veränderung der Gonadotropinsekretion nicht an der Konzentration des luteinisierenden Hormons (das den Eisprung auslöst) zu erkennen, sondern an den FSH-Werten. FSH bewirkt das Wachstum der Follikel in den Eierstöcken, die dann mit der Östrogenproduktion beginnen. Auch die Aktivität eines bestimmten Enzyms (der Aromatase), das Androgene in Östrogene umwandelt, wird angekurbelt. Vor der Pubertät gibt es kleine LH-Sekretionsschübe während der Nacht. Sie sind unregelmäßig, aber mit der Zeit dauern sie immer länger und treten dann regelmäßig auf. Wie bei den Jungen wird das LH dann auch tagsüber ausgeschüttet. Die LH-Schübe in der Nacht sind nicht an die Dunkelheit gebunden, sondern an die Traumphase (REM-Phase) während des Schlafs. Das lässt sich sehr einfach zeigen: Wenn man einem Teenager tagsüber die Augen verbindet, sodass er sich zwar im Dunkeln befindet, aber nicht schläft, verändert sich die Menge des ausgeschütteten LH nicht. Verändert man dagegen die Schlafenszeit, sodass der normale Schlaf tagsüber stattfindet und die Aktivität in der Nacht, wird auch tagsüber LH während der Traumphase ausgeschüttet. Östrogene werden ebenfalls in Schüben freigesetzt. Die Höchstmenge bei Mädchen im Teenageralter wird zwischen 6 und 10 Uhr morgens erreicht. Der Rhythmus der Ausschüttung verschwindet wieder, sobald sich der Eisprung eingependelt hat.

Die Zeit zwischen dem Einsetzen der GnRH-Intervalle und der ersten Periode ist relativ kurz. Wenn ein Mädchen zum ersten Mal menstruiert, heißt das aber nicht automatisch, dass es auch fortpflanzungsfähig ist. Bis sich ein regelmäßiger Zyklus eingestellt hat, können drei Jahre vergehen. Sporadisch kommt es dann zwar zur Menstruation, doch diese wird häufig von anovulatorischen Zyklen (bei denen kein Eisprung erfolgt) begleitet. Darin liegt vielleicht der Ursprung des Ammenmärchens, dass man beim ersten Geschlechtsverkehr nicht schwanger wird. An alle Teenager, die dieses Buch lesen: Man kann zu jedem Zeitpunkt im Zyklus und in jeder Stellung schwanger werden. Ich habe nie verstanden, warum sich das plötzlich mit 35 ändern soll, wenn es auf einmal heißt, man könne nur in der fruchtbaren Phase schwanger werden. Die Wahrscheinlichkeit ist natürlich größer, klar, aber das »nur« stimmt nicht. Nehmt euch das zu Herzen, Mädels.

Sobald Östrogene und Testosteron gebildet werden, ist ihr Einfluss auf die Körperformen deutlich zu erkennen. Östrogen regt das Wachstum der Gebärmutter und der Brüste an, und bestimmt außerdem die Form des weiblichen Körpers durch eine Umschichtung der Fettreserven. Bei Jungen formt das Testosteron ebenfalls den Körper, erhöht den Anteil an fettfreier Körpermasse, formt die Gesichtszüge und fördert das Wachstum von Bart und Körperbehaarung. Östrogen und Testosteron sorgen außerdem dafür, dass sich die Wachstumsfugen am Ende der Knochen schließen, was das Ende ihrer rapiden Wachstumsperiode signalisiert.

Pickel

Akne tritt während der Pubertät bei beiden Geschlechtern häufig auf. Mütter erzählen ihren Kindern im Teenageralter, sie hätten Pickel, weil sie zu viel Schokolade oder fettiges Fastfood gegessen hätten. Auch zu wenig frische Luft (»Du hockst viel zu oft in deinem Zimmer«) wird gern genannt. Tatsächlich ist aber nicht die Ernährung schuld, sondern es sind wieder einmal die Hormone. Die Haut reagiert anomal auf die normale Testosteronkonzentration im Blut. Das hat tiefgreifende Auswirkungen auf das Aussehen einiger Unglücksraben. Die Reaktion ist begrenzt und verschwindet irgendwann wieder, man kann aber nicht vorhersagen, wann genau – manchmal dauert es Jahre oder Jahrzehnte. Akne kann tiefe Narben hinterlassen. Jugendliche zählen zwar zu den Hauptleidtragenden, sind aber nicht die Einzigen, die Akne bekommen können. Oft berichten Frauen ab 30, dass sich bei ihnen zum ersten Mal Pickel zeigen. Meistens gehört dazu dann auch eine aufreibende Lebensweise. In diesem Fall erhöht der Stress die Konzentration der männlichen Hormone und bringt so wieder die Pickel aus der Teenie-Zeit zurück.

Wachstum

Im letzten Kapitel stellten wir fest, dass das Wachstum der Babys in der Gebärmutter nicht nur von den Wachstumshormonen abhängig ist, sondern dass auch die Ernährung eine wichtige Rolle spielt. Allerdings hat das Wachstumshormon (wie man es auch anhand seines Namens erwarten kann) in zunehmendem Maße das Sagen. Es koordiniert das Wachstum des Babys und sorgt für einen Zuwachs bei den Knochen, beim Gewebe und bei den Organen. Ein Säugling hat in seinem Gewebe noch keine Rezeptoren für das Wachstumshormon, sie bilden sich erst, wenn er etwa sieben Monate alt ist. In diesem Alter beginnt das Wachstumshormon zu wirken.

Die Körpergröße zählt zu den Faktoren, die sich besonders stark vererben. Wenn Sie aus einer großgewachsenen Familie stammen, stehen die Chancen gut, dass Sie auch groß werden. Kleinere Eltern haben aller Wahrscheinlichkeit nach auch kleinere Kinder – trotzdem wohlproportioniert, aber einfach in einem kleineren Maßstab gebaut. Die spätere Größe wird von zahlreichen verschiedenen Faktoren beeinflusst: Ob die Mutter während der Schwangerschaft rauchte, wie sie sich ernährte, ob man als Kind genug zu essen bekam, ob man schwer krank war, wenig Liebe und Fürsorge erhielt, unter Stress stand, missbraucht wurde oder welche Krankheiten man hatte – um nur einige zu nennen.

Auch die jeweilige Jahreszeit (die durch das Hormon Melatonin vermittelt wird) beeinflusst das Wachstum von Kindern und sogar von Babys im Mutterleib. Eine umfangreiche Studie bei über einer Million dänischer Kinder zeigte, dass die Babys, die im April zur Welt kamen, im Durchschnitt 2,2 Millimeter größer waren als die Babys, die im Dezember geboren wurden. Die Studie bestätigt damit eine frühere Untersuchung aus Österreich, bei der sich je nach Geburtsmonat Größenabweichungen von bis zu 6 Millimeter ergaben. Auch da wurden die größten Kinder im Frühjahr geboren.

Es zeigt sich also, dass die Mutter es schafft, während der Schwangerschaft einige der elterlichen Gene auszuschalten, die mit der Größe zu tun haben – das heißt, eine 1,50 Meter große Mutter kann das Kind eines 1,95 Meter großen Mannes bekommen, ohne dass die Füße des Kindes durch den Bauch drücken. Der gleiche Mechanismus macht es möglich, dass Schäferhunde Dackel schwängern und die Dackeldame trotzdem nicht dabei umkommt.

Die Pubertät ist gekennzeichnet durch einen enormen Anstieg in der Produktion des Wachstumshormons. Er setzt schon bald nach Beginn der Sekretion des Gonadotropin freisetzenden Hormons ein. Die Beziehung zwischen den beiden Hormonen ist jedoch indirekt und schließt Östrogen mit ein. Die Vorstellung, dass ein weibliches Hormon das Wachstum bei Jungen und Mädchen steuert, ist nicht sofort nachvollziehbar, sie erklärt aber den Geschlechtsunterschied im Wachstum und die Tatsache, warum Mädchen früher und schneller wachsen als

Jungen: Mädchen haben Östrogene, die die Produktion des Wachstumshormons ankurbeln. Bei den Jungen wandelt das Enzym Aromatase Testosteron in Östrogen um. Dass das der Schlüssel zum Wachstum ist, zeigt sich anhand der seltenen Fälle von Kindern mit Genmutationen, die ihre Rezeptoren für Aromatase oder Östrogen betreffen. Ihr Wachstumsmuster ist grundlegend verändert.

Die Sekretion des Wachstumshormons folgt einem genauen Zeitplan, der die ganze Pubertät über Bestand hat. Das Wachstumshormon wird nachts im Schlaf freigesetzt, in kurzen Stößen jede Stunde oder in der Tiefschlafphase alle zwei Stunden. Die Drohung der Mutter »Wenn du jetzt nicht ins Bett gehst, wirst du nicht groß und stark« stimmt also tatsächlich. Wenn man später einschläft, verzögert sich auch die Freisetzung des Wachstumshormons. Kinder, die unter Schlafmangel leiden, sind kleiner als sie sein sollten.

Es ist offensichtlich, dass es während der Pubertät große Unterschiede zwischen den Geschlechtern bei der Versorgung mit Wachstumshormonen gibt. Auch ich hatte in der Schule darunter zu leiden. Ich war mit 12 Jahren 1,77 Meter groß und damit ausgewachsen. Als wir gezwungen wurden, Tanzstunden zusammen mit gleichaltrigen Jungen von einer Jungenschule in der Nähe zu nehmen, musste ich feststellen, dass ich sie ein gutes Stück überragte. Wenn wir munter zur Musik herumwirbelten, passten sie unter den Deckenbalken des jahrhundertealten Gebäudes in Winchester durch – ich jedoch nicht. Nach zwei furchtbar peinlichen Tanzstunden war ich von allen weiteren Tanzverpflichtungen befreit. Einer meiner früheren Tanzpartner ist heute 15 Zentimeter größer als ich (und auf der Tanzfläche immer noch so ungeschickt wie damals). Ein Glück, dass meine Mutter während der Schwangerschaft 40 Zigaretten am Tag rauchte, sonst wäre ich 1,90 Meter groß.

Vor dem Einsetzen des pubertären Wachstumsschubes wachsen Jungen ein kleines bisschen schneller als Mädchen, doch bei den Mädchen beginnt der Wachstumsschub etwa zwei Jahre vor den Jungen, so zwischen zwölf und vierzehn. Ungefähr vier Jahre lang sind Mädchen im Durchschnitt größer als Jungen. Als Erwachsene sind Männer dagegen durchschnittlich 14 Zentimeter größer als Frauen. Dieser Unterschied ist fast vollständig auf die Vorgänge während der Pubertät zurückzuführen – Jungen wachsen nach der Pubertät normalerweise 2 Jahre länger mit einem intensiven Wachstumsschub zwischen 14 und 16 Jahren. Bei beiden Geschlechtern dauert der pubertäre Wachstumsschub ungefähr sechs Jahre, aber Mädchen erreichen sehr früh in der Pubertät die maximale Wachstumsgeschwindigkeit, etwa ein Jahr nachdem sich ihre Brüste anfangen zu entwickeln. Bei Jungen wird die maximale Wuchsgeschwindigkeit erst in der Mitte der Pubertät erreicht. Die Kombination einer längeren Wachstumsperiode und einer höheren durchschnittlichen Wachstumsrate pro Jahr sorgt dafür, dass Männer größer als Frauen sind.

In der Frühphase der Pubertät werden zuerst die Gliedmaßen länger, was Teenager so ulkig und fohlenähnlich aussehen lässt. Dann beginnt sich der Rumpf zu verändern und zack, plötzlich sind die Kinder zu Bohnenstangen aufgeschossen. Wenn Mädchen zu menstruieren beginnen, verlangsamt sich ihr Wachstum dramatisch, im Durchschnitt kommen dann nur noch 5 Zentimeter hinzu. Weil Testosteron so ein starkes anaboles Steroid ist, erreichen Jungen eine drastische Steigerung beim Body-Mass-Index (BMI), von 16 auf 21, die fast komplett auf die Zunahme an fettfreiem Gewebe zurückzuführen ist. Auch der BMI von Mädchen steigt, doch in ihrem Fall geht der Anstieg größtenteils auf eine Zunahme des Körperfetts von etwa 11 Kilo zurück. Einem Mädchen im Teenageralter mag das entsetzlich vorkommen, weil die meisten einen regelrechten Horror vor Fett haben, doch der Fettgehalt ihres Körpers bestimmt über ihre Fähigkeit, ein Kind zu bekommen.

Ein Mehr an Wachstumshormonen führt nicht zwangsläufig dazu, dass man größer ist. Man könnte meinen, dass alle Basketballstars Hormonprobleme haben, weil ihre Größe im Durchschnitt mittlerweile bei 2,13 Meter liegt. Tatsächlich sind sie einfach von Natur aus groß und haben den gleichen Wachstumshormonspiegel wie Leute, die von Natur aus klein sind – und die manchmal ziemlich abwertend »zu klein geratene Normalwüchsige« genannt werden. Ein Überschuss an Wachstumshormonen vor dem Ende der Wachstumsphase bei Kindern wird als Riesenwuchs bezeichnet. Besteht eine überhöhte Konzentration an Wachstumshormonen im Blut, nachdem das Knochenwachstum beendet ist (und die Wachstumsfugen geschlossen sind), wächst der Betroffene nicht in die Höhe, nur seine Hände, Füße und Kieferknochen wachsen weiter. Dieses Krankheitsbild bezeichnet man als Akromegalie. Das Wachstumshormon wirkt sich auch auf die Gesichtsform aus und modelliert das eher runde Gesicht des Kindes zu den prägnanteren Zügen des Erwachsenen.

Etwa eines von 5000 Kindern leidet unter einem Mangel an Wachstumshormonen. Der Zustand wird bei Jungen häufiger beobachtet als bei Mädchen, allerdings kann es auch sein, dass kleine Mädchen seltener zum Arzt gebracht werden als Jungen. Es gibt viele Ursachen für die Unterversorgung, etwa Kopfverletzungen, Tumore oder eine Radiotherapie, die die Hypophyse schädigte. Ein Kind kann unter einem Mangel am Wachstumshormon oder unter einem Mangel an verschiedenen Hormonen leiden, etwa Östrogene oder Schilddrüsenhormone. Auch bestimmte Krankheitsbilder sind mit einer kleinen Statur verbunden, darunter chronische Nierenleiden, Chromosomenveränderungen, das Turner-Syndrom und das Prader-Willi-Syndrom, eine komplexe Störung, bei der neben dem Kleinwuchs auch Fettsucht und Lernschwierigkeiten bestehen.

Früher wurde das Wachstumshormon auf ziemlich schaurige Art aus den Hypophysen von Leichen gewonnen. Schon immer machte man sich Gedanken über das Infektionsrisiko derer, die mit Hypophysenprodukten von Leichen behandelt wurden. Die Besorgnis wuchs noch vor der BSE-Krise, als sich zeigte, dass die neue Variante der Creutzfeldt-Jakob-Krankheit (CJD) durch Wachstumshormonpräparate von einem Menschen zum anderen übertragen werden konnte. Die Verwendung der aus Leichen gewonnenen Produkte ist heute in weiten Teilen Europas und in den USA verboten. In den letzten zehn Jahren wurde das Wachstumshormon gentechnisch hergestellt. Dabei sekretieren genetisch manipulierte Zellen ein bestimmtes Produkt, eine Herstellungsmethode, die heute für fast alle Hormone angewendet wird. Sie ist sicher und liefert Hormone, die frei von Verunreinigungen sind. Allerdings ist die Methode auch sehr teuer – die einjährige Behandlung eines Kindes kostet fast ungefähr 13 000 Euro. Bei 90 Prozent der unter GH-Mangel leidenden Kinder erhöht das Hormon die Wachstumsrate und die spätere Größe auf den unteren Normalbereich und verhindert so den Kleinwuchs (das Schicksal der betroffenen Kinder in der Vergangenheit).

Dank der Biotechnologie ist die Versorgung mit Wachstumshormonen heute gesichert, wodurch man das Wachstum bei Kindern mit GH-Defizit fördern kann. Dass man Kinder mit Turner-Syndrom oder anderen gesundheitlichen Problemen aufgrund eines GH-Defizits behandelt, ist das eine. Es besteht jedoch auch eine steigende Nachfrage nach Wachstumshormonen für normale, gesunde Kinder, vor allem Jungen, die im Vergleich zu anderen einfach ein bisschen klein geraten sind. Das Wachstumshormon sorgt aber nicht dafür, dass man über das eigene Größenpotenzial hinaus wächst, daher ist seine Wirkung wahrscheinlich begrenzt, und man gewinnt bei einem viel zu großen Risiko nur sehr wenig. Und wann entscheidet man, dass ein Kind zu klein sein wird, und wann sollte man aufhören, Wachstumshormone zu geben? Die Antworten sind nicht klar, außerdem ist über die Nebenwirkungen noch nicht genug bekannt. Dennoch erfolgt jede fünfte Verschreibung von GH wegen »idiopathischer« Größenprobleme – anders ausgedrückt für Kinder, die gesund sind, aber wahrscheinlich kleiner als der Durchschnitt sein werden. In den USA ist der Druck auf die Ärzte, Wachstumshormone zu verschreiben, sogar noch größer. Das ist das erste von vielen Beispielen in diesem Buch, dass Hormone aus Lifestyle-Gründen verschrieben werden.

Aber zurück zur Pubertät. Es gibt drei Gruppen von Hormonveränderungen bei Teenagern: Veränderungen der Hormone der Nebennieren, der Sexualhormone und der Wachstumshormone. Daneben treten aber auch noch subtilere Veränderungen in anderen Hormonsystemen auf. So ändert sich zum Beispiel die Regulierung des Stresshormons Cortisol während der Pubertät. Cortisol wirkt appetitanregend und steuert damit die Fressattacken, bei denen Teenager den Kühlschrank plündern und Unmengen Kohlehydrate verschlingen. Bislang konnte ich jedoch noch keine Forschungsarbeiten dazu finden, warum sie immer die leeren Packungen im Kühlschrank zurücklassen ... Dieses Verhalten (das Plündern, nicht die leeren Packungen) ist eine Anpassung daran, dass für das Wachstum Nährstoffe benötigt werden. Der gesteigerte

Appetit sorgt dafür, dass die Teenager diese Nährstoffe auch bekommen. Außerdem kommt es zu Veränderungen beim Bindungshormon Oxytocin.

Das Verhalten von Teenagern

Für Teenager haben Intensität, Aufregung und Erregung einen besonderen Reiz: laute Musik, Achterbahnen, Horrorfilme und so weiter. Bei manchen Teenagern ist der Wunsch nach Aufregung und Neuem eher schwach ausgeprägt und leicht zu handhaben. Andere verhalten sich extremer und können außer Kontrolle geraten. Das schlägt sich in den Statistiken über Todesfälle bei Jugendlichen nieder. Drei Viertel davon gehen auf Unfälle oder Missgeschicke zurück.

Romeo und Julia ist ein klassisches Beispiel dafür, wie Jugendliche die Fähigkeit verlieren, klar zu denken oder sich rational zu verhalten. Es ist eine Geschichte jugendlicher Liebe, in der Leidenschaft eskaliert und der Wunsch, zusammen zu sein, alles andere übertrifft. Bei Shakespeare ist Julia 13 Jahre alt. Die gesamte Handlung dauert von der ersten Begegnung bis zum Tod nur vier Tage. Nach einem Tag sind das Mädchen und der Junge, getrieben von ihren intensiven Gefühlen, schon auf dem besten Weg, sich über ihre Familie, die Gefahr und das öffentliche Aufsehen hinwegzusetzen. Sie handeln, als ob ihre Liebe wichtiger wäre als das Leben selbst. Wenn sie erwachsen wären, würde ein Psychiater sie schon nach dem zweiten Tag, auf jeden Fall aber nach dem vierten Tag trennen.

Gerne glaubt man (tatsächlich wurde das auch immer angenommen), dass ein derartiges Verhalten komplett hormongesteuert ist. Sind Teenager nicht eigentlich wandelnde Hormonrollkommandos? Nachdem wir gerade erfahren haben, wie sich die Hormone in der Pubertät verändern, erscheint das einfach logisch. Allerdings sind die Verbindungen zwischen dem Hormonspiegel und dem schlechten Benehmen von Teenagern entweder schwach oder gar nicht erst vorhanden. Ein hoher Hormonspiegel bei männlichen Jugendlichen geht nicht zwangsläufig mit emotionalen Problemen einher, alles deutet sogar darauf hin, dass Jugendliche mit einer besonders hohen Konzentration an Sexualhormonen, bei denen man das größte emotionale Chaos erwarten würde, völlig normal sind.

Die Veränderungen, die die Pubertät wie mit einem Kickstarter in Gang setzen (die Ausschüttung des Gonadotropin freisetzenden Hormons), beginnen im Gehirn, im Hypothalamus, was bedeutet, dass die treibende Kraft für die pubertären Veränderungen dem Hormonsystem immer einen Schritt voraus ist. Daher ist es wahrscheinlich, dass die Reife des Gehirns hinter den steigenden Hormonkonzentrationen steht und nicht umgekehrt.

Besonders interessant sind die Auswirkungen auf das Gehirn, wenn Hormone durch die Blutbahn rauschen. Hormone können nur direkt auf die Hirnzellen wirken, die über die richtigen Rezeptoren verfügen – zum Beispiel haben Neuronen, die den Neurotransmitter Serotonin bilden (ein hoher Serotoninspiegel vermittelt ein Gefühl der Ruhe und des Wohlbefindens), Östrogenrezeptoren, was bedeutet, dass ein Anstieg der Östrogenkonzentration über die Rezeptoren Auswirkungen auf Stimmung und Erregung hat. Es gibt auch viele Testosteronrezeptoren im Gehirn, das heißt also, dass Testosteron vom Gehirn laut und deutlich wahrgenommen wird und es sich deswegen auf das Verhalten auswirkt.

Ein gutes Beispiel für die Interaktion von Hormonen und Verhalten bietet der Schlaf. Wie alle Eltern wissen, fällt es Teenagern sehr schwer, morgens aus dem Bett zu kommen und abends ins Bett zu gehen. Vergleichen Sie das einmal mit der Zeit, als Ihr Kind fünf Jahre alt war und Sie Mühe hatten, es morgens nach sechs Uhr noch im Bett zu halten. Das liegt nicht daran, dass Teenager nun einmal schwierig sind, sondern an einer Verlagerung des Schlafmusters, die in der Pubertät auftritt. Wieder einmal passt sich der Körper zum Teil einfach an, weil er mehr Schlaf benötigt, um zu wachsen. Also besteht ein verstärktes Bedürfnis nach Schlaf. Doch auch die Konzentration an Melatonin erhöht sich, dem Schlafhormon, das nur nachts ausgeschüttet wird. Das lässt sich mit dem Effekt vergleichen, der eintritt, wenn man bei einem transatlantischen Flug durch mehrere Zeitzonen gereist ist. Daraus ergibt sich dann das klassische Verhaltensmuster eines Teenagers in den Ferien: um 2 Uhr nachts ins Bett gehen und bis 12 Uhr mittags schlafen.

Zum Schulanfang ist der jugendliche Körper in Aufruhr, weil um 7 Uhr morgens der Wecker klingelt und er gezwungen wird, sich aufzurappeln – obwohl er noch auf die MTV-Zeit eingestellt ist und es seiner Meinung nach erst 4 Uhr nachts ist. Gegen Ende der Woche hat sich der am Jetlag leidende Teenager auf die elterliche Zeitzone eingestellt, macht aber am Wochenende durch eine neuerliche Runde Schlaf von 2 Uhr nachts bis mittags alles wieder zunichte. Viele Teenager leiden dann unter chronischem Schlafmangel mit sämtlichen damit verbundenen Auswirkungen auf das Verhalten: Gereiztheit, Konzentrationsschwäche und einer kurzen Aufmerksamkeitsspanne, was sich auch unweigerlich auf die schulische Leistung niederschlägt.

Eltern sind in diesem Fall keine große Hilfe. Drängen sie ihre Kinder, rechtzeitig ins Bett zu gehen, verschanzen sich die Jugendlichen zur Schlafenszeit nur in ihrem Zimmer, surfen im Netz, schicken eine SMS an ihre Freunde und sehen bis spät in die Nacht fern, weil sie unmöglich einschlafen können. Uns Erwachsenen würde es bei einem Jetlag nicht anders ergehen. Die Beteiligung der Hormone ist hier relativ bescheiden; es sind vielmehr die unangenehmen Folgewirkungen von Verhaltensänderungen.

Teenager und Sex

Eine Verhaltensweise bei männlichen Teenagern, die völlig hormongesteuert ist, ist ihr Sexhunger. Dachten Jungen ursprünglich, Mädchen seien blöde, weinerliche Wesen in Rosa, sind sie bald völlig besessen vom anderen Geschlecht. Es heißt, dass ein männlicher Teenager alle sieben Sekunden an Sex denkt. Nur? Für Jungen ist die Pubertät eine Art Dauerwichsen. Teenager können ejakulieren und nur wenige Minuten später schon wieder eine Erektion haben. Vergleichen Sie das einmal mit Männern Mitte 50, bei denen die Erholungsspanne oder Refraktionszeit (wie es wissenschaftlich heißt) mehrere Stunden dauern kann. Einem männlichen Teenager genügt schon der bloße Anblick einer Frau für eine Erektion, 40 Jahre später muss der Penis für eine Erektion manuell stimuliert werden, so erotisch die Situation auch sein mag. Da die Pubertät mit jedem Morgen mehr Testosteron bringt, wächst der Sexualtrieb der Jungen stetig. Zu Beginn der Pubertät sind Jungs noch richtig mickerig, meist kleiner als die Mädchen und ziemlich unattraktiv. Ihre größte Hoffnung, ein williges Mädchen zu finden (zumindest erträumen sie sich das), liegt jedoch nicht in ihrem mit Testosteron überladenen Sexualtrieb, den Mädchen in seiner Aufdringlichkeit eher abstoßend finden, sondern in den körperlichen Veränderungen, die das Testosteron bewirkt, indem es aus dem kindlichen Körper einen muskulöseren und schlankeren Erwachsenen formt. Es dauert einige Jahre, bis ein Junge gelernt hat, mit seinem Testosteron zu leben, denn erst allmählich beruhigen sich die stets zur unpassenden Zeit auftretenden Erektionen und sexuellen Begierden wieder.

Die Phase, in der die Hormone durch den Körper rauschen, dieser aber noch sehr knabenhaft ist, ist eine wichtige Lernphase. Generell werden männliche Teenager in diesem Alter trotz anderslautender Prahlereien vor ihren Kumpels von Mädchen rundweg abgelehnt, doch eines Tages haben die mühsam geprobten Anmachversuche dann den gewünschten Erfolg.

Östrogen ist nur ein Hormon von vielen, das bei Frauen sexuelle Reaktionen auslöst. Anders als im Tierreich halten sich Frauen bezüglich ihrer Sexualität eher bedeckt und hängen es nicht an die große Glocke, wenn sie empfängnisbereit sind. Mädchen werden daher von ihrer Sexualität nicht so überwältigt wie Jungen. Trotzdem beginnen sie sich herauszuputzen und als sexuelle Wesen zu empfinden. Das kann Anstoß erregen, wenn sie noch nicht das Alter erreicht haben, in dem die Gesellschaft sexuelle Aktivität akzeptiert. Es besteht auch durchaus Anlass zur Sorge, denn das Gehirn der Mädchen ist noch das eines Kindes, unreif und vor allem nicht in der Lage, Konsequenzen und Risiken zu verstehen.

Baby-Erwachsene oder erwachsene Babys?

Wirklich auf die Palme bringt es die Eltern von Teenagern (mittlerweile haben Sie sicher erraten, dass ich zwei Jungen im Teenageralter habe), dass sie sich im einen Moment wie Erwachsene und im nächsten wie nicht sonderlich helle Dreijährige aufführen – und manchmal auch wie ein geistig zurückgebliebener Schimpanse. Oder wie eine Amöbe. Eben noch sind sie Kapitän einer Rugby-Mannschaft, wo sie ihre neu erworbene Stärke und Beweglichkeit und nicht zu vergessen ein reifes Sozialverhalten unter Beweis stellen, und ein paar Augenblicke später kicken sie das Rugby-Ei durchs Wohnzimmer ... und wundern sich, warum ihre Mutter sich so aufregt, wenn sie gerade ein Bild zertrümmert haben. Das ständige Wechselspiel zwischen kindlichem und erwachsenem Verhalten ist eines der Markenzeichen des Teenagers.

Tatsächlich macht das jugendliche Gehirn einen Reifeprozess durch. Mittlerweile erklärt man mit diesem Reifeprozess einen Großteil des Verhaltens, das man ursprünglich den Hormonen zugeschrieben hat. Die Veränderungen verlaufen völlig unabhängig von den Hormonen und sind altersbedingt. Das zeigt sich am Beispiel von Kindern, die aus verschiedenen medizinischen Gründen keine Pubertät durchmachen, in der Gehirnentwicklung aber völlig normal sind.

Erst vor kurzem hat man entdeckt, dass der Reifeprozess im Gehirn zwei Kennzeichen aufweist, die mit der Pubertät zusammenfallen. Zuvor dachte man, das Gehirn sei mit dem Einsetzen der Adoleszenz relativ weit entwickelt. Doch in den letzten Jahren erkannte man zur allgemeinen Überraschung, dass der Reifungsprozess erst mit 18, 19 Jahren oder sogar erst Anfang 20 abgeschlossen ist. Ein Merkmal dafür ist, dass den Axonen, den wichtigsten Übermittlungsleitungen des Nervensystems, Myelin beigegeben wird, eine Art fetthaltige Isolationshülle, wodurch die Vermittlung von Botschaften beschleunigt wird. Ein anderes Kennzeichen ist das Schrumpfen der Nervenverbindungen, der Synapsen, im präfrontalen Cortex. Dieser Bereich des Gehirns kontrolliert und organisiert die kognitiven Prozesse, die sich wie eine Einkaufsliste all dessen lesen, woran es Teenagern mangelt: Ziele zu setzen, Prioritäten festzulegen, vorauszuplanen, zu organisieren und Impulsen nicht nachzugeben. In der Kindheit sprießt aus bislang noch unbekannten Gründen in diesem Bereich hinter den Augen ein Gewirr von Nervenzellen, doch während der Pubertät reduzieren sich diese Gebiete verstärkter synaptischer Dichte um etwa die Hälfte, vermutlich um die Effizienz zu erhöhen.

Die Veränderungen im jugendlichen Gehirn wirken sich vor allem auf Motivation und Emotionen aus, was sich in Form von Stimmungsschwankungen, Konflikten mit Autoritäten und erhöhter Risikobereitschaft zeigt. So ist es nicht nur das Testosteron, das die Risikobereitschaft erhöht und Teenager in Schwierigkeiten bringt, sondern die Unfähigkeit des unreifen Gehirns, Risiken richtig einzuschätzen.

Die Umgestaltung des Cortex erklärt auch eine weitere typische Eigenschaft von pubertierenden Jugendlichen: ihr erstaunliches Maß an Ichbezogenheit. Während ihr Gehirn diese Veränderung durchmacht, fällt es ihnen schwer, die Gefühle anderer Menschen zu erkennen. Das wurde in einer Reihe von Studien nachgewiesen: Wenn man Jugendlichen Fotos mit Gesichtern zeigt, ist ihre Einschätzung der abgebildeten Gefühle 20 Prozent weniger genau als üblich. Sie erwerben diese Fähigkeit erst wieder mit etwa 18 Jahren. Dadurch agieren sie bei zwischenmenschlichen Kontakten unbeholfen und können soziale Situationen nicht richtig deuten – oder mit den Worten ihrer Eltern ausgedrückt: Sie sind schlicht ein Albtraum. Teenager können Zeichen oft nicht deuten und merken nicht, wenn sie sich mit ihrem Verhalten auf dünnem Eis bewegen, außerdem können sie die Gefühle ihrer Eltern nicht einschätzen und begreifen nicht, welche Wirkung ihr Verhalten auf ihr Umfeld hat. Pubertierende leben in einer eigenen Welt, die nur aus ihnen selbst besteht.

Das hat nichts mit Hormonen zu tun, ich möchte an dieser Stelle aber etwas über Sucht sagen. Einer der Gründe, warum wir zum Beispiel Geschmack an Tabak finden, ist, dass wir ihn als Jugendliche ausprobiert haben. Im Gehirn eines Jugendlichen wirkt Nikotin viel intensiver als beim Erwachsenen. Das Gleiche gilt für Alkohol und andere Drogen. Diese intensive Belohnung erhöht die Wahrscheinlichkeit, süchtig zu werden. Einer der stärksten Suchtfaktoren ist das Alter, in dem man mit der Droge beginnt. Oft ergibt sich daraus eine tödliche Kombination: die erhöhte Wahrscheinlichkeit, süchtig zu werden, in Verbindung mit einer schlechten Risikoeinschätzung.

Noch einmal Testosteron

Untersuchungen zeigen, dass der Risikofaktor Nummer eins für Mord schlicht und ergreifend der Mann ist. Der zweite ist die Jugend. In erster Linie neigen männliche Jugendliche zu Gewalttaten, weniger die Mädchen. Jungen haben Testosteron, Mädchen nicht. Das heißt doch dann sicher, dass Testosteron ein Faktor für Gewalt ist?

Zunächst einmal gibt es bei Teenagern keinen logischen Zusammenhang zwischen einem normalen Testosteronspiegel und Gewalt. Einige Studien ergaben sogar einen negativen Zusammenhang. Man sollte die Frage eher umdrehen und überlegen, ob Testosteron mit Beliebtheit und Respekt unter gleichaltrigen Jugendlichen einhergeht. Ich vermute, dass man da eher einen Zusammenhang finden würde, denn viele Untersuchungen haben ergeben, dass ein hoher Testosteronspiegel und Führungsqualitäten miteinander verknüpft sind.

Gelegentlich greifen Eltern zu der Maßnahme, dass sie einen Jugendlichen von seinem besten Kumpel trennen. »Der hat einen schlechten Einfluss auf dich«, heißt es dann seitens der Eltern oder Lehrer in ihrer unendlichen Weisheit. Es gibt die These, dass männliche Teenager Vorgaben aus ihrer Umgebung aufgreifen und sich daran als »Normalverhalten« orientieren. Das wird von den jüngsten Untersuchungen des Medical Research Council (MRC) am Institute of Psychiatry belegt, die zeigen, dass nicht der Testosteronspiegel den Eigensinn eines Teenagers bestimmt, sondern die Menschen, mit denen er Kontakt hat. Wer sich in Gesellschaft böser Jungs aufhält, wird sein Verhaltensmuster von ihnen beziehen. Wer mit den Braven herumhängt, passt sein Verhalten deren Benehmen an. Bei Jungen mit anpassungsfähigen Freunden besteht ein Zusammenhang zwischen Testosteronspiegel und Führungsstärke, beim Umgang mit Jungen, die sich nicht anpassen, wird daraus Aggression. Ich sage das trotz der Schmach, damit Mrs. Glass, der Klassenlehrerin meines Sohnes in Klasse 9, Recht geben zu müssen.

Was Jungs wirklich interessiert, auch wenn ihnen das vielleicht gar nicht bewusst ist, ist Status. Männliches Verhalten wird stark davon gesteuert, dass Frauen (von denen männliche Teenager förmlich besessen sind) Macht und Status bei einem Mann unwiderstehlich finden. Männer in untergeordneter Stellung werden von Frauen ignoriert, sie bevorzugen Partner, die sie beeindrucken können. Männer müssen also Eindruck schinden, wenn sie sich ihre Traumfrau sichern wollen. In gewisser Weise gehört das zum typischen »Junge trifft Mädchen«-Repertoire, in diesem Fall kommt aber noch ein besonders starker biologischer Trieb hinzu, denn die richtige Partnerwahl ist von grundlegender Bedeutung, wenn man seine Gene an die nächste Generation weitergeben will.

Wenn der Testosteronspiegel nicht eng mit jugendlicher Gewaltbereitschaft verknüpft ist, was dann? Entbehrungen in der Kindheit. Die Theorie (und es gibt Berge von Literatur zu diesem Thema) besagt, dass Männer und Jungen in untergeordneter Position, wenn sie nicht den »sicheren Weg zu reproduktiver Bedeutungslosigkeit« einschlagen wollen (die Formulierung stammt vom Neurologen Steven Pinker), aggressive, sehr riskante Strategien verfolgen müssen. Wenn man nichts hat, kann man mit seinem Benehmen auch nichts verlieren. Natürlich weisen Gewalt und Risikobereitschaft beim Menschen ein deutliches soziales Gefälle auf und sind bei den oberen Zehntausend am niedrigsten und bei sozial Benachteiligten am höchsten. Das wäre sicher nicht so, wenn Testosteron die einzige treibende Kraft für Gewalt wäre.

In sozial benachteiligten Gebieten ist Respekt alles. Ein Großteil der Gewalt geht auf vermeintliche Statusverletzungen zurück. Der Epidemiologe Sir Michael Marmot weist in seinem Buch *The Status Syndrome* darauf hin, dass die Evolution uns zu Statussuchenden gemacht hat. Professoren bringen sich nicht gegenseitig um, wenn sie um Positionen und Zuschüsse rangeln, allerdings erdolchen sie einander häufig mit Worten, und in einer vergifteten Konkurrenzsituation kann auch ein gönnerhaft geäußertes, verhaltenes Lob tödlich sein – abgesehen davon wartet das Gesetz mit empfindlichen Strafen bei Mord auf. Wenn man aber ganz unten steht und ohnehin gute Chancen hat, im Gefängnis zu landen, wenn man außerdem keine Aussicht hat, einen Platz in der Gesellschaft zu erobern, und die eigenen Freunde ein zerrüttetes, kurzes Leben führen, wie lange wird man dann wohl die Folgen seines Tuns abwägen, bevor man wild um sich schlägt oder sogar jemanden ermordet? Und um wie viel wahrscheinlicher ist das dann bei Teenagern, wo die Jugend doch die

Phase im Leben ist, in der die Fähigkeit des Gehirns, die Auswirkungen von Handlungen abzuschätzen, erheblich eingeschränkt ist?

Das hormonelle Bindeglied für riskante Entscheidungen und Handlungen ist vermutlich nicht Testosteron, zumindest nicht anfänglich, sondern das Stresshormon Cortisol. Stress in der frühen Kindheit lässt den Cortisolspiegel steigen und führt zu Verhaltensstörungen (etwa Hyperaktivität). Dadurch sind Kinder aggressiver und weniger bindungsfähig und neigen eher dazu, andere als bedrohlich wahrzunehmen. Stress während der Schwangerschaft oder im Säuglingsalter verändert die Stressreaktion des Kindes auf Dauer, es reagiert sein Leben lang empfindlicher auf Stress, man spricht dann von Übererregbarkeit. Ein gestresstes Kind zieht sich bei der Begegnung mit Unbekannten (auch in vertrauter Umgebung) in sich zurück und weigert sich, Blickkontakt aufzunehmen, anstatt wie andere Kinder fröhlich zu plaudern. Diese überzogene Stressreaktion macht sich auch in einer verminderten Lebenserwartung bemerkbar, weil sich Cortisol fast auf jedes System im Körper auswirkt, außerdem ist sie eng mit depressiven Krankheiten verbunden.

Testosteron spielt hier erst eine Rolle, nachdem vollendete Tatsachen geschaffen wurden. Aggression und Stress lassen den Testosteronspiegel steigen. Zudem verstärken sich Aggression und Stress auf biologischer Ebene gegenseitig. Untersuchungen bei Tieren, über die im Oktober 2004 in der Zeitschrift *Behavioural Neuroscience* berichtet wurde, deuten darauf hin, dass es eine schnell funktionierende Rückkopplungsschleife zwischen Stresshormonen und dem Hypothalamus gibt, durch die aggressives Verhalten eskaliert.

Testosteron bei Erwachsenen

Verlassen wir kurz die Pubertät und wenden uns den Erwachsenen zu. Während Testosteron bei Jugendlichen nicht zwangsläufig Kennzeichen für gewalttätiges Verhalten ist, sind bei Erwachsenen hohe Testosteronkonzentrationen eng mit Kriminalität verbunden. Personen, die besonders gewalttätige Verbrechen begehen, auch im Gefängnis Probleme machen und die Konfrontation suchen, haben häufig auch einen besonders hohen Testosteronspiegel.

Beim Menschen geht es beim Testosteron um Dominanz, nicht um Aggression: Die meisten Männer sichern sich ihre Dominanz, ohne auf Gewalt zurückgreifen zu müssen. Bei verschiedenen Versuchen über den Zusammenhang von Testosteron und dem Verhalten bei kurzen Begegnungen zeigten die Versuchspersonen mit hohem Testosteronspiegel ein forscheres und geschäftsmäßigeres Auftreten und konnten so ihr Gegenüber am meisten bei der ersten Begegnung beeindrucken. Man braucht nur ein paar Männer in einem geschlossenen Raum allein zu lassen. Der Mann, der sich als der dominanteste herausstellt, ist wahrscheinlich auch der mit dem höchsten Testosteronspiegel. Gesetzesverstöße sind oft gar nicht gewalttätiger Natur, sondern Versuche, Autoritätspersonen (Lehrer, Polizisten und so weiter) zu beeindrucken.

Bei Stress ändert sich die Testosteronkonzentration. Professor James Dabbs von der Georgia State University ist in diesem Bereich eine Kapazität. Er hat seine Forschung auf männliche Kinder und Erwachsene, Rechtsanwälte und Kriminelle, Sportler und Politiker konzentriert und mit Hilfe von Speichelproben deren Testosteronwerte bestimmt. Besonders interessant ist seine Arbeit über Sportler. Zwei Stunden nach dem Wettkampf steigt der

Testosteronspiegel beim Sieger, während er bei den Verlierern sinkt. Wenn der Sieger das Gefühl hat, er habe Glück gehabt oder den Sieg nicht wirklich verdient, ist der Anstieg des Testosterons weniger deutlich. Bei einer Untersuchung von Fußballfans, die 1994 bei der Weltmeisterschaft das Spiel Brasilien gegen Italien sahen, war der Testosteronspiegel nach dem Spiel bei den brasilianischen Fans deutlich erhöht. Und nun raten Sie mal, wer das Spiel gewonnen hat! Der Testosteronspiegel steigt und fällt mit einem Erfolg oder einer Niederlage und sogar in Erwartung dieser Ereignisse. Allgemein betrachtet steigt Testosteron im Gefolge von Aggression, es ist jedoch nicht Ursache für Aggression per se.

Dabbs untersuchte auch einige weibliche Häftlinge und zeigte, dass Testosteron kein ausschließlich männliches Hormon ist, sondern eng mit krimineller Gewalt und aggressiver Dominanz verknüpft ist. Im nächsten Kapitel werden wir feststellen, dass auch Frauen über Testosteron verfügen – und zwar über ganz schön viel.

Hormon-Determinismus

Professor Dabbs behauptet, dass der Testosteronspiegel bei der Geburt Rückschlüsse auf die Zukunft des Kindes zulässt. Büroangestellte haben weniger Testosteron als Menschen, die körperlich arbeiten; Schauspieler und Fußballer haben einen höheren Testosteronspiegel als Pfarrer. Das eröffnet eine Reihe von Möglichkeiten: Könnte man Jugendliche testen und sie dann in Richtung der Berufe lenken, die am besten zu ihrem Testosteronspiegel passen – oder könnte man denen mit niedrigem Testosteron vielleicht sogar ein wenig nachhelfen? Ehrlich gesagt, bin ich von dieser Arbeit nicht sonderlich überzeugt, sie klingt mir ein bisschen zu sehr nach Hormon-Determinismus. Hormone sind nur ein Teil von uns, der Mensch besteht aus mehr als nur seinem endokrinen System, so faszinierend das auch sein mag.

Stress und Depression

Eine Depression zeigt sich oft zum ersten Mal während der Pubertät. Sie kann zwar von einem bestimmten Ereignis ausgelöst werden (ein Trauerfall, das Auseinanderbrechen der Familie usw.), wahrscheinlicher ist ihr Auftreten jedoch bei Personen, die genetisch bereits dafür empfänglich sind. Depressionen kommen bei Mädchen doppelt so häufig vor wie bei Jungen, ein Muster, das sich durch das gesamte Leben zieht. Damit stellt sich die Frage, ob Depressionen auf die Steroidhormone der Eierstöcke zurückzuführen sind, die in der Pubertät freigesetzt werden.

Während der Pubertät machen die Fortpflanzungshormone Mädchen empfänglicher für Stress. Das geschieht in einer Zeit, in der sich die Reaktion auf Stress verändert und mehr Cortisol produziert wird. Obwohl sich die Cortisolmenge während des Menstruationszyklus nicht ändert, reagieren Frauen empfindlicher darauf, vor allem in der Luteinisierungsphase, also der zweiten Hälfte nach dem Eisprung in der Mitte des Zyklus. Wie ich noch an anderer Stelle erklären werde, sind hohe Cortisolmengen ein Kennzeichen von Depressionen. Viele Wissenschaftler haben vorgeschlagen, dass das Bild der Frau in der Gesellschaft ihr Selbstwertgefühl beeinflusst und ihr das Gefühl gibt, wertlos zu sein, daher würden mehr Frauen an Depressionen leiden als Männer. Da sich Sexualhormone auf die Stimmung auswirken – wenn Frauen die Pille nehmen, wenn sie im Rahmen der Hormonersatztherapie synthetisches Progesteron einnehmen oder wenn sie sich in der zweiten Zyklushälfte befinden – erscheint eine biologische Erklärung plausibler. Dann wären Hormone tatsächlich die Übeltäter.

Pubertät

In Großbritannien haben 95 Prozent der Mädchen bereits mit 15 ihre Periode, 50 Prozent schon im Alter von 12,5 Jahren. Das Alter, in dem normalerweise die Pubertät einsetzt, wird stark von den Genen bestimmt. Wenn Ihre Mutter früh ihre Tage bekam, wird es bei Ihnen wahrscheinlich auch so sein. Auch die ethnische Zugehörigkeit spielt eine Rolle: Stark verallgemeinert kann man sagen, dass die Menstruation zuerst bei schwarzen Mädchen, dann bei weißen und dann bei asiatischen einsetzt. Die Menstruation ist eigentlich ein Ereignis, das relativ spät in der Pubertät eintritt, doch ihr Einsetzen (die so genannte Menarche) ist eine praktische und gut definierbare Markierung, die oft auch als Indikator für die Pubertät verwendet wird, obwohl der Prozess bereits einige Jahre zuvor eingesetzt hat. Auch die Umwelt spielt eine große Rolle. Wenn man als Kind schwer krank war oder an Unterernährung litt, verzögert sich die Pubertät. Zur Behandlung sind nicht unbedingt zusätzliche Hormone erforderlich. Ein Wissenschaftlerteam aus Israel fand vor kurzem heraus, dass Nahrungsergänzungsmittel, vor allem Vitamin A und Eisen, so wirkungsvoll sind wie eine Hormontherapie.

Was löst die Pubertät aus? Bei Mädchen ist es eine kritische Körpermasse oder vielmehr ein bestimmter Anteil an Körperfett. Als man vor einem Jahrzehnt Leptin entdeckte, ein Hormon, das von Fettzellen gebildet wird, dachte jeder, damit hätte man auch den Auslöser, quasi den »Einschaltknopf« für die Pubertät gefunden. Mädchen und Jungen, die aufgrund eines seltenen genetischen Defekts kein Leptin haben, machen tatsächlich keine Pubertät durch. Gibt man ihnen dagegen Leptin, setzt auch die Pubertät ein. Die Leptin-Sekretion fällt bei den Geschlechtern unterschiedlich aus: Bei Mädchen steigt sie während der Pubertät, bei Jungen nicht. Das ist jedoch nicht sonderlich überraschend, wenn man bedenkt, dass sich in dieser Zeit die Fettmenge bei Mädchen kontinuierlich erhöht (und bei Jungen abnimmt) und Leptin von Fettzellen gebildet wird. Leptin und das Einsetzen der Pubertät werden derzeit intensiv erforscht, es gibt jedoch bereits Hinweise darauf, dass Leptin nicht der »Einschaltknopf« ist, wie man ursprünglich dachte. Inzwischen glaubt man, dass es eine permissive Rolle spielt. Anders ausgedrückt, wenn Leptin genug Lärm macht, darf etwas, was bisher zurückgehalten wurde, geschehen, und das spornt den Hypothalamus an, das Gonadotropin freisetzende Hormon abzugeben. Unabhängig vom Auslöser (der auch gut das Gehirn selbst sein könnte, wie an anderer Stelle schon vorgeschlagen wurde) macht der Hypothalamus eine Veränderung durch – reagierte er zuvor nicht auf Östrogen, tut er das nun mit einem Schwall des luteinisierenden Hormons, das wiederum den Eisprung auslöst.

Setzt die Pubertät immer früher ein?

Im Laufe des letzten Jahrhunderts ist das Alter, in dem ein Mädchen zum ersten Mal menstruiert, drastisch gesunken. Es ist durchaus wahrscheinlich, dass die Menarche bei Mädchen im 19. Jahrhundert aufgrund einer schlechten gesundheitlichen Verfassung und Ernährungssituation (vor allem dem Mangel an Obst und Gemüse im

Winter) erst mit 17 Jahren einsetzte. In Romanen aus Viktorianischer Zeit wimmelt es von Mädchen, die über »Bleichsucht« oder »Chlorose« klagen. Heute würden wir das als Eisenmangel und Blutarmut bezeichnen. Eisenmangel ist ein Faktor, der die Pubertät verzögern kann. Zwischen der Mitte des 19. und der Mitte des 20. Jahrhunderts sank das Alter, in dem ein Mädchen zum ersten Mal menstruierte, von 17 auf 14 Jahre in Amerika und den besser entwickelten europäischen Ländern. Heute liegen die amerikanischen Zahlen bei durchschnittlich 12,9 Jahren für weiße und bei 12,7 Jahren für schwarze Mädchen. Global betrachtet schwankt das Durchschnittsalter der Menarche heute stark. Mädchen, die in entwicklungsschwachen Regionen von China oder dem Senegal leben (zwei Länder, in denen diese Studien durchgeführt wurden), haben ihre erste Periode immer noch mit durchschnittlich 16 Jahren. Interessanterweise gibt es auch ein Nord-Süd-Gefälle, das seit mindestens einem Jahrhundert besteht. So liegt beispielsweise das Durchschnittsalter für die Menarche in Skandinavien höher als in Frankreich. Die Entwicklung zu einer früheren Menarche scheint in Großbritannien, Schweden und Belgien ihren Tiefstand erreicht zu haben, dort verzeichnet man inzwischen wieder eine leichte Zunahme, in Dänemark, Frankreich und Finnland sinkt das Durchschnittsalter dagegen weiter.

Ein Problem bei diesen Statistiken sind die unterschiedlichen Markierungspunkte, mit denen das Alter für den Beginn der Pubertät festgelegt wird. Das Alter beim Einsetzen der Menstruation wurde bereits erwähnt, es ist ein relativ später Indikator. Ein anderer, der ebenfalls häufig verwendet wird, ist B2 oder die Thelarche, die den Beginn der Brustentwicklung bezeichnet. Sie geht der Menarche voraus und ist nicht immer leicht einzuschätzen, vor allem, wenn Kinder übergewichtig sind, daher können die

Einschätzungen der Beurteilenden variieren – wodurch die Daten nicht unbedingt verlässlich sind. Das Alter der Thelarche sinkt in den USA anscheinend ebenfalls dramatisch und liegt heute bei 8,4 Jahren für weiße Mädchen und 9,5 Jahren für schwarze. In Europa ist dies nicht zu beobachten. Als vorzeitig gilt die Pubertät in Europa, wenn bei Mädchen die Brustentwicklung vor dem achten Lebensjahr beginnt und die parallele Entwicklung der Hoden bei Jungen vor dem neunten Lebensjahr. In den USA wurde die Altersgrenze für die Brustentwicklung dagegen gerade auf sieben Jahre bei weißen Mädchen und auf sechs bei schwarzen Mädchen herabgesetzt. Das Einsetzen der Menstruation ist offenbar bei einem höheren Altersdurchschnitt zum Stillstand gekommen und zeigt keine Anzeichen für einen weiteren Rückgang. Interessant daran ist, dass der Zeitraum vom Einsetzen der Menstruation bis hin zu einem regelmäßigen Zyklus anscheinend wächst und von 1,9 auf 3 Jahre gestiegen ist.

Das vorzeitige Einsetzen der Pubertät tritt bei Mädchen 20-mal häufiger auf als bei Jungen. In 90 Prozent der Fälle gibt es keinen offensichtlichen Grund. Bei Jungen gibt es in weniger als 10 Prozent der Fälle keine erkennbare Ursache, bei den meisten liegt ein bestimmtes Problem zugrunde wie etwa ein Hypophysentumor. Es gibt auch das Phänomen, dass bei Kindern aus einem Entwicklungsland, die adoptiert wurden und dann in einem wohlhabenderen Umfeld aufwachsen, häufiger ein früheres Einsetzen der Pubertät beobachtet wird. In einer Studie aus Belgien stellte man fest, dass die Wahrscheinlichkeit für eine sexuelle Frühreife bei Kindern, die aus dem Ausland adoptiert worden waren, 80-mal höher lag als bei Kindern, die in Belgien geboren worden waren. Überraschend ist jedoch, dass es keine derartigen Meldungen aus den USA gibt, wo die Ärzte mit dem Problem vertraut sind und wo in den vergangenen 10 Jahren über 100 000 Kinder adoptiert wurden, die noch dazu oft aus sehr ärmlichen Verhältnissen stammten.

Die Ernährung mit einem hohen Fettanteil anstelle eines hohen Gemüseanteils wird mit einem frühen Einsetzen der Menstruation in Verbindung gebracht, eine Ernährung mit einem hohen Anteil an Phytoöstrogenen (natürliche östrogenähnliche Stoffe, die in Pflanzen vorkommen) dagegen mit einem späteren Einsetzen. Das kann vor allem für Adoptivkinder relevant sein, die aus einem ärmeren Land kommen und sich dort überwiegend von Gemüse und entsprechenden Pflanzenöstrogenen ernährten. Auch die körperliche Aktivität von Kindern hat in den letzten 50 Jahren stark nachgelassen: Kinder in Industrieländern findet man eher vor dem Fernseher als draußen beim Spielen. Ein gestiegener Fettanteil sendet unter Umständen stärkere Leptinsignale, und diese auch noch früher. Kinder in Entwicklungsländern müssen dagegen in der Pubertät eventuell schon körperlich schwere Arbeit verrichten, die ihr Körperfett reduziert. Wahrscheinlich ist das frühe Einsetzen der Pubertät daher eine Folge der Lebensumstände. Allerdings gibt es Umweltschützer, die da ganz anderer Meinung sind. Sie glauben, dass die frühe Pubertät eine Reaktion auf die allgegenwärtigen Chemikalien in der modernen Welt ist.

Das frühe Einsetzen der Pubertät – verursacht durch Chemikalien?

In den USA ist die vorzeitige Pubertät bei Mädchen weit verbreitet, vor allem bei Afroamerikanerinnen, in Westeuropa gibt es dieses Phänomen dagegen nicht. Es deutet auch nichts darauf hin, dass Jungen davon betroffen sind, weder in den USA noch in Europa. Wenn es wirklich ein Problem gäbe, das von Chemikalien verursacht wird, könnte man auch erwarten, dass es weitere Störungen bei anderen sekundären Geschlechtsmerkmalen gibt, etwa eine unpassende Körperbehaarung oder Wachstumsstörungen, vor allem beim Schließen der Wachstumsfugen an den Knochen, die das Ende des Wachstums signalisieren. Diese wurden jedoch nicht festgestellt. In der belgischen Studie bei Adoptivkindern aus dem Ausland wurde angedeutet, dass die Kinder, die alle messbare Rückstände von DDT im Körper hatten, dem Gift in ihrer Heimat ausgesetzt gewesen waren und dieses einen hemmenden Effekt auf die Hypophyse gehabt hatte. Da sie nach der Auswanderung dem Gift nicht mehr ausgesetzt waren, setzte schließlich die Pubertät verfrüht ein. Mir kommt das wie eine Schlussfolgerung vor, bei der man nach Fakten sucht, die einfach nicht vorhanden sind. DDT wird in einigen Entwicklungsländern immer noch zur Moskitobekämpfung eingesetzt, weil dort die Malaria eine gefürchtete Krankheit ist, die häufig zum Tod führt, es wäre daher überraschend, wenn man im Körper der Kinder keine Rückstände finden würde. Aber DDT als Ursache anzuführen, strapaziert die Beweislage doch sehr. Wenn das wirklich so wäre, ist es merkwürdig, dass ein ähnlicher Effekt nicht bei den 100 000 Kindern beobachtet wurde, die in den vergangenen 10 Jahren in den USA aus anderen Ländern adoptiert wurden – oder in Großbritannien. Die erheblichen Veränderungen bei der Ernährung, den Lebensgewohnheiten und beim Körperfett sind als Ursache viel plausibler als Umweltgifte, die den Hormonhaushalt durcheinanderbringen.

Teenager als Genies

Dieses Kapitel zeichnet ein ziemlich düsteres Bild des jugendlichen Gehirns. Vielleicht sollte ich das Bild etwas korrigieren und zum Schluss noch anmerken, dass Teenager unsere Rettung sind. Ihr Gehirn ist neuen Ideen gegenüber viel aufgeschlossener, sie sind offener für Veränderungen und weniger festgelegt, weil sie nicht den ganzen Ballast an Erfahrung mit sich herumschleppen, der kreatives Denken so sehr hemmt. Meiner Meinung nach ist es kein Versehen, dass hinter einigen der größten Entdeckungen, vor allem im Bereich Technik, Teenager stehen. Ein Beispiel dafür ist Ada, die Gräfin von Lovelace und Muse von Charles Babbage, dem Entwickler der Differenzialmaschine und Vater des Computers. Es war die 17-jährige Ada, die Tochter des Dichters Lord Byron, die das Potenzial von Babbages Erfindung erkannte und vorhersagte, man könne damit Zahlen und Symbole manipulieren. Da haben Sie ein Beispiel für die Weitsicht eines Teenagers.

Kapitel 4

Hormone und die Umwelt

Das letzte Kapitel endete mit einem Bericht über das sinkende Durchschnittsalter für den Beginn der Pubertät. In diesem Kapitel geht es um Umweltgifte, natürliche und synthetische, die hormonähnlich wirken und überall zu finden sind – in der Luft, im Wasser, im Essen und in nahezu allem, womit wir tagtäglich in Berührung kommen, in Kosmetika, Kunststoffen und Haushaltschemikalien. Es gibt die These, dass diese Hormone nicht nur für das vorzeitige Einsetzen der Pubertät verantwortlich sind, sondern auch für sinkende Spermienzahlen, das erhöhte Auftreten von Hodenkrebs und anderen Störungen der männlichen Fortpflanzungsfähigkeit, außerdem natürlich auch für die gestiegene Brustkrebsrate und die Fruchtbarkeitsprobleme bei Frauen. Das ist ein faszinierendes und kompliziertes Thema, bei dem ich mich nicht auf ein endgültiges Urteil festlegen will, weil es noch nicht ausreichend erforscht ist. Ich kann jedoch eine Richtung aufzeigen und den gesunden Menschenverstand zu Wort kommen lassen.

Geschlechtsumwandelnde Chemikalien

Endokrin wirksame Substanzen sind natürliche oder von Menschenhand geschaffene Chemikalien, die die Wirkung menschlicher Hormone nachahmen, blockieren oder anderweitig stören. Im englischen Sprachraum werden sie auch als »Gender-Bender-Chemikalien« (geschlechtsumwandelnde Chemikalien) bezeichnet. Die Öffentlichkeit betrachtet derartige Substanzen mit wachsender Besorgnis, was sich auch im Vorschlag der Europäischen Union zur Neuordnung des Chemikalienrechts zeigt (REACH: Regulation, Evaluation und Authorization of Chemicals – Registrierung, Bewertung, Zulassung und Beschränkung chemischer Stoffe). Sämtliche neue Chemikalien werden streng geprüft und auf ihre Giftigkeit getestet, doch die vor 1981 produzierten haben »Bleiberecht« und wurden bislang nicht den geltenden Testvorschriften unterworfen. Das soll sich aber ändern, etwa 30 000 Chemikalien werden nun einer Reihe von Sicherheitsprüfungen unterzogen, um zu kontrollieren, ob sie endokrine Störungen verursachen – entweder als Einzelkomponenten oder in Kombination mit anderen Substanzen. Chemikalien können natürlich in Kombination einen ganz anderen Effekt haben, daher ist das ein wichtiger Ansatz, allerdings fragt man sich, ob die Verantwortlichen ihre Hausaufgaben in Mathematik gemacht haben. Die Zahl der möglichen Kombinationen von 30 000 verschiedenen Chemikalien ist größer als die Zahl der Atome im Universum. Ein weiteres Problem besteht darin, dass es bislang noch kein allgemein anerkanntes Testverfahren gibt, um endokrin wirksame Substanzen zu identifizieren. Manche Wissenschaftler wie etwa Fred vom Saal, Professor für Biologie an der Universität Missouri, behaupten, dass Tests mit der Normaldosis (bei denen man die Dosis erhöht, bis man eine Wirkung feststellt) für diese Verbindungen nicht ausreichen, da sie seiner Ansicht nach in winzigen Mengen giftiger sind als in großen.

Das ganze Thema ist sehr umstritten und wirkt sehr polarisierend. Viele Schlagzeilen in den Medien und entsprechend auch die öffentliche Wahrnehmung folgen einer Art Holzhammerlogik. So denkt man beispielsweise, eine verfrühte Pubertät sei »unnatürlich«, daher sei es logisch, dass es für dieses Phänomen auch einen »unnatürlichen« Grund geben muss. Vom Menschen produzierte Umweltgifte passen da besser ins Bild als dicke Kinder, die sich zu wenig bewegen.

Viele Chemikalien sind extrem gefährlich und bei direktem Kontakt und in großen Mengen giftig. Bauern, die ihre Pflanzenschutzmittel selbst mischen, sind diesen direkter und stärker ausgesetzt als die Verbraucher, die später das behandelte Gemüse verzehren. Einige Chemikalien wurden komplett verboten, entweder, weil sie stark toxisch waren oder weil es Belege für Bioakkumulation gab (das heißt, dass ein Stoff nicht ausgeschieden wird, sondern sich im Körper anreichert, normalerweise im Fett; die Schadstoffe konzentrieren sich im Körper, das heißt, der Anreicherungsgrad kann sich steigern, je höher man in der Nahrungskette steht) oder weil sie über viele Jahre in der Umwelt bestehen bleiben, also persistent sind. Das Pestizid DDT zum Beispiel, das in vielen Ländern seit über 30 Jahren verboten ist, hat alle drei Eigenschaften, es ist toxisch, bioakkumulativ und persistent. Auch PCB (polychlorierte Biphenyle), chlorierte Verbindungen, die als Kühlmittel, Hydraulikflüssigkeit oder zur Isolierung von beispielsweise Transformatoren eingesetzt werden, sind toxisch, bioakkumulativ und persistent. Sie wurden ebenfalls verboten. In Europa und den USA sind Pestizide strengen Vorschriften unterworfen. Das zeigt Wirkung: Ihre Konzentration in der Umwelt ist in den letzten zehn Jahren kontinuierlich gesunken.

Heute macht man sich mehr Sorgen um Chemikalien, die quasi allgegenwärtig sind und überall in unserem Leben vorkommen, zum Beispiel Bisphenol A (ein Polymer, das zur Auskleidung von Konserven- und Getränkedosen und generell bei Kunststoffen verwendet wird), Phthalate (Weichmacher), Flammschutzmittel und viele andere Chemikalien, die man in Toilettenartikeln und Kosmetika findet. Was all diese Chemikalien miteinander verbindet, ist ihre Eigenschaft, die hormonellen Vorgänge im Körper zu verändern. Sie sind schwach hormonell oder antihormonell wirksam, normalerweise östrogen (das heißt, sie verhalten sich wie weibliche Hormone), androgen (wie männliche Hormone) oder anti-androgen oder anti-östrogen. Einige Substanzen zeigen abhängig von der Dosis Kombinationseffekte und können in kleinen Mengen auch wohltuend sein (ein Effekt, der Hormesis genannt wird), während sie in hohen Dosen schaden. Sie können eine sehr starke oder gar keine Wirkung entfalten, je nachdem, in welcher Lebensphase ihnen ein Organismus ausgesetzt ist. Endokrin wirksame Substanzen richten wahrscheinlich eher im fötalen Stadium als im hohen Alter Schaden an.

Bevor Sie nun schreiend davonlaufen, sollten wir diese Erkenntnisse im Zusammenhang sehen. Wir nehmen jeden Tag große Mengen an Nahrungsmitteln auf, die endokrin wirksam sind, fast jeder Bissen enthält etwas, was die Wirkung der Hormone verändern kann – ohne dass es uns schadet. Pflanzliche Nahrung enthält mindestens 12 000 chemische Stoffe, die von der Pflanze aus verschiedenen Gründen gebildet werden – aus strukturellen Gründen, um andere Tiere anzulocken, um sich zu schützen oder aus hormonellen Gründen. Kohl zum Beispiel enthält 49 natürliche Pestizide, von denen einige nicht in der Landwirtschaft eingesetzt werden dürfen, weil sie bei Laborratten Krebs verursachten. Der Verzehr von Kohl (und anderen Mitgliedern der Kohlfamilie wie Blumenkohl und Rüben) beeinflusst die Funktion der Schilddrüse und behindert die Wirkung von Östrogen. Die meisten Bohnen wie Sojabohnen und Kichererbsen enthalten so genannte Isoflavone, die sowohl eine östrogene als auch anti-östrogene Wirkung besitzen. Sekundäre Pflanzenstoffe, die den Östrogenspiegel beim Menschen beeinflussen, bezeichnet man als Phytoöstrogene. Wir werden darauf noch ausführlicher im Kapitel 6 in Verbindung mit ihrer Wirkung bei Wechseljahresbeschwerden eingehen. Derartige Lebensmittel sind seit Jahrhunderten Bestandteil der menschlichen Ernährung, daher sagt uns der gesunde Menschenverstand, dass wir davor keine Angst haben müssen. Sicherlich überlegt niemand lange, welche hormonstörende Wirkung Kohlsalat hat, sondern isst ihn einfach.

Die Hysterie in den Medien erhielt jedoch durch die gut dokumentierte »Feminisierung der Natur« Auftrieb, bei der von Menschenhand geschaffene endokrin wirksame Substanzen Probleme bei Wassertieren verursachen. Die Geschichte begann vor etwa 15 Jahren, als man feststellte, dass die männlichen Alligatoren im Lake Apopka in Florida abnorm kleine Hoden und einen niedrigen Testosteronspiegel hatten. Man dachte, die Ursache könnte der östrogene Effekt des Pestizids DDT und seines Spaltprodukts DDE sein. Von den Spaltprodukten der im See vorhandenen PCB wusste man außerdem aus Versuchen mit Schildkröteneiern, dass sie als synthetisches Östrogen wirken. Je nach Temperatur sind die Eier von Krokodilen und Schildkröten überwiegend männlich oder weiblich. Wenn die Eier bei einer »männlichen« Temperatur ausgebrütet, aber mit PCB bestrichen werden, dreht sich das Geschlecht um, so als ob man das Ei mit Östrogen bestrichen hätte. Es wurden noch weitere derartige Effekte im Tierreich beobachtet, vor allem bei Wassertieren, aber auch bei Panthern und anderen großen Raubtieren.

Ein weiteres, drastisches Beispiel für eine endokrin wirksame Substanz ist TBT (Tributylzinn), das im Materialschutz zum Beispiel für Schiffsanstriche verwendet wird, um den Schiffsrumpf zu schützen. TBT gelangt ins Meerwasser, wo sich weibliche Meeresschnecken unter dem Einfluss von TBT in unfruchtbare Männchen verwandeln. Bis 2008 soll TBT verboten werden. TBT wirkt nicht östrogen, nimmt aber dennoch Einfluss auf die Fortpflanzungsorgane, indem es den Testosteronspiegel von weiblichen Meeresschnecken in die Höhe schnellen lässt.

Untersuchungen von Fischen in Kläranlagen in England und Wales zeigten, dass viele sowohl männliche als auch weibliche Merkmale besaßen. Das ließ die Alarmglocken schrillen und führte zu einer Reihe von Tests, bei denen Vitellogen-Proben genommen wurde. Vitellogen ist ein weibliches Eidotter-Protein, das normalerweise von weiblichen Fischen gebildet und von Östrogen kontrolliert wird. Männchen bilden Vitellogen nur, wenn sie hohen Dosen von Östrogen ausgesetzt sind, daher wird es auch häufig als Nachweis für Östrogen in der Umwelt verwendet. Bei Regenbogenforellen, die in das Abwasser von Kläranlagen gesetzt wurden, erhöhte sich die Konzentration von Plasma-Vitellogen um das 100 000- bis 500 000-Fache, männliche Fische hatten fast so hohe Werte wie Weibchen. Die britische Umweltbehörde veröffentlichte 2004 einen Bericht, der zeigte, dass von 1500 Fischen an 50 verschiedenen Flussstellen über ein Drittel der Männchen weibliche Merkmale hatte, vor allem junge Fische waren in dieser Hinsicht besonders empfindlich. Der Effekt schien sich mit zunehmendem Schadstoffgehalt zu verstärken. Es gibt noch zahlreiche weitere Untersuchungen, die die weitverbreitete Wirkung von endokrin wirksamen Substanzen auf die Tierwelt belegen.

Manche Wissenschaftler behaupten, entsprechende Auswirkungen ließen sich auch bei Menschen feststellen. 1993 formulierten die beiden Wissenschaftler Richard Sharpe und Niels Skakkebaek die Hypothese, dass der verstärkte Kontakt mit Östrogen in der ersten Lebensphase das Risiko für zwei bestimmte Fehlbildungen der Genitalien beim Menschen erhöht: Hypospadie, eine angeborene Fehlmündung der Harnröhre, und Hodenhochstand (Cryporchismus), bei dem die Hoden in der Bauchhöhle bleiben und sich nicht in den Hodensack senken. Dazu kommen noch Hodenkrebs und eine sinkende Spermienzahl (diese Symptome werden unter dem Kürzel TDS zusammengefasst – Testicular Dysgenesis Syndrom: Entwicklungsstörungen der männlichen Reproduktionsorgane). Den Ursprung dieser Entwicklungsstörungen vermutet man im Mutterleib, wenn sich die männlichen Fortpflanzungsorgane herausbilden. Belege, die diese Theorie stützen, kamen von Jungen, die während der Schwangerschaft ihrer Mutter dem starken synthetischen Östrogen DES ausgesetzt waren, bei ihnen häuften sich diese Fehlbildungen. Die steigende Anzahl von Fehlbildungen wurde schon bald als Beweis für die Wirkung hormonell aktiver Substanzen beim Menschen gewertet.

In den Blickpunkt der Öffentlichkeit rückte das Thema, als der amerikanische Journalist Theo Colborn 1996 sein Buch *Our Stolen Future* (deutsche Ausgabe: *Die bedrohte Zukunft*) veröffentlichte, das eine ähnliche Wirkung zeigte wie *Silent Spring* (deutsche Ausgabe: *Der stumme Frühling*), Rachel Carsons Buch über Pestizide, das zwei Jahrzehnte zuvor erschienen war. 1996 strahlte die BBC die Dokumentation *Horizon's »Assault on the Male«* aus, die zahlreiche Preise gewann und großen Einfluss ausübte.

Welche Beweise gibt es nun für die Auswirkungen auf den Menschen? Die nachlassende Fortpflanzungsfähigkeit des Mannes wurde in den vergangenen zwei Jahrzehnten zwar registriert, allerdings nur sehr lückenhaft festgehalten. Die Zahl der Spermien ist angeblich gesunken, doch es gibt enorme regionale Schwankungen. In der Welt-Spermienliga weisen die Finnen ebenso wie die New Yorker besonders hohe Zahlen auf, Dänen und die Bewohner anderer amerikanischer Städte wie zum Beispiel San Francisco stehen dagegen am Tabellenende. Auch bei ein und demselben Mann (ganz zu schweigen von verschiedenen Männern) kann die Spermienzahl stark variieren, da sie von einer Vielzahl weiterer Faktoren beeinflusst wird, etwa, ob man eine sitzende Tätigkeit ausübt (was heutzutage bei Männern wesentlich häufiger vorkommt als früher) oder wie sexuell aktiv man ist. Besonders die Enthaltsamkeit bringt dabei die Statistik für die Zahl der Spermien und ihre Qualität durcheinander. Die Regel »verwenden oder verschwenden« ist tatsächlich wörtlich zu nehmen, denn je mehr Sperma gebraucht wird, desto mehr wird auch gebildet. Wenn ein Mann nicht regelmäßig ejakuliert, sinken rasch Qualität und Quantität der Spermien. Beim Vergleich der Spermienzahlen fällt zusätzlich noch ins Gewicht, dass sich die Methoden zur Beurteilung der Qualität in den letzten 30 Jahren erheblich verändert haben, wodurch ein echter Vergleich schwierig ist.

Zweifellos ist die Zahl der Hodenkrebserkrankungen gestiegen, in einigen Ländern hat sie sich sogar verdreifacht, außerdem tritt die Krankheit heute bei jüngeren Männern auf. In Großbritannien hat sich das Auftreten dieses früher eher seltenen Krebses in den letzten 30 Jahren verdoppelt. Doch wieder schwanken die Angaben, obwohl sie deutlich solider sind als bei den Spermienzählungen, von Land zu Land. In Dänemark ist die Zahl der Hodenkrebserkrankungen am höchsten, im nahegelegenen Finnland dagegen ist sie eine der niedrigsten. Die Zahl der Erkrankungen stieg jedoch schon vor der Einführung vieler verdächtiger Substanzen an, außerdem erhöht sie sich offenbar immer noch, obwohl der Einsatz der potenziell krebserregenden Mittel mittlerweile eingeschränkt ist. Der Anstieg der Krebsrate begann in Großbritannien bereits in den zwanziger Jahren, wenn wir also von den Auswirkungen auf den Fötus als mögliche Ursache sprechen, müssen wir auch die Zeit vor 1900 miteinbeziehen.

Woher kommen die Östrogene abgesehen von den Nahrungsmitteln sonst noch? Früher kursierte der moderne Mythos, dass Frauen, die die Pille nehmen, das Geschlecht der Fische in der Themse verändern. Heute ist das eine wissenschaftliche Tatsache.

Östrogene haben es in sich

Mann und Frau scheiden Östrogen über den Stuhl und Urin aus. Auch Tiere tun das. Es gibt verschiedene Varianten von Östrogenen, uns interessieren hier aber vor allem (in der Reihenfolge ihrer Wirksamkeit) Östriol, Östron und Östradiol. Östrogene werden zwar größtenteils in inaktiven Verbindungen ausgeschieden, doch einige dieser Verbindungen lösen sich vermutlich durch die Behandlung in der Kläranlage und werden wieder aktiv.

Männer scheiden im Urin bis zu 3,9 Mikrogramm Östron am Tag aus. Zum Vergleich: Frauen in der Menopause scheiden bis zu 5,6 Mikrogramm pro Tag aus oder sogar bis zu 33 Mikrogramm bei einer Hormonersatztherapie. In der zweiten Zyklushälfte sind es bei einer Frau 11,7 Mikrogramm am Tag, bei Schwangeren sogar 550 Mikrogramm am Tag im Urin und im Stuhl.

Östradiol ist das wirksamste natürliche Östrogen. Über den Urin und Stuhl scheiden menstruierende Frauen bis zu 4,6 Mikrogramm am Tag aus, bei Schwangeren sind es 445 Mikrogramm. Männer scheiden übrigens täglich bis zu 2,4 Mikrogramm Östradiol aus.

Besorgniserregend ist aber das Ethinylöstradiol (das synthetische Östrogen in der Pille), weil es 25-mal so wirksam ist wie das natürliche Östradiol. Frauen, die die Pille nehmen, scheiden im Durchschnitt 10,5 Mikrogramm am Tag aus, also etwa 40 Prozent der 26 Mikrogramm, die sie jeden Tag mit der Pille einnehmen. Ein Großteil wird über den Urin ausgeschieden. Damit Sie sich eine bessere Vorstellung von der Wirksamkeit machen können, nehmen wir folgenden Vergleich: Man muss 4 Milligramm natürliches Östrogen am Tag einnehmen, um den gleichen Verhütungseffekt zu erzielen wie mit nur 50 Mikrogramm der synthetischen Version. Das synthetische Östradiol wird verwendet, weil es sich im Blut nicht so schnell löst und so einen anhaltenden Verhütungseffekt gewährleistet.

Insgesamt scheidet jeder Erwachsene in Großbritannien durchschnittlich jeden Tag 10,5 Mikrogramm Östron und 6,6 Mikrogramm Östradiol aus. Bei weitem die größten Produzenten von natürlichem Östrogen sind schwangere Frauen. Rechnet man dazu noch die Belastung durch tierische Exkremente, hat man eine natürliche Östrogenbelastung, die es eindeutig auch schon vor Einführung der Pille gab. Außerdem werden schätzungsweise etwa 80 Prozent des Östradiols, 65 Prozent des Östrons und 85 Prozent des synthetischen Östradiols durch die Aufbereitung des Klärschlamms in den Kläranlagen beseitigt.

Obwohl sich synthetisches Östradiol im Wasser nur gerade noch so nachweisen lässt, sind steroide Östrogene nach wie vor die hormonell wirksamsten Substanzen im Abwasser von Kläranlagen. Ein Hinweis darauf, dass sie im Wasser Probleme verursachen, ist die Tatsache, dass zwischengeschlechtliche Fische (Zwitter) hauptsächlich flussabwärts von den Einleitungsrohren der Kläranlagen in Flüssen vorkommen und nicht flussaufwärts. Man fragt sich, ob es vor 30 Jahren auch schon so viele Zwitterfische gab wie heute, doch leider wurde das damals nicht untersucht. In den sechziger und siebziger Jahren war die Dosierung des synthetischen Östrogens in der Pille deutlich höher als heute. Aber in den sechziger Jahren waren die Flüsse so schlimm verschmutzt (und dadurch so sauerstoffarm), dass man eher die toten Fische zählte als nachzusehen, ob die wenigen Überlebenden Missbildungen an den Geschlechtsorganen hatten.

Es gibt noch eine weitere Quelle für natürliches Östrogen. Säugetiere beginnen ihr Leben im Bauch der Mutter, deren Blutkreislauf voller Östrogene ist. Das Blut der Mutter und das des Fötus mischt sich jedoch nicht. Und obwohl die Nebennieren des Kindes kleine Steroidfabriken sind, ist das Kind dem Hormon nicht direkt ausgesetzt, weil die Steroide in weniger aktiver Form als Bauteile an die Plazenta weitergegeben werden. Viele Geschlechtssteroide im Fruchtwasser sind an ein Eiweiß, das Alphafetoprotein oder AFP (das Sie vielleicht besser als Grundlage für den Test auf einen Neuralrohrdefekt kennen), gebunden, trotzdem ist das Fruchtwasser stark mit weiblichen Geschlechtshormonen angereichert, in denen das Baby schwimmt. Das deutet darauf hin, dass Babys, vor allem männliche Babys, eine Art Schutz gegen deren verweiblichende Wirkung haben. Wie wir in Kapitel 2 festgestellt haben, bestimmen Hormone im Grunde über das Geschlecht der Jungen, denn selbst wenn ihre Chromosomen »männlich« sagen, wird ein männliches Kind weiblich wirken, wenn an einem bestimmten Punkt der Schwangerschaft nicht eine Flut von männlichen Hormonen einsetzt. Die Voreinstellung des Geschlechts in der Gebärmutter ist weiblich und ändert sich erst, wenn das Y-Chromosom die Testosteronproduktion einschaltet.

Es gibt Hinweise darauf, dass Schwankungen in der mütterlichen Östrogenkonzentration mit einem erhöhten Hodenkrebsrisiko und Hodenhochstand einhergehen. Eine Erklärung dafür wäre die heutige Ernährung mit viel Fett und wenig Ballaststoffen, die das Östrogen in der Blutbahn der Mutter erhöht und dadurch möglicherweise für die Fehlbildungen bei Jungen und für ein erhöhtes Brustkrebsrisiko bei Mädchen verantwortlich ist. Interessant ist auch, dass Fehlbildungen der Hoden bei Erstgeborenen wahrscheinlicher sind. Bei der ersten Schwangerschaft ist der Östrogenspiegel am höchsten.

Östrogene Chemikalien

Pestizide mit östrogener Wirkung wie PCB sind heute verboten. Ebenfalls verboten ist der Einsatz von DES, einem synthetischen Östrogen, das in den fünfziger und sechziger Jahren zur Verhinderung einer Fehlgeburt verabreicht wurde. Allerdings haben viele Chemikalien, die heute überall verwendet werden, wie etwa Bisphenol A oder Phthalate (Weichmacher), eine östrogene oder antiöstrogene Wirkung. Bisphenol A wurde ursprünglich als synthetisches Östrogen entwickelt, bevor es weitere Verwendung in Kunststoffen fand. Es dockt an Östrogenrezeptoren an, wodurch die Zellen glauben, dass ihnen eine echte Botschaft vom Östrogen übermittelt wird. Weichmacher, die in Europa seit 2004 in Kinderspielzeug und Babypflegeprodukten verboten sind, verhindern, dass sich natürliches Östrogen an seine Rezeptoren bindet.

Diese Chemikalien finden sich überall – wir können sie nicht einfach aus der Umwelt entfernen. Ohne sie wäre unser Leben auch nicht sonderlich bequem oder angenehm. Phthalate und Bisphenole sind für sich genommen um fünf Größenordnungen (also um das 100 000-Fache) weniger wirksam als das Östrogen in unserem Körper und um das 100-Fache weniger wirksam als die Pflanzenöstrogene, die wir täglich mit der Nahrung aufnehmen. Doch es wird befürchtet, dass es einen Kumulierungseffekt geben könnte, das heißt, dass kleine Mengen vieler verschiedener Chemikalien die Wirkung mehr verstärken als die Summe der einzelnen Chemikalien. Angesichts dieser Überlegungen mag es kaum überraschen, dass manche Wissenschaftler die Meinung vertreten, wir würden in einem Meer von Östrogenen leben, was nicht nur in den wachsenden Missbildungen bei männlichen Geschlechtsorganen, sondern auch in der steigenden Zahl der Brustkrebserkrankungen zum Ausdruck komme.

Brustkrebs

Weil die Zahl der Brustkrebserkrankungen so rapide gestiegen ist, glauben viele, dass es dafür eine Ursache in unserer Umwelt geben muss. Wir wissen, dass Brustkrebs in erster Linie hormongesteuert ist, etwa 75 Prozent der Tumore haben Östrogenrezeptoren. Der größte Risikofaktor für Brustkrebs ist das Alter (dazu mehr in Kapitel 6), weitere Faktoren beziehen sich auf das körpereigene Östrogen (und die Dauer, wie lange man dem ausgesetzt ist). Je mehr Zeit beispielsweise zwischen dem Einsetzen der Menstruation und der Menopause liegt, desto größer ist das Risiko. Mit wachsendem Übergewicht steigt ebenfalls das Risiko (weil bei Übergewicht mehr Östrogen im Körper zirkuliert). Veränderungen der Lebensgewohnheiten sind eine weitere Ursache für den Anstieg: Frauen bekommen früher ihre Tage und haben weniger Kinder, außerdem werden sie später schwanger als noch vor einer Generation; sie sind übergewichtiger und trinken mehr Alkohol, das alles sind bekannte Risikofaktoren. Zum Teil lässt sich der Anstieg auch auf die Einführung der Mammographie zurückführen – als in Großbritannien mit regelmäßigen Untersuchungen begonnen wurde, gab es bei der Zahl der entdeckten Erkrankungen einen deutlichen »Sprung« nach oben. Berücksichtigt man all diese Faktoren, bleibt ein tatsächlicher Anstieg um 5 Prozent, dessen Ursachen nicht bekannt sind. Es könnten Chemikalien sein. Es könnten die Lebensgewohnheiten oder etwas ganz anderes sein, aber es ist einfacher, den Chemikalien die Schuld zu geben, weil wir gegen deren Einsatz etwas ausrichten können, wenn wir demonstrieren oder sie verbieten.

Brustkrebs kann sich während des gesamten Lebens einer Frau entwickeln, man glaubt jedoch, dass Mädchen in der Pubertät am stärksten durch krebserregende Substanzen gefährdet sind. Kann die Aufnahme von östrogenähnlichen Stoffen in der Jugend der Grund für die höhere Brustkrebsrate heutzutage sein? Eine Studie brachte chlororganische Stoffe, die östrogen wirken und sich im Brustfett anlagern, mit Brustkrebs in Verbindung, die meisten späteren Untersuchungen konnten das jedoch nicht bestätigen. Jahrelang hielt man auch die synthetischen Östrogene in der Pille für krebserregend. Heute weiß man, dass das Brustkrebsrisiko zwar während der Pilleneinnahme leicht steigt, es aber keinen Langzeiteffekt gibt. Wer eine Hormonersatztherapie über fünf Jahre oder länger durchführt, hat ein erhöhtes Brustkrebsrisiko, das etwa dem entspricht, als würde man jeden Tag zwei Gläser Wein trinken. Allgemein ist sich die Wissenschaft mittlerweile überwiegend einig, dass endokrin wirksame Substanzen heute als Verursacher von Brustkrebs weit weniger in Frage kommen als die körpereigenen Hormone der Frau.

Besonders verwirrend ist bei der Diskussion um hormonell wirksame Umweltgifte, dass man sich einerseits über synthetische östrogene Chemikalien sorgt, die Brustkrebs verursachen, andererseits Frauen aber drängt, mehr Nahrungsmittel zu essen, die pflanzliche Östrogene enthalten, um so Brustkrebs zu *verhindern,* weil man festgestellt hat, dass Frauen in Asien, die große Mengen davon verzehren, die niedrigste Brustkrebsrate haben. Das erscheint sehr widersprüchlich. Ist es einfach so, dass synthetische Östrogene stark wirksam und böse sind, natürliche Östrogene dagegen schwach und gut und eher positive denn negative Auswirkungen auf die Gesundheit haben? Eine Studie, bei der verschiedene Arten von Östrogenen der unreifen Gebärmutter einer Maus zugeführt wurden, ergab kürzlich, dass die Östrogene, sobald sie mit den Östrogenrezeptoren im Gewebe interagieren, die genau gleichen 179 Gene in einer Zelle aktivieren, egal, ob es sich um das natürliche Östrogen Genistein (ein Phytoöstrogen) oder ein synthetisches Östrogen handelt. Auf Zellebene wird also kein Unterschied gemacht zwischen künstlichen und natürlichen Formen von Östrogen. Jedes birgt Risiken und hat Vorteile, je nach Zielgewebe und Dauer, die das Gewebe dem Östrogen ausgesetzt ist. Kein Östrogen ist völlig gut oder schlecht.

Eine weitere Panik, die in Zusammenhang mit Brustkrebs geschürt wird, ist die Angst vor Parabenen, die ebenfalls östrogen aktiv sind und in vielen Kosmetika und Körperpflegeprodukten vorkommen. Parabene stehen im Verdacht, aufgrund ihrer Verwendung in Deodorants Brustkrebs auszulösen. Dazu sollten Sie wissen, dass Unterarmdeos häufig keine Parabene enthalten. Das liegt nicht daran, dass aufgeschreckte Hersteller sie plötzlich nicht mehr verwenden. Nein, es war schon immer so, weil das normale Konservierungsmittel für Deodorants Alkohol ist, man braucht keine Parabene (die normalerweise als Konservierungsmittel zugesetzt werden). Abgesehen davon ist es nicht gerade seriös, wenn sich die Verbindung zwischen Deodorants und Brustkrebs daraus ergibt, dass der steigende Absatz von Deodorants den Anstieg der Brustkrebserkrankungen spiegelt. Darin einen Zusammenhang zu sehen, ist ein bisschen so, als wenn man den Absatz von Bananen in der Nachkriegszeit mit den steigenden Geburtenraten gleichsetzt. Es stimmt, beide stiegen gemeinsam an, aber wird man von Bananen schwanger? Wenn Deodorants wirklich die Ursache für Brustkrebs wären, sollte die Ursache vor der Wirkung stehen – auf einen starken Anstieg der Verkaufszahlen folgt Jahre später (da Krebs Jahrzehnte braucht, um sich zu entwickeln) die entsprechende Steigerung bei der Brustkrebsrate. Aber dieses Bild bietet sich uns nicht. Man sollte auch erwarten, dass die Zahl der Brustkrebserkrankungen in Ländern höher ist, in denen viel Deodorant verwendet wird. Die Brustkrebsraten in Japan und Amerika unterscheiden sich deutlich voneinander, der Gebrauch von Deodorants ist dagegen vergleichbar. Machen Sie sich also lieber über andere Dinge Gedanken.

Anti-androgene Effekte

Wenn die Ursachen für die Unfruchtbarkeit der Männer zunehmen, wäre es eigentlich logischer, dass dahinter Substanzen mit einer anti-androgenen Wirkung stehen, die die Testosteronbildung beeinflussen. Es gibt viele Chemikalien, die anti-androgen wirken und seit dem Zweiten Weltkrieg im Einsatz sind, allerdings kann man damit nicht den frühen Anstieg der Hodenkrebsrate erklären.

Männliche Ratten, die Phthalaten ausgesetzt wurden (Weichmacher, von denen einige eine anti-androgene Wirkung haben), sind weniger fruchtbar und haben ein höheres Risiko, Hodenkrebs zu bekommen. Phthalate können sich im Körper anreichern, wobei Frauen im fortpflanzungsfähigen Alter offenbar eine höhere Konzentration im Körper haben als die übrige Bevölkerung. Im Wasser verursachen Anti-Androgene Missbildungen bei männlichen Fischen.

Sind hormonell aktive Chemikalien – unabhängig davon, ob es sich um anti-androgene oder anti-östrogene Substanzen handelt – wirklich die Ursache für Fortpflanzungsprobleme beim Mann? Im Wasser besteht daran kein Zweifel, doch trotz emsiger Forschung gibt es für den Menschen noch keine definitiven Belege. Die Datenmenge zur männlichen Fortpflanzungsfähigkeit als verwirrend zu beschreiben, wäre eine Untertreibung. Besonders schwer zu verstehen ist dabei, dass die Daten so verschieden sind. Unterschiedliche Hodenkrebsraten in nahe beieinanderliegenden Ländern deuten nicht auf einen globalen Schadstoff hin. Wenn die steigende Zahl der Hodenkrebserkrankungen auf Östrogene zurückzuführen ist, warum ist dann in den Ländern, in denen die höchsten Mengen an Phytoöstrogenen verzehrt werden, die Krebsrate am niedrigsten? Chemikalien mit einer noch schwächeren östrogenen Wirkung scheinen als Ursache eher unwahrscheinlich. Anti-Androgene kommen da eher in Frage, obwohl sie erst eingeführt wurden, nachdem der Anstieg der Hodenkrebsrate schon eingesetzt hatte. Glaubt man den Laborversuchen an Tieren, sollte es weltweit eine regelrechte Epidemie von Hodenkrebs und Unfruchtbarkeit geben, aber so ist es nicht. Wenn sich Anti-Androgene auf die männliche Entwicklung auswirken, warum lassen sich dann keine Störungen in der Pubertät von Jungen feststellen?

Damit soll nicht die eindeutige Wirkung auf Wassertiere schöngeredet werden. Ich möchte auch nicht gutheißen, dass viele Chemikalien ohne große Tests einfach so auf den Markt gelangen. Aber das wird sich ändern, vor einer Zulassung muss zunächst die hormonelle Wirkung überprüft werden. In diesem Sinn hat das Buch *Die bedrohte Zukunft* das erreicht, was *Der stumme Frühling* hinsichtlich der Kontrolle und Regulierung von Chemikalien geschafft hat, was völlig richtig ist, auch wenn die Genehmigungsverfahren, wie ich bereits angedeutet habe, schwerfällig sind und man daher mit Sicherheit noch etwas daran ändern muss.

Obwohl ich Berge von Material zu diesem Thema durchgearbeitet habe, bin ich nach wie vor der Meinung, dass veränderte Ernährungs- und Lebensgewohnheiten viel eher als Ursache von Fortpflanzungsproblemen in Frage kommen als endokrin wirksame Umweltgifte. Beispielsweise hat sich im Lauf von 50 Jahren unser Arbeitsplatz völlig verändert: Heute üben wir größtenteils eine sitzende Tätigkeit aus und verschaffen uns in der Freizeit Bewegung, früher war es genau umgekehrt. Berufe, bei denen man den ganzen Tag sitzt, etwa Taxifahren, werden mit niedrigen Spermienzahlen in Verbindung gebracht. Querschnittsgelähmte, die vor ihrem Unfall noch zeugungsfähig waren, können danach unfruchtbar werden, weil die Spermien durch das ständige Sitzen in den Spermafabriken (den Hoden) zu viel Körperwärme abbekommen. Weniger Bewegung, veränderte Ernährungsgewohnheiten, Rauchen und Trinken, die bewusste späte Familienplanung (was auch bedeutet, dass Paare eher professionellen Rat suchen) – all diese Faktoren haben Einfluss auf die Probleme bei der Fortpflanzung, für die man jetzt die endokrin wirksamen Substanzen verantwortlich macht.

Bislang gibt es noch keinen definitiven Beweis, dass hormonell aktive Chemikalien dem Menschen schaden, obwohl das nicht heißt, dass es Menschen mit Genvariationen gibt, die empfindlicher auf angeborene oder chemisch verursachte östrogene Störungen reagieren. Man darf nie vergessen, dass etwas, das auf die Bevölkerung insgesamt umgerechnet ein sehr niedriges Risiko birgt, dennoch für den Einzelnen schwere Folgen haben kann. Die Wahrscheinlichkeit von eins zu einer Million an etwas zu sterben, wird von den meisten als sehr geringes Risiko eingestuft, dennoch würden in einem solchen Fall 70 Menschen in Großbritannien zu Tode kommen.

Viele werden jetzt sagen, dass trotzdem Vorsicht das oberste Prinzip sein muss und wir die Zukunft unserer Kinder schützen sollten, indem wir endokrin wirksame Chemikalien verbieten. Allerdings besteht dabei die Gefahr, dass man so ein kleines theoretisches Risiko gegen ein viel größeres reales eintauscht. Flammschutzmittel zum Beispiel zählen zu den hormonell wirksamen Chemikalien, dennoch retten sie jedes Jahr Tausenden das Leben. In einigen Ländern wurde das DDT-Verbot wieder aufgehoben, weil das Risiko, an Malaria zu sterben, unendlich höher war als durch DDT umzukommen.

Die Debatte ist stark polarisiert, auf beiden Seiten stehen finanzielle Interessen; einerseits die chemische Industrie, die auf jeden Fall eine Flut von Prozessen verhindern will, auf der anderen Seite Wissenschaftler, für die endokrin wirksame Substanzen eine wahre Goldgrube sind, weil vor allem die EU zur Untersuchung ihrer Auswirkungen fast unbegrenzte Mittel zur Verfügung stellt. Jede Arbeit zu diesem Thema endet mit dem Satz »weitere Forschung ist notwendig«. Dass so fleißige Bemühungen nur so wenige harte Fakten erbracht haben, ist allein schon ziemlich aufschlussreich.

Noch ein letzter Gedanke. Der Anteil der männlichen Neugeborenen im Verhältnis zu den weiblichen ist in Dänemark, England, Wales, den USA und Kanada zurückgegangen. In einer faszinierenden Arbeit untersuchte Karen Norberg 86 000 Geburten und stellte fest, dass Söhne eher von Frauen geboren werden, die vor der Empfängnis mit ihren Partnern zusammenleben oder verheiratet sind. Das ist interessant, weil zweifellos Hormone am Werk waren. Hier greift der gleiche Mechanismus, der dazu führt, dass bestimmte Berufsgruppen mehr Söhne haben. Der soziale Faktor könnte auch erklären, warum in Ländern, in denen eine wachsende Zahl von Kindern aus vorübergehenden Beziehungen stammen, die Zahl der neugeborenen Jungen gesunken ist. Hormone reagieren ebenso auf soziale und kulturelle Veränderungen wie auf Chemikalien in der Umwelt.

Hormon-Handelskriege

Viele Menschen machen sich Gedanken über die Wirkung von Hormonen im Fleisch. 1985 kam der Lamming-Ausschuss, eine Arbeitsgruppe von Experten und Wissenschaftlern, die von der EU beauftragt worden war, zu dem Schluss, dass die Verwendung bestimmter wachstumsfördernder Mittel bei Tieren ungefährlich war. Doch die EU ignorierte diese Empfehlung und verbot die Substanzen. Diese politische Risikoeinschätzung wiederholte sich 2004, als die EU den Rat der eigenen Experten in den Wind schlug, den Einsatz von Weichmachern zu untersagen. Erst im Juni 2005 beschloss das EU-Parlament, den Einsatz von Weichmachern im Kinderspielzeug ab 2006 zu verbieten. 1988 verbot die EU die Einfuhr von Fleisch, wenn die Tiere mit Wachstumshormonen behandelt worden waren, im Grunde also von sämtlichem Fleisch aus den USA und Kanada, obwohl ein anderer Ausschuss zu den gleichen Schlussfolgerungen wie der Lamming-Ausschuss gekommen war. Die EU reagierte in beiden Fällen eindeutig auf Befürchtungen der Öffentlichkeit und stellte diese über die harten Fakten.

Manche Rinder erhalten die Steroide über das Futter, andere über ein Implantat im Ohr. Von den sechs verwendeten Hormonen sind drei natürlich (Testosteron, Östrogen und Progesteron) und drei synthetisch hergestellt: Trenbolonacetat (synthetisches Testosteron), Zeranol (synthetisches Östrogen) und Melengestrolacetat. Allgemein kann man sagen, dass Kühen männliche Hormone verabreicht werden und männlichen Tieren weibliche Hormone. Männlichen Rindern wurde früher das synthetische Östrogen DES (Diethylstilböstrol) gegeben, wodurch sie chemisch kastriert wurden und schneller wuchsen. Diese Methode ist in den USA und in Europa verboten. Kälbern wurden Stilbene (synthetische Steroide) direkt in den Schultermuskel gespritzt, wodurch erhebliche Rückstände im Fleisch blieben. Der Einsatz von Stilbenen ist mittlerweile in den USA und in Europa ebenfalls verboten.

Der finanzielle Anreiz, Hormone einzusetzen, ist enorm, denn diese steigern bei weniger Futter das Wachstum (um etwa 20 Prozent) – im Grunde erhält man so deutlich mehr Protein zu geringeren Kosten. Die Warnungen der mächtigen amerikanischen Fleischindustrie, dass bei einem Verbot von DES die Preise steigen würden, haben sich nicht bewahrheitet, die Industrie wich einfach auf Alternativen aus. Die Konzentration natürlicher Hormone lässt sich unmöglich überwachen, weil diese von Natur aus bei den Tieren stark schwankt. In den USA werden jedoch regelmäßig Stichproben auf synthetische Hormone durchgeführt, sie dürfen bestimmte Toleranzwerte nicht überschreiten.

Was bedeutet das für uns? Wachstumshormone werden zur Steigerung der Milcherträge eingesetzt. 30 Prozent der amerikanischen Milchkühe (aber nicht der europäischen) werden mit der gentechnisch hergestellten Version des Wachstumshormons behandelt, mit rBST. Das Wachstumshormon ist ein Protein (eine Kette von Aminosäuren) und überlebt die Wanderung durch Speiseröhre und Magen nicht. Und selbst wenn es das täte, das Molekül ist so groß, dass es nicht durch den Darm kommt. Der Darm eines Säuglings ist jedoch anders aufgebaut, damit er die großen Moleküle der Vormilch (Kolostrum) aufnehmen kann, ein Sekret, das dem Milcheinschuss vorhergeht und die Abwehrstoffe der Mutter auf das Kind überträgt. Die Vormilch enthält große Mengen IGF-I (insulin-like growth factors – insulinähnliche Wachstumsfaktoren), ein Botenstoff des Wachstumshormons. Sportler nehmen Kolostrum ein, weil sie glauben, dass sie dadurch IGF-I wie Babys absorbieren können. Aber ich schweife ab. Kehren wir von den Muskeln zurück zum Muskelfleisch und zu den Rindern.

Zum Aufspüren der winzigen Hormonmengen im Fleisch sind ultrasensitive Antikörpertests nötig (wir sprechen hier von Konzentrationen von Tausendstel Billionen), und zwar noch vor dem Erhitzen, denn dabei werden die meisten komplexen Moleküle zerstört. Oral eingenommene Sexsteroide müssen relativ hoch dosiert sein, sonst überleben sie im Darm nicht oder werden in der Leber abgebaut. Deswegen ist die Hormonkonzentration in der Pille oder in Tabletten bei einer Hormonersatztherapie relativ hoch. Die Konzentration im Fleisch ist dagegen verschwindend gering (verglichen mit den Sexualsteroiden, die wir ohne zu überlegen aufnehmen, wenn wir ein Ei essen) und winzig im Vergleich zu der Menge, die wir täglich an pflanzlichen Östrogenen aufnehmen. Der natürliche Testosterongehalt im Fleisch verschiedener Tiere schwankt enorm. Besonders empfindlich auf Hormone im Fleisch reagieren wahrscheinlich Kinder, denn bei ihnen ist die Grundkonzentration an Fortpflanzungshormonen sehr niedrig. Das betrifft beide Geschlechter gleichermaßen, vor allem während der Pubertät.

Zyniker sind der Ansicht, dass es beim Fleischhandelskrieg zwischen Europa und den USA weniger um Hormone geht als vielmehr darum, dass die USA billigere Ware herstellen, die die Existenz der europäischen Bauern gefährdet. Darin steckt bestimmt ein Körnchen Wahrheit, allerdings ist der Gedanke, Fleisch zu essen, das mit Hormonen vollgepumpt ist, ekelerregend, selbst wenn es keinen direkten Hinweis auf eine mögliche Gefahr gibt. Ein Hormonimplantat zu essen, ist dagegen eindeutig nicht gesund, deswegen bringt man die Implantate auch an den Ohren der Tiere an, die dann als Abfall entsorgt werden. Natürlich gibt es auch immer schwarze Schafe, also Landwirte, die sich nicht an diese Praxis halten. Was richtig angewandt vielleicht gar nicht gefährlich ist, kann durch das fahrlässige Verhalten einer Minderheit trotzdem großen Schaden anrichten.

Als das EU-Verbot in Kraft trat, argumentierten seine Gegner, ein kontrollierter Einsatz von Implantaten sei besser als der Schwarzmarkt, der durch ein absolutes Verbot entstehen würde. Sie hatten Recht. Der kriminelle Schwarzmarkt für Hormonpräparate blüht, ihre Verwendung in der europäischen Tiermast konnte nicht unterbunden werden. Vor allem in Irland wird Clenbuterol zu hohen Preisen an skrupellose Rindermäster verkauft. Clenbuterol ist kein Hormon, sondern ein Medikament, ein so genannter Beta-Agonist, und hat starke Auswirkungen auf das Herz- und Gefäßsystem und die Luftwege. Es wird im Darm nicht zerlegt. Die wachstumsfördernden Cocktails für die Fleischproduktion werden auf dem Schwarzmarkt verkauft, die Bauern haben oft keine

Ahnung, was sie ihren Tieren verabreichen, anscheinend kümmert sie das auch nicht. Sie wissen nur, dass es funktioniert. Hier sind es nicht die Hormone, sondern andere Zusätze, die Probleme verursachen – zum Teil auch deswegen, wie man sagen muss, weil ein Verbot verhängt wurde.

Schädigen Hormonrückstände im Fleisch die Gesundheit? In Kapitel 2 sprachen wir davon, dass Metzger je nach den gängigen Praktiken in der Tierhaltung einen unverhältnismäßig hohen Anteil an Töchtern beziehungsweise Söhnen hatten. Das Geschlechterverhältnis hat sich verändert, das könnte aber auch auf soziale Faktoren zurückzuführen sein. Die Veränderungen sind auch nicht dauerhaft, außerdem sind nicht alle Bewohner eines Landes, in dem es zu Veränderungen kam, begeisterte Fleischesser.

In den achtziger Jahren gab es die These, dass Hormone im Fleisch ein verfrühtes Einsetzen der Pubertät in Puerto Rico verursachten. Daraufhin führte die amerikanische Gesundheitsbehörde eine Untersuchung durch. Ein Labor fand im Blut einiger Mädchen, die vorzeitig in die Pubertät kamen, und in einigen Hühnerfleischproben Rückstände von Zeranol (ein synthetisches Östrogen). Dieses Ergebnis konnte jedoch nicht bestätigt werden. Bei der Untersuchung von Rindfleisch, Geflügel und Milch wurden 1985 keine Hormonrückstände gefunden. Es gibt immer noch keinen Beleg dafür, dass Hormone, wenn sie richtig eingesetzt werden, gesundheitsgefährdend sind. Womit wir wieder beim springenden Punkt wären. Werden sie denn richtig eingesetzt? Auch in Europa, wo Hormone in der Tiermast verboten sind, hat man keine Garantie, dass am Fleisch nicht herumgepfuscht wurde. Der Einfluss der großen Supermarktketten wird zwar immer wieder beklagt, aber hier muss man sagen, dass sie im Allgemeinen das Fleisch ihrer Zulieferer rigoroser testen als die zuständigen Behörden, schließlich haben sie einen Ruf zu verlieren.

Hormone werden immer wieder Schlagzeilen machen, und Hormone in der Umwelt werden noch einige Zeit lang ein besonders heißes und umstrittenes Thema sein, ein Streit, der sich wahrscheinlich auch nach Jahrzehnten nicht beilegen lässt. Im nächsten Kapitel beschäftigen wir uns mit einem weniger strittigen Thema: Dem Einfluss der Hormone auf unseren Fortpflanzungszyklus.

Kapitel 5

Hormonexplosionen 3

Hormone als Tyrannen

Der hormonelle Zyklus steuert das Leben einer Frau in ihren fruchtbaren Jahren. Schwankende Hormonkonzentrationen schicken uns auf eine monatliche Achterbahnfahrt der Launen und Emotionen, dazu kommen noch die Blutungen, die sowohl beruhigend als auch lästig sein können. Die Menstruation ist das sichtbare Zeichen eines komplexen hormonellen Fruchtbarkeitstanzes, der ab der Pubertät vom Gehirn dirigiert wird. Viele halten den Menstruationszyklus für unveränderlich, rigoros folgt im 28-Tage-Abstand einer auf den anderen, doch die Wirklichkeit sieht anders aus, der Zyklus ist viel flexibler, als es sich die meisten Menschen vorstellen, und lässt sich leicht durch äußere Einflüsse durcheinanderbringen.

Über die Jahre hinweg gibt man den Hormonen an so vielem die Schuld. Was immer auch das Problem sein mag – Stimmungsschwankungen, Aufgedunsensein, Unfruchtbarkeit, starke Blutungen – die Antwort lautet stets: »Das sind die Hormone.« In diesem Kapitel sollen Sie die Wahrheit über die Zyklushormone erfahren, außerdem soll ein kulturelles Hormonphänomen genauer unter die Lupe genommen werden: die Pille.

Hormonell und ganz individuell

Ich möchte Ihnen gern noch einmal die wichtigsten Beteiligten in diesem wunderbaren System vorstellen, das Ihre fruchtbaren Jahre bestimmt. Vom Hypothalamus haben wir das Gonadotropin freisetzende Hormon GnRH, vom Hypophysenvorderlappen zwei Schlüsselhormone, das Follikel stimulierende Hormon (FSH) und das luteinisierende Hormon (LH). In einem elegant orchestrierten *Pas de Trois* überzeugen diese drei Hormone die Eierstöcke, Östrogene (in verschiedenen Variationen) zu produzieren, außerdem Androgene (dito) und Progesteron. Und so funktioniert es:

Jeden Monat richtet sich Ihr Körper auf eine Schwangerschaft ein. Ein Ei – nicht nur ein olles Ei, sondern das Beste vom Besten –, muss ausgewählt und dann freigesetzt werden. In der Zwischenzeit wird die Gebärmutter auf eine Schwangerschaft vorbereitet; innerhalb eines Monats wandelt sich die Schleimhaut von einer Art Parkettboden zu einem flauschigen Teppich. Falls ein befruchtetes Ei auftauchen sollte, braucht es eine dicke, luxuriös ausgekleidete Schleimhaut, wo es einsinken, sich festsetzen und einnisten kann. Wenn es keinen Embryo gibt, muss die Schleimhaut wieder abgestoßen werden, damit sie nicht noch dicker wird.

Der Zyklus zerfällt in zwei Teile: die Zeit vor und nach dem Eisprung. Die Zeit davor bezeichnet man als Follikelphase, die Zeit danach als Gelbkörperphase. Schon zu Beginn der Menstruation fängt die FSH-Konzentration an zu steigen. Dieses Hormon übernimmt die Rolle des Rennleiters, der beim Start des Rennens die Flagge schwenkt. Er muss die Pferde und Reiter zur Räson bringen, damit sie auf sein Kommando hören. Genau das macht auch das FSH, denn die steigende Konzentration hat das Wachstum von mehreren hoffnungsfrohen Follikelkandidaten im Eierstock angeregt.

An jedem einzelnen Tag Ihres fruchtbaren Lebens werden bis zu 20 potenzielle Follikel aus dem Eiervorrat rekrutiert, mit dem Sie geboren wurden. Nach einer sechsmonatigen Reifezeit werden jeden Monat nur einige wenige vom FSH zur Startlinie dirigiert, und nur einer wird das Rennen gewinnen und der dominante Follikel sein, der ein Ei freisetzen darf. Manchmal gibt es ein Unentschieden und zwei Eier werden freigesetzt – daraus können dann Zwillinge entstehen.

Der auserkorene Follikel reagiert äußerst empfindlich auf das FSH und dann auf das LH. Das wird durch das plötzliche Auftauchen einer Vielzahl von LH-Rezeptoren ermöglicht. Der Follikel sieht aus wie ein Ball mit flüssigem Inhalt, in dem das Ei schwimmt. Die Außenhaut des Balls ist eine Steroidfabrik, die Östrogene ausschüttet, vor allem das sehr wirksame Östradiol, aber auch Östron. Wie Sie sicher noch aus Kapitel 1 wissen, sind Östrogene die Steroidhormone, die am Ende der Produktionskette herauskommen. Um sie zu bilden, braucht man aber erst einmal Testosteron. In diesem ultimativ weiblichen Produkt, dem Eifollikel, wird das männliche Hormon Testosteron produziert, bevor es an verschiedene Zellen im Follikel geleitet wird, wo es zu Östrogenen weiterverarbeitet wird.

Diese Östrogene gelangen in die Blutbahn. Ihre Wirkung auf die Gebärmutterschleimhaut, die eine Woche nach Beginn der Menstruation dünn und jämmerlich aussieht, ist erstaunlich. Wie Senf- oder Kressesamen auf einem feuchten Tuch beginnt sie zu wuchern und zu wachsen. Die steigende Östrogenkonzentration im Blut veranlasst die Hypophyse, enorme Mengen an LH und kleinere Mengen FSH zu produzieren. Der Eisprung erfolgt innerhalb von 36 Stunden.

Ein Eisprung-Test ist ein frei verkäufliches Labor in Miniaturformat, mit dem man die chemischen Tests zur Feststellung der enormen LH-Zunahme durchführt. Dann soll man wahrscheinlich losziehen und sich wie wild begatten. Die Tests sind jedoch nicht unbedingt der Schlüssel für eine erfolgreiche Befruchtung. Wenn Sie Sex auf nur einmal im Monat beschränken, ist die Chance, schwanger zu werden, geringer und nicht höher. Außerdem ist beim Sex nichts störender als der Gedanke, dass man es jetzt tun muss. Und nur weil Sie einen LH-Höchstwert haben, heißt das nicht zwangsläufig, dass auch ein Ei freigesetzt wurde, wie Sie noch sehen werden. Gelegentlich ist es auch ganz normal, dass das nicht passiert. Also sparen Sie sich das Geld und investieren Sie es lieber in exotische Dessous – die sind wahrscheinlich wesentlich effektiver.

Wenn das Ei freigesetzt wird, ist der Follikel mit einem angestochenen Ballon zu vergleichen. Aber das LH leistet ein bisschen Wiederaufbauarbeit, und der geplatzte Follikel verwandelt sich in den Gelbkörper (Corpus luteum). Mittlerweile befinden wir uns in der dritten Zykluswoche, und der Gelbkörper scheidet Progesteron aus. Dafür gibt es zwei Gründe: Erstens um die Arbeit an der Gebärmutterschleimhaut abzuschließen, die vom Östrogen bereits begonnen wurde. Progesteron sorgt für die Struktur und legt spiralförmige Blutgefäße und sekretorische Zellen an, die dafür sorgen, dass die Schleimhaut für eine Schwangerschaft bereit ist. In seiner zweiten Funktion liefert der Gelbkörper all die Hormone, die eine Schwangerschaft in den ersten 90 Tagen unterstützen.

Wenn Sie bis zum etwa 26. Tag noch nicht schwanger sind, gibt der Gelbkörper auf und fällt in sich zusammen. Der Östrogen- und Progesteronspiegel sinkt abrupt ab. Auch die Sekretionen in der Gebärmutterschleimhaut, die vom Progesteron aufrechterhalten wurden, brechen abrupt ab, die Flüssigkeit wird von der Schleimhaut zurück in die Venen gezogen. Das Gewebe schrumpft zusammen, die spiralförmigen Arterien brechen, und es kommt zur Blutung. Die Arterien verschließen sich schnell an der Quelle (sonst würde man verbluten), doch Blut und das Gewebe, das so sorgsam aufgebaut wurde, werden abgestoßen und durch die Vagina ausgeschieden.

Dann beginnt die ganze Sache von Neuem. Es ist schlichtweg ein Wunder – und passiert in Ihrem oder einem Körper in Ihrer Nähe jeden Monat aufs Neue.

Die zyklusbedingten hormonellen Veränderungen wirken sich auch auf Konsistenz, Säuregehalt und Alkalität (PH-Wert) des Schleims im Gebärmutterhals aus. Es ist schwierig für ein Spermium, in der Gelbkörperphase des Zyklus durch den Gebärmutterhals zu kommen, denn wegen des Progesterons sind die Verhältnisse dort so, als ob ein Spermium durch Sirup, mehr noch, durch hochgradig sauren Sirup schwimmen müsste. Im Gegensatz dazu ist der reichlich vorhandene Schleim in der Follikelphase klar und wässrig und bietet zudem den perfekten PH-Gehalt für ein Spermium, das den Hauptgewinn vor Augen hat. Bei einer rein progesteronhaltigen Pille macht man sich diesen Effekt zunutze, denn sie verändert den Schleim im Gebärmutterhals so, dass eine Befruchtung unwahrscheinlich ist.

Die Zyklusphase vor dem Eisprung kann in ihrer Dauer stärker variieren als die Phase danach. Wenn es zum Eisprung gekommen ist, setzt die Blutung ziemlich regelmäßig nach 14 Tagen ein (12 bis 17 Tage sind aber auch normal). Eine beträchtliche Anzahl von Zyklen (vor allem gegen Anfang und Ende der fruchtbaren Jahre) sind anovulatorisch, das heißt, dass kein Ei freigesetzt wird. Trotzdem kommt es zur Blutung, weil das Östrogen das Wachstum der Gebärmutterschleimhaut eingeleitet hat.

Wenn der Östrogenspiegel sinkt, weil es kein Ei gibt, setzt die Menstruation ein. Anovulatorische Zyklen bedeuten, dass kein Progesteron gebildet wird (weil es keinen Gelbkörper gibt). Weil hauptsächlich das Progesteron die Regelschmerzen einleitet (sie aber nicht verursacht), sind anovulare Zyklen schmerzfrei. Für diesen scheinbaren Widerspruch wird die Erklärung noch nachgeliefert.

Die Statistik

Im Durchschnitt hat eine Frau in Großbritannien etwa 400 Perioden in ihrem Leben. Beim Stamm der Dogon in Mali (wo die Frauen im Schnitt 8 Kinder haben) sind es nur 110, was aber völlig in Ordnung geht, weil die Frauen dort während ihrer Menstruation in eine gesonderte Hütte verbannt werden. Mit der Menstruation sind immer noch viele Ammenmärchen und abergläubische Vorstellungen verbunden. Sogar in Großbritannien raten manche Mütter ihren Töchtern, sich nicht die Haare zu waschen, wenn sie ihre Tage haben. Sie beziehen sich damit auf eine uralte, aber falsche Vorstellung, dass Frauen in dieser Zeit anfälliger für Infektionen sind.

Ein außergewöhnlicher Amerikaner, ein gewisser R. F. Vollman, machte die Menstruation zu seinem Lebenswerk und stellte ein umfassendes Werk mit dem schlichten Titel *The Menstrual Cycle* zusammen, das 1972 erschien. Das Buch basiert auf einer Studie von 691 Frauen, die zwischen 1875 und 1951 geboren wurden und zwischen 4 und 63 Jahre alt waren. Das Alter, in dem die erste Periode auftrat, reichte von 9 bis 21 Jahren, bei 55 Prozent der Frauen setzte die Menstruation im Alter zwischen 13 und 14 Jahren ein. Vollman verzeichnete beim Einsetzen der Menstruation Ähnlichkeiten zwischen Schwestern und Müttern und stellte fest, dass die durchschnittliche Zyklusdauer von 35,1 Tagen mit 12 Jahren auf 27,1 Tage im Alter von 43 Jahren sinkt. Mit 55 Jahren steigt die Durchschnittsdauer auf 51,9 Tage.

Ein wichtiger Punkt, der in Vollmans Buch auf faszinierende Weise dargestellt wird, ist die enorme Variationsbreite des »Normalen«. Die »Monatsblutung« trägt ihren Namen zu Recht, weil sie ungefähr alle vier Wochen einsetzt. Die Betonung liegt auf »ungefähr«. Irgendwann wurde es dann zu einem Glaubensgrundsatz, dass ein normaler Zyklus 28 Tage dauert. Schuld an der Obsession mit den 28 Tagen ist die Pille, die Frauen programmiert, alle 28 Tage zu menstruieren. Wie Vollman zeigte, haben nur 12,4 Prozent der Frauen regelmäßig Zyklen dieser Länge. Aber wie kommt es dann, dass die 28 Tage zum unveränderlichen Standard wurden?

Im 17. und 18. Jahrhundert übersetzten Philosophen, die sich gern in alles einmischten, die 4 Wochen in 28 Tage, und schon bald waren die Zahlen wichtiger als die Biologie. 4 × 7 für den Menstruationszyklus und 10 × 28 für die Zeit der Schwangerschaft (40 Wochen) wurden zur »offiziellen« Dauer. So kommt es, dass Frauen, die glauben, eine Schwangerschaft dauere neun Monate, beim Erreichen des neunten Monats überrascht feststellen, dass sie noch einen weiteren Monat vor sich haben. Geburtshelfer fragen sich manchmal, warum ihre Arbeit nicht als hochwertige Forschung gewürdigt wird. Das ist nicht weiter verwunderlich, wenn man bedenkt, dass sie, um die Dauer einer Schwangerschaft zu berechnen, nur 40 durch 4 teilen und dann jedes Mal 9 herausbekommen.

Der Mond und Sie

In der Zyklusdauer spiegeln sich Hormone und Fruchtbarkeit einer Frau. Bei Frauen mit einer Zykluslänge von 29,5 Tagen ist die Wahrscheinlichkeit für einen fruchtbaren Zyklus besonders hoch, kürzere und längere Zyklen werden mit Unfruchtbarkeit in Verbindung gebracht. Ist es nun ein Zufall, dass das auch die Dauer des Mondzyklus ist? Jahrhundertelang glaubte man, dass Mondphasen und Menstruationszyklen miteinander verknüpft seien. Ein besonders eifriger Franzose namens Clos sammelte von 1807 bis 1834 die Daten von 289 aufeinanderfolgenden Menstruationszyklen einer Frau und behauptete dann nach komplizierten Rechnereien, er habe die Verbindung bewiesen. Allerdings untergrub er seine eigene Theorie mit der Bemerkung: »Eine Frau menstruiert nicht immer regelmäßig. Hin und wieder sind die Intervalle kürzer oder länger.« Eines kann man garantieren: Mit schöner Regelmäßigkeit taucht jeden Monat der Vollmond am Himmel auf – bei der Menstruation ist das aber nicht so.

Seit damals wurden weitere Studien durchgeführt, von denen die meisten die Theorie widerlegten. Doch 1987 sammelte die amerikanische Wissenschaftlerin Winnifred Cutler Zyklusdaten von fast 1000 Collegestudentinnen in Philadelphia. Die Ergebnisse, die sie im *Journal of Human Biology* veröffentlichte, zeigten, dass die höchste Dichte für das Einsetzen der Menstruation bei Vollmond auftrat. Das bedeutet, dass der Eisprung etwa um den Neumond herum auftritt, also 15 Tage vorher. Die Jahreszeiten spielten dabei keine Rolle. Eine Studie, die ungefähr zur gleichen Zeit veröffentlicht wurde und auf den Daten von 826 weiblichen Freiwilligen basierte, bestätigte diese Erkenntnisse; 28 Prozent der Perioden begannen bei Vollmond, verglichen zu nur 12 Prozent an beliebigen anderen Tagen des Mondzyklus. Bei drei der Frauen wurde in einer faszinierenden Zusatzuntersuchung der Melatoninspiegel im Menstruationsblut ermittelt, wobei man feststellte, dass er kurz vor der Menstruation seinen Höchststand erreichte. Das Schlafhormon Melatonin ist der Sklave der inneren Uhr und hilft dem Körper, seine Aktivitäten zu koordinieren und auf die Länge der Tage und die Tageslichtdauer zu reagieren. Störungen der Melatoninproduktion zum Beispiel bei Schichtarbeiterinnen können den Zyklus durcheinanderbringen, weil der Körper, um den monatlichen Rhythmus zu erhalten, jeden Tag seine innere Uhr neu stellen muss. Das macht er mit Hilfe von Licht. Wenn das nicht geht oder er durcheinanderkommt, ändert sich der Rhythmus – und zwar sowohl der Tagesrhythmus als auch der monatliche.

Falls Ihnen diese Mondgeschichte ein bisschen abstrus und esoterisch vorkommt, sollten wir vielleicht noch einmal darüber nachdenken. Viele Tiere stimmen mit Hilfe von Hormonen ihren Fortpflanzungsrhythmus auf die Mondzyklen ab, und zwar nicht nur Meerestiere wie Krabben, die von den Gezeiten abhängig sind. Bei Plattwürmern, Fröschen, Hamstern und Meerkatzen wurde das schon nachgewiesen. Hormone sind die Botenstoffe, die in Reaktion auf Umweltreize wie Tageslichtdauer und Mondphasen gebildet werden und dann entsprechende Verhaltensmuster wie die Balz oder Brunft in Gang setzen. Auch Menschen sind wahrscheinlich in einem bestimmten Maße für Umweltreize empfänglich, obwohl ich so meine Zweifel habe, ob Mondlicht bei der heutigen Lichtverschmutzung immer noch eine Rolle in unserem Leben spielt. Das wäre eher bei den Dogon der Fall, doch es gibt keine Berichte, dass bei den Frauen des Stammes Mondphase und Menstruation zusammenfallen. Die meisten Wissenschaftler betrachten die These, dass der Mond Einfluss auf den Menstruationszyklus hat, mit Misstrauen, ihrer Meinung nach sind die Studien mit Untersuchungen über juckende Handflächen und verstärktes Haarwachstum bei Vollmond vergleichbar.

Doch die Umwelt ist nicht der einzige Faktor, der den Zyklus aus der Bahn werfen kann.

Stress

Wir haben bisher hauptsächlich von LH (dem luteinisierenden Hormon) und FSH (dem Follikel freisetzenden Hormon) gesprochen, für deren Bildung das Gonadotropin freisetzende Hormon (GnRH) erforderlich ist. Das GnRH wird vom Hypothalamus zum Hypophysenvorderlappen geschickt, wo es die Botschaft übermittelt, die Produktion von LH und FSH zu steigern. GnRH wird nicht in einem kontinuierlichen Strom freigesetzt, sondern in regelmäßigen Schüben etwa alle 90 Minuten. Die Auswirkung von Stress (vor allem eine steigende Konzentration des Stresshormons Cortisol) auf den Hypothalamus kann die GnRH-Botschaft abschwächen, normalerweise durch eine Absenkung der gepulsten GnRH-Ausschüttung. Viele Frauen haben schon bemerkt, dass bei Stress die Menstruation (das sichtbare Zeichen ihres Fortpflanzungszyklus und ihrer Fruchtbarkeit) entweder ganz ausbleibt oder weniger regelmäßig auftritt. Extreme Stresssituationen wie Krieg, Feuer, ein Trauerfall oder ein schwerer Unfall können die Monatsblutung monatelang verhindern. Über den Zusammenhang zwischen sinkendem Körperfett und dem völligen Ausbleiben der Periode (die so genannte Amenorrhoe) haben wir schon gesprochen.

Offenbar besteht auch ein enger Zusammenhang zwischen der Art und Schwere von Stress und dem Ausbleiben der Menstruation. Ein erhöhter Cortisolspiegel findet sich bei Frauen mit Depressionen, bei Leistungssportlerinnen und Magersüchtigen, nicht jedoch bei Bulimiekranken. Alle diese Frauen (einschließlich der Bulimiekranken) haben Probleme mit ihren Monatsblutungen. Stress und GnRH sollte man jedoch nicht nur unter dem Aspekt eines erhöhten Cortisolspiegels (oder seines obersten Meisters, des Corticotropin freisetzenden Hormons) oder einzelner Stressfaktoren betrachten. Neuroendokrine Effekte sind unglaublich komplex und vielfältig, es kann sogar sein, dass scheinbar geringfügige psychogene und stoffwechselbedingte Stressfaktoren bei empfindlichen Personen mehr Schaden in Hinblick auf die Fortpflanzungsfunktionen anrichten als ein einzelner Stressfaktor. Was sind das für Stressfaktoren? Lange Fahrten zur Arbeit, Geldsorgen, Mobbing, Zukunftsängste, Überstunden, Beziehungsprobleme – die Liste ließe sich noch endlos fortsetzen.

Es könnte jeder oder keiner dieser Faktoren sein, und das nicht nur, weil einer davon Sie persönlich nicht betrifft. Jeder reagiert auf Stress ganz individuell; was manche antreibt, zieht andere runter. Die Herausforderungen an uns – sowohl die stoffwechselbedingten (wie Bewegung, Ernährung oder Grad der Aktivität) als auch die psychogenen (wie Leistungsdruck, eine negative Einstellung, unrealistische Erwartungen, alles Faktoren, die nachweislich mit einem Ausbleiben der Menstruation zu tun haben) – werden an das Gehirn weitergeleitet, das reagiert und die Konzentration der Neurotransmitter verändert. Der Hypothalamus übersetzt diese dann in eine veränderte Hormonsekretion, die sich wieder auf die Hormone der Hypophyse und durch sie auf die endokrinen Drüsen auswirken. Was das für Ihre Menstruation bedeutet, lässt sich in Bezug auf einen einzelnen externen Faktor unmöglich sagen.

Bei Männern gibt es einen entsprechenden Stresseffekt, der zu einer geringeren Spermienzahl führt. Man hat immer angenommen (ohne dafür groß Beweise zu haben), dass Frauen einen Hypothalamus *fragilis* und Männer einen Hypothalamus *robustus* haben. Anders ausgedrückt: Frauen reagieren empfindlicher auf Stress. Aber als sich Wissenschaftler der amerikanischen Streitkräfte genauer damit beschäftigten, stellten sie fest, dass die Kombination eines metabolen Stressfaktors (Fasten) mit einem psychogenen Faktor (Mobilmachung im Krieg) die GnRH-Produktion bei Männern stärker unterdrückte als bei Frauen.

Stress für den Hypothalamus kann viele verschiedene Auswirkungen haben, die durch zahlreiche unterschiedliche Hormonsysteme vermittelt werden – so kann man zum Beispiel abmagern oder an Gewicht zunehmen. Zusammengefasst lässt sich vielleicht sagen, dass Frauen, deren Menstruation ausbleibt, auf der Suche nach einer Erklärung schon bald zum Arzt gehen. Männer haben keine so deutlichen Anzeichen für Stress, sie wissen wahrscheinlich erst, dass die Anzahl ihrer Spermien niedrig ist, wenn sie versuchen, ein Kind zu zeugen.

Oft heißt es, es liege am Stress, wenn ein Paar kein Kind bekommt, und jeder, ja wirklich jeder, hat ein Beispiel von einem Paar aus seinem Bekanntenkreis zur Hand, das sich jahrelang wegen Unfruchtbarkeit behandeln ließ, schließlich aufgab und in den Urlaub fuhr – wo es dann prompt doch noch klappte. Oder von einem Paar, das mit künstlicher Befruchtung schon zwei Kinder hatte und dann völlig unerwartet noch ein drittes auf natürlichem Weg zeugte. Die Beispiele sollen andeuten, dass die ganze Zeit Stress die Ursache war. Stress hat auch einen gewissen Einfluss, aber um schwanger zu werden, sind vor allem zwei Dinge vonnöten: Zeit und die Gelegenheit zum Sex.

Wenn ein Leben mit Stress heißt, dass die Gelegenheit

für Sex auf ein oder zweimal im Monat beschränkt ist, sind die Chancen für eine Schwangerschaft deutlich reduziert. Die Lösung lautet dann schlicht mehr Sex, und ein Urlaub ist dafür eines der besten Rezepte, das ich kenne. Wie sonst soll man die Zeit zwischen Mittagessen und Abendessen ausfüllen, wenn es viel zu heiß ist, um sich in die Sonne zu legen?

Je länger der Zeitraum ist, in dem man ungeschützten Sex hatte, desto größer ist die Wahrscheinlichkeit, schwanger zu werden. Man schätzt, dass mit der Zeit ein Drittel der Frauen, die sich wegen Unfruchtbarkeit behandeln lassen, auch ohne Behandlung schwanger geworden wäre. Natürlich, wenn man 38 ist, tickt die biologische Uhr, wodurch die Chancen einer erfolgreichen Behandlung sinken. Man will also nichts riskieren, nur weil man eventuell zu dem Drittel gehören könnte, das es auch allein schafft. Also lässt man sich behandeln.

Die Konzentration der Stresshormone wird bei Mann und Frau unterschiedlich geregelt, weil Östrogene die Reaktion der Nebennieren (die Cortisol produzieren) eher verstärken und verlängern. Interessanterweise reagieren Männer stärker auf Stress, wenn man ihnen für kurze Zeit Östrogen verabreicht. Möglicherweise bestimmen Testosteron und Östrogen die exakte Reaktion des Körpers auf Stress. Vielleicht treten deswegen Krankheiten, die mit erhöhtem emotionalen Druck einhergehen wie posttraumatische Belastungsstörungen (PTSD = post traumatic stress disorder), häufiger bei Frauen als bei Männern auf. Wir sollten auch nicht vergessen, dass Östrogene sich direkt und nicht nur über den Hypothalamus auf die Neuronen im Gehirn auswirken.

Der Effekt der »heißen Romanze«

Es gibt immer wieder anekdotenhafte Berichte, dass sich der Zyklus während einer intensiven Romanze ändert (normalerweise setzt die Menstruation zu früh ein und ruiniert so die Pläne für ein heißes Wochenende). Bei vielen Tieren erfolgt der Eisprung in Reaktion auf die Kopulation, zum Beispiel bei Katzen und Kaninchen. Man spricht dann von einer induzierten Ovulation. Bei anderen Tieren genügt schon der bloße Anblick des Männchens, das seinen Harem abschreitet. Das ist der so genannte Bockeffekt (wenn man ein Schaf ist). Dann gibt es da noch den Geruch. Vor kurzem wurde erwiesen, dass junge weibliche Beutelratten dadurch in Hitze kommen, dass sie auf die Aromastoffe in den Duftspuren von Männchen reagieren. Ist der menschliche Menstruationszyklus auch so empfänglich für äußere Einflüsse? Es gibt mehrere Studien, die belegen, dass der Kontakt zu Männern den Menstruationszyklus verkürzen und die Zahl der Eisprünge erhöhen kann. Bei einer Untersuchung zeigten Wissenschaftler, dass Frauen, die in einem Zeitraum von 40 Tagen mindestens 2 oder mehr Nächte mit einem Mann verbrachten, eine deutliche höhere Eisprungrate hatten als die Frauen, die nur eine oder gar keine Nacht mit einem Mann verbrachten. Das war also eher der Bockeffekt als der Kanincheneffekt, denn die Zahl der Eisprünge wurde von der Häufigkeit des Geschlechtsverkehrs nicht beeinflusst. Männer haben eindeutig etwas an sich, was Frauen wortwörtlich anmacht. Aber wie steht es mit Frauen? Gibt es bei ihnen auch so etwas?

Alle Mädels zusammen?

1971 erschien in der Zeitschrift *Nature* ein Bericht, der bestätigte, was viele Frauen bereits vermutet hatten, nämlich dass Frauen, die eng beieinanderleben, gemeinsam menstruieren. Die Autorin Martha McClintock, die damals erst 23 war, stützte ihre Arbeit auf Beobachtungen in einem Wohnheim des exklusiven Wellesley College in Massachusetts. Ihre Zimmergenossin war übrigens eine Frau, die ebenfalls noch viel von sich reden machen sollte, die heutige US-Senatorin Hillary Rodham Clinton.

Die Idee für ihre Forschungsarbeit kam Martha im Grundstudium, als sie mit anderen Studenten zu einer Konferenz über Pheromone eingeladen wurde. Pheromone sind chemische Duftstoffe, die von einem einzelnen Lebewesen an die Umwelt abgegeben werden und der unbewussten biochemischen Kommunikation zwischen Lebewesen dieser Spezies dienen und deren Physiologie oder Verhalten beeinflussen. Die Teilnehmer diskutierten, wie Pheromone bei weiblichen Mäusen den Eisprung auslösen. In einer Szene, die direkt aus dem Film *Natürlich Blond* stammen könnte, meldete sich Martha zu Wort und erklärte, das Gleiche passiere auch ständig bei Menschen. Als der Referent skeptisch fragte: »Welche Belege haben Sie dafür?«, antwortete Martha, das habe sie in ihrem Wohnheim beobachtet.

Ihr Studienberater brachte sie dazu, 135 Frauen in ihrem Wohnheim für eine Untersuchung zu gewinnen, und Martha fasste die Ergebnisse in ihrer Abschlussarbeit zusammen. Im Anschluss daran ging sie nach Harvard, wo der legendäre Entomologe und Biologe E. O. Wilson, der sich mit der Kommunikation von Ameisen beschäftigte, sie überzeugte, ihre Erkenntnisse in *Nature* zu veröffentlichen. Fast 30 Jahre später verfasste Martha, die mittlerweile Professorin für Psychologie an der Universität von Chicago war, einen weiteren Artikel für *Nature,* mit dem sie, wie sie behauptete, die Existenz von Pheromonen bewies.

In ihrer Arbeit von 1971 erörterte McClintock die Frage, ob gemeinsame Hell/Dunkel-Muster (anders ausgedrückt Zimmergenossinnen, die alle zur selben Zeit das Licht ausmachen müssen) ein möglicher Mechanismus sein könnten und ob die Synchronizität durch Melatonin ausgelöst wird, verwarf diesen Gedanken aber. Ihr fiel auf, dass die Übereinstimmung am auffälligsten bei guten Freundinnen war. Sie schloss ihre Arbeit mit dem Satz ab: »Das deutet darauf hin, dass es beim Menschen einen interpersonellen biologischen Vorgang gibt, der sich auf den Menstruationszyklus auswirkt.«

Obwohl es Kritik an McClintocks statistischer Auswertung und daran gab, dass sie auch Frauen, die die Pille nahmen, in ihre Untersuchung einbezogen hatte, kamen besser angelegte Studien zu ähnlichen Ergebnissen. Eine synchrone Menstruation tritt vor allem bei engen Freundinnen und Frauen auf, die intensiven sozialen Kontakt zueinander haben. Es gibt jedoch eine entsprechend große Zahl von Studien, die nichts dergleichen fanden. Besonders aufschlussreich ist, dass bei lesbischen Paaren keine derartige Korrelation festgestellt wurde.

1998 behauptete McClintock wieder in der Fachzeitschrift *Nature,* sie habe bewiesen, dass Pheromone die Ursache für den »interpersonellen Vorgang« seien, der sich auf die Hormone auswirke, die wiederum das Einsetzen der Menstruation steuern. Bei einer Doppelblind-Studie schnüffelten Frauen an Wattebäuschen, die vorher von Frauen während der zweiten Zyklushälfte in der Achselhöhle getragen wurden. Der Zyklus der Testpersonen beschleunigte sich dadurch, ihre Menstruation setzte früher als erwartet ein. Geruchsproben von Frauen, bei denen der Eisprung kurz bevorstand, hatten den entgegengesetzten Effekt. McClintocks Arbeit sorgte für großes Aufsehen.

Spiel, Satz und Sieg? Tja, das ist alles sehr seltsam. Frauen schenken dieser Theorie gerne Glauben, aber da die Menstruation bei den meisten Frauen fünf Tage dauert und zwischen zwei Perioden nur ein Monat liegt, sind Überschneidungen bei einer Gruppe von Frauen, die zusammenleben, nicht nur möglich, sondern sogar sehr wahrscheinlich. Aber das ist noch lange keine Synchronizität. Ein weiteres, fast unüberwindliches Problem bei dieser Theorie ist die Frage, welchen Sinn die gleichzeitige Menstruation haben soll. Wenn Frauen nicht gleichzeitig menstruieren, ist die Wahrscheinlichkeit, ein Kind vom besten verfügbaren Mann zu bekommen, doch größer (und das ist das, was ihr Körper anstrebt, wenn auch nicht unbedingt Sie selbst). Wenn zwei Freundinnen gleichzeitig ihren Eisprung haben, schläft er dann auch mit beiden? Nicht, wenn ihm sein Leben lieb ist! Beim Stamm der Dogon, die in Höhlen wohnen und der Lebensweise der ersten Menschen noch am nächsten kommen, gibt es keine Hinweise auf Synchronizität. Wenn das zeitgleiche Menstruieren aber einen biologischen Vorteil hätte, könnte man es bei den Dogonfrauen sicher beobachten. Es besteht kein Zweifel daran, dass es menschliche Pheromone gibt, aber es ist schwer zu belegen, dass es ein synchrones Menstruieren gibt. Wenn ja, dann ist dieser Effekt sehr schwach ausgeprägt.

Die »schlimmen« Tage

In einer umfangreichen gemeinschaftlichen Untersuchung der Menstruation, die von der Weltgesundheitsorganisation finanziert wurde und 14 verschiedene soziokulturelle Gruppen in 10 Ländern umfasste, darunter Pakistan, Ägypten, Großbritannien und die Philippinen, brachten die Befragten die Menstruation mit Jugend und Sex in Verbindung. Die überwältigende Mehrheit der Frauen will nicht, dass sich an ihrem Zyklus etwas ändert, sondern betrachtet ihn als Ausdruck von Gesundheit, nicht von Krankheit. Das hält sie jedoch nicht davon ab, sich darüber zu beklagen: zu stark, zu lang, zu kurz, zu schmerzhaft, zu unregelmäßig, zu häufig und zu furchtbar. Häufig gibt man Hormonen die Schuld an diesen Beschwerden.

Die meisten Monatsblutungen dauern 5 bis 6 Tage, der Blutverlust beträgt dabei im Durchschnitt 35 Milliliter. Das sind etwa sieben Teelöffel voll. Starke Blutungen werden über einen Blutverlust von mehr als 80 Milliliter definiert, was aber eigentlich zählt, ist, wie Sie selbst Ihre Blutung einschätzen. Frauen sind sehr schlecht darin, den Blutverlust zu schätzen, was für die eine Frau völlig in Ordnung ist, kann für die andere eine Katastrophe bedeuten. Es gibt zahlreiche Gründe für einen verstärkten Blutverlust, die nicht direkt mit den Hormonen in Verbindung stehen – zum Beispiel Fibroide (Bindegewebsgeschwulste) oder Endometriose, um nur zwei zu nennen. Trotzdem lässt sich die Dysmenorrhoe (wie der Fachbegriff lautet) in den meisten Fällen nicht erklären. Normalerweise gibt man den Prostaglandinen (Prähormonen) die Schuld, zusammen mit der erhöhten Konzentration eines Enzyms, das sich auf das Fibrinogen auswirkt, einen Bestandteil der Blutgerinnung. Obwohl Hormone gar nicht die Schuldigen waren, wurden schmerzhafte Monatsblutungen jahrzehntelang mit dem synthetischen Progesteron Norethisteron behandelt. Es war natürlich völlig nutzlos. Im Lauf der Zeit erwies sich dann ein antifibrinolytischer (also gerinnungshemmender) Wirkstoff namens Tranexamsäure als bestes und effektivstes Mittel. Ein deutlicher Hinweis, könnte man meinen, trotzdem wurde weiterhin das synthetische Hormon verschrieben. Allerdings funktioniert auch die Behandlung mit einer Progesteron freisetzenden Spirale, die das Hormon langsam in die Gebärmutter abgibt. Hier haben wir einen direkten hormonellen Effekt auf die Gebärmutterschleimhaut, der ihren Aufbau verhindert und auf diese Weise den Blutverlust mindert.

Wenn man weiß, dass anovulare Perioden (bei denen kein Progesteron gebildet wird) schmerzlos sind und dass Frauen, die die Pille nehmen, keine Schmerzen während der Periode haben, müsste man doch annehmen, dass Hormone und vor allem das Progesteron die Übeltäter bei schmerzhaften Monatsblutungen sind. Das stimmt aber nicht, zumindest sind sie nicht die direkten Auslöser der Beschwerden. Überlegen Sie doch einmal, dass zu Beginn der Menstruation der Progesteronspiegel schon seit einigen Tagen am Sinken ist. Doch in dem ganzen Gewebe, das sich in der zweiten Zyklushälfte aufbaut, befinden sich verschiedene Prostaglandine. Einige Frauen haben hohe Konzentrationen davon, und diese sorgen offenbar dafür, dass sich die Gebärmutter zusammenzieht (und Schmerzen verursacht). Niemand weiß, warum das so sein könnte. Natürlich wären die Prostaglandine nicht da, wenn das Progesteron nicht eine entsprechende Botschaft an die Gebärmutterschleimhaut übermittelt hätte, aber es ist nicht das Progesteron, das die Schmerzen verursacht – ganz ehrlich.

Bei einer schmerzhaften Menstruation sind die Hormone also nicht die Hauptübeltäter. Bei unregelmäßigen oder ganz ausbleibenden Monatsblutungen sieht das allerdings ganz anders aus. Wie ich bereits dargestellt habe, kann alles, was sich auf die Freisetzung von GnRH auswirkt, wie beispielsweise Stress oder Magersucht, Probleme verursachen. Die häufigste endokrine Störung in Zusammenhang mit dem Eisprung und unregelmäßigen und ausbleibenden Monatsblutungen ist das polyzystische Ovarialsyndrom (PCOS).

Erstmals beschrieben wurde das Syndrom von B. A. Stein und S. E. Leventhal 1935 (weswegen es früher als Stein-Leventhal-Syndrom bekannt war). Frauen mit PCOS leiden unter einer Vielzahl von Symptomen: sehr unregelmäßigen Perioden, Übergewicht und Problemen, die mit einer Überzahl an männlichen Hormonen einhergehen, etwa einer starken Körperbehaarung, Akne und Haarausfall. Die Eierstöcke sind polyzystisch, das heißt sie sind vollgepackt mit Follikeln in allen Phasen der Entwicklung, sodass sie aussehen, als ob jemand so viele Murmeln wie möglich hineingestopft hätte. Derartige Eierstöcke sind relativ häufig, jede fünfte Frau im fortpflanzungsfähigen Alter hat sie, die damit verbundenen Symptome treten jedoch seltener auf, dennoch leiden etwa 10 Prozent der Frauen darunter.

Probleme mit einem anderen Hormon, nämlich Insulin, erschweren die Sache noch. Frauen mit PCOS sind resistent gegen Insulin – ihr Gewebe reagiert auf die Insulinsignale nicht so gut, wie es sollte. Außerdem wird mehr Insulin als normal freigesetzt, was einen gefährlichen Doppeleffekt auf die Androgene hat. Normalerweise werden Steroide in der Blutbahn von Steroidhormon bindenden Globulinen (SHBG) beaufsichtigt, die außer einer kleinen Anzahl von Sexualsteroiden alle anderen blockieren. Insulin veranlasst nicht nur die Eierstöcke, mehr männliche Hormone zu produzieren, sondern senkt auch die Zahl der SHBG. Dadurch schwirren mehr Androgene frei herum und machen Schwierigkeiten. Die Wirkung der männlichen Hormone wird verstärkt, was zu fettiger Haut und Akne, starker Behaarung und sogar zur Glatzenbildung führen kann.

Kein Wunder, dass die Hypophyse völlig durcheinanderkommt. Sie reagiert auf das Chaos mit dem Versuch, es mit höheren LH-Ausschüttungen zu regulieren. Das bewirkt aber auch, dass es seltener zum Eisprung kommt. Die ausbleibenden Eisprünge haben schwere Folgen. Progesteron wird nur nach dem Eisprung ausgeschüttet, daher sind Frauen mit PCOS, die deutlich seltener im Jahr einen Eisprung haben, auch deutlich weniger Progesteron ausgesetzt. Es gibt die Ansicht, dass Frauen mit PCOS aufgrund des Progesteronmangels vor allem um die Hüfte herum Fett ansetzen. Für sich genommen ist diese Form der Fettverteilung ein typisches Kennzeichen für Diabetes vom Typ 2.

Die Auswirkungen auf den Zyklus sind offensichtlich. Die Monatsblutungen liegen weit auseinander oder bleiben ganz aus. Das Übergewicht verstärkt die Hormonprobleme noch. In den Fettzellen werden die zirkulierenden männlichen Hormone in schwache Östrogene umgewandelt. Sie bewirken, dass die Gebärmutterschleimhaut wächst und wächst, sodass sie nicht mehr einem flauschigem Teppich, sondern eher einer Matratze ähnelt. Weil bei anovularen Zyklen kein Progesteron entsteht, wird auch die Gebärmutterschleimhaut nicht abgestoßen. Wenn die betroffene Frau schließlich doch ihre Periode hat und die Schleimhaut abgestoßen wird, können die Krämpfe sehr heftig sein.

Frauen mit PCOS sind häufig unfruchtbar, allerdings kommt es bei einigen Frauen doch zu einer Empfängnis, da immer noch zwei bis sechs Zyklen im Jahr auftreten. Einen Eisprung bei Frauen mit PCOS auszulösen (deren Eierstöcke bereits bis zum Bersten mit Follikeln gefüllt sind), ist sehr gefährlich, weil das Risiko einer Mehrlingsschwangerschaft hoch ist (und wir reden hier von mindestens Vierlingen oder mehr).

Haarig, fett und unfruchtbar. Dank ihrer Hormone (oder sollte man besser durch die Schuld der Hormone sagen?) hat das Schicksal den Frauen übel mitgespielt. Doch was früher eine Tragödie war, hat sich in den letzten Jahren in eine endokrine Erfolgsgeschichte verwandelt. Man erkannte, dass die Frauen durch Diät und Bewegung wieder eine Eisprungrate von 80 Prozent erreichen. Kombiniert man die Bewegungstherapie mit Medikamenten, die normalerweise bei Diabetes verschrieben werden, steigt die Erfolgsrate weiter. Muss ein Eisprung eingeleitet werden, gibt es heute eine sorgfältig ausgetüftelte Abfolge von Gonadotropinen, wobei die Dosis vorsichtig erhöht wird, bis man gerade die Schwelle erreicht, ab der FSH produziert wird. Dadurch werden nur ein paar Follikel rekrutiert anstelle von vielen wie bei einer hohen Dosis FSH. Wir werden gleich noch einmal auf das Thema Fruchtbarkeit und Unfruchtbarkeit zu sprechen kommen, doch zunächst untersuchen wir die Variationen der weiblichen Physiologie, die durch Schwankungen des Hormonspiegels verursacht werden.

Der Menstruationszyklus und chronische Krankheiten

Der schwankende Hormonspiegel im Zyklusverlauf hat weitreichende Auswirkungen auf den gesamten Körper. Hormone können zum Beispiel die Art und Weise beeinflussen, wie der Körper einer Frau Medikamente verarbeitet. Frauen mit Epilepsie haben manchmal einen Anfall kurz vor oder in den ersten Tagen der Menstruation (die so genannte katameniale Epilepsie). Das liegt nicht nur, wie man früher dachte, an einer zyklusbedingten Zustandsveränderung, sondern auch daran, dass viele Epilepsie-

Medikamente über einen Enzyminduktor namens CYP 3A4 metabolisiert werden. Die Aktivität dieses Systems wird durch Progesteron in der zweiten Zyklushälfte verstärkt, sodass Medikamente im Körper schneller abgebaut werden und vorübergehend weniger wirksam sind. Ähnliches geschieht mit dem Asthmamedikament Methylprednisolon, das in verschiedenen Zyklusphasen anders metabolisiert. Frauen mit Asthma müssen eventuell ihre Medikamente auf ihren Zyklus abstimmen. Ein weiteres Beispiel für das Zusammenspiel von Hormonen und Medikamenten ist der Blutgerinnungshemmer Warfarin, der mit dem Östrogen um die gleichen blutbindenden Proteine konkurriert. Das bedeutet, dass die Gerinnungshemmung in der ersten Zyklushälfte stärker sein kann, wenn Östrogen die Bindungsfähigkeit von Warfarin einschränkt und so mehr davon frei wirken kann.

Frauen berichten von vielen weiteren Symptomen, die sich im Verlauf des Zyklus ändern, vor allem bei Autoimmunerkrankungen, die Frauen weitaus häufiger treffen als Männer. So sind die Symptome der rheumatoiden Arthritis und von MS offenbar zu Beginn der Periode oft stärker. Das liegt daran, dass die Hormone der Eierstöcke autoimmune Erkrankungen beeinflussen. Allerdings sind die Hormone bei diesen Erkrankungen nicht die allein Verantwortlichen, denn bei Frauen, die unter bestimmten Hormonproblemen in Zusammenhang mit den Eierstöcken leiden, treten die Krankheiten auch nicht häufiger als bei anderen auf. Außerdem zeigen Arthritis und MS eine Tendenz zur Besserung während der Schwangerschaft, Lupus (eine andere Autoimmunkrankheit) wird dagegen schlimmer. Was geht hier vor? Autoimmunkrankheiten entstehen, weil das Immunsystem nicht mehr unterscheiden kann, was zum Körper gehört und was fremd ist. Es beginnt, den eigenen Körper anstelle der fremden Eindringlinge anzugreifen, um die es sich eigentlich kümmern sollte. Eine Überlegung (eine von vielen), warum Autoimmunerkrankungen bei Frauen häufiger auftreten, ist, dass weibliche Sexualhormone die Entwicklung der Thymusdrüse beeinflussen. In der Thymusdrüse bilden sich die Teile des Immunsystems heran, die körpereigene Stoffe von fremden unterscheiden.

Was immer auch der Grund dafür ist, dass Frauen häufiger unter Autoimmunerkrankungen leiden als Männer, es gibt auf jeden Fall einen Unterschied darin, wie das Immunsystem von Männern und Frauen im Alltag funktioniert. Testosteron dämpft das Immunsystem, Östrogen kurbelt es an. Virusinfektionen sind bei Frauen weniger schwer als bei Männern; Infektionen durch Parasiten treten bei männlichen Tieren häufiger auf als bei weiblichen und so weiter. Schwankungen des Östrogenspiegels im Zyklusverlauf sind wahrscheinlich auch der Grund, warum Frauen beispielsweise kurz vor der Menstruation häufiger Lippenherpes bekommen.

Auch Schmerzen werden von den Hormonen beeinflusst. Östrogen wirkt sich auf die Größe des »Nervenfeldes« aus, das als Reaktion auf einen schmerzhaften Reiz aktiviert wird. Östrogen stimuliert die Freisetzung der körpereigenen schmerzlindernden Opiate. Schmerz wird am wenigsten bemerkt, wenn die Progesteronkonzentration als Betäubungsmittel in der zweiten Zyklushälfte erhöht ist. Das könnte eine nützliche Information sein, wenn Sie den nächsten Termin für eine Ganzkörperenthaarung mit Wachs vereinbaren! Heißt das auch, dass Frauen schmerzempfindlicher sind als Männer? Nein. Unabhängig vom Bild des harten Mannes gibt es zwischen den Geschlechtern keinen Unterschied im Schmerzempfinden. Jeder Einzelne reagiert ganz individuell auf Schmerzen und Schmerzmittel. Das zeigt sich besonders deutlich nach einer Operation, wenn Patienten die Dosierung ihres Schmerzmittels bei der so genannten patientenkontrollierten Analgesie (PCA) mit einer Schmerzmittelpumpe selbst bestimmen können. Bei der »richtigen« Schmerzlinderung kann es unabhängig von Geschlecht, Rasse, Alter, Gewicht oder Art der Operation eine Abweichung um das Vierfache geben.

Es ist mal wieder so weit

Am deutlichsten macht sich der Menstruationszyklus bei Ihrer Laune bemerkbar – was ich als Frau nur sehr ungern zugebe. Es ist doch so, dass es nichts Ärgerlicheres gibt, und nichts, was einen mehr dazu bringt, nach dem Brotmesser zu greifen und es dem Mann seines Lebens zwischen die Rippen zu jagen, als wenn er auf ein ganz vernünftiges Argument von Ihnen sagt: »Ist es mal wieder so weit, bekommst du deine Tage?« Männer haben die unschöne Angewohnheit, sofort mit dieser Bemerkung aufzuwarten, vor allem, wenn sie mit uns zusammenleben oder uns gut kennen. Übrigens ist es völlig in Ordnung, wenn eine Frau darauf mit einer schamlosen Lüge kontert und alles abstreitet. Bei näherem Nachhaken behaupteten mehrere Männer aus meinem Bekanntenkreis, sie könnten selbstverständlich erkennen, ob eine Frau ihre Tage habe, das sei in etwa so schwierig wie zu bemerken, dass ein Elefant im Wohnzimmer sitze. Natürlich habe ich diese Angaben sofort als voreingenommen und blanken Unfug abgetan. Warum? Weil ich das sage.

Etwas ernsthafter betrachtet ist das prämenstruelle Syndrom ein klassisches Beispiel dafür, wie Hormone Stimmung und Gefühle beeinflussen. Es ist auch ein faszinierendes Beispiel dafür, wie sich die Meinungen von

Medizinern ändern, stets beeinflusst vom vorherrschenden medizinischen Dogma.

Nur 10 bis 25 Prozent aller Frauen im Alter von 18 bis 45 Jahren stellen während des Zyklus keine Stimmungsschwankungen oder körperlichen Symptome bei sich fest. Etwa zwei Drittel fühlen sich launisch und körperlich aufgedunsen, 10 Prozent von ihnen halten die Beschwerden für gravierend genug, um einen Arzt aufzusuchen. Etwa 3 Prozent fühlen sich durch die Symptome an etwa 14 Tagen im Monat stark eingeschränkt. Es gibt also eine Bandbreite von keinerlei Symptomen bis zu furchtbaren Beschwerden. Außerdem gibt es, wie Sie sicher wissen, selbst wenn das PMS Sie normalerweise verschont, ein paar Monate, in denen Sie unerklärlicherweise und quasi aus dem Hinterhalt eine ganz irrationale prämenstruelle Gereiztheit überkommt.

Die Symptome treten nur in der zweiten Zyklushälfte auf, mit einer oder beliebig vielen Begleiterscheinungen: Depressionen, Anspannung, starken Stimmungsschwankungen oder Wut. Dazu kommt noch eine große Bandbreite körperlicher Symptome wie Schläfrigkeit oder Schlaflosigkeit, Aufgedunsensein, Kopfschmerzen, Müdigkeit oder Fressattacken. Im Allgemeinen werden die Symptome mit zunehmendem Alter stärker, außerdem können sie nach einer Schwangerschaft oder postnatalen Depression erst einsetzen. Fast die Hälfte aller PMS-Betroffenen hatte schon einmal Depressionen. Bei bipolaren Störungen (manisch-depressiven Erkrankungen) verschlimmern sich die Symptome je nach Zyklusphase.

Mediziner streiten sich um die richtige Bezeichnung für das Problem. Prämenstruelle Spannung (PMT) ist out. PMS wird zunehmend für mäßigere Symptome benutzt, die Bezeichnung prämenstruelle Dysphorie (PMDD) wird von Psychiatern für schwere Fälle bevorzugt. Wir werden hier PMS verwenden.

Sobald es der Forschung gelang, die ovarialen Steroide zu isolieren, das heißt also seit den zwanziger und dreißiger Jahren, wurde PMS als hormoneller Überschuss oder Hormonmangel charakterisiert, für den man entweder Östrogen oder Progesteron verantwortlich machte. Eine der bekanntesten Theorien ist die Greene-Dalton-Hypothese von einer niedrigen Progesteronkonzentration, die in den siebziger Jahren entstand. Das Problem war stets, dass Untersuchungen nie einen Unterschied beim Progesteronspiegel von Frauen mit PMS und ohne PMS ergaben. Der Hormonspiegel der Frauen mit PMS bewegt sich im normalen Rahmen, und die Frauen weisen auch keine Abweichungen in der endokrinen Funktion der Fortpflanzungsorgane auf. Vor kurzem richtete sich das Augenmerk der Forschung auf die Neurosteroide – Steroide, die im Gehirn synthetisiert werden und Auswirkungen auf einige chemische Systeme des Gehirns haben, vor allem auf die Spaltprodukte von Progesteron.

Arbeiten wir uns Stück für Stück durch das PMS. Zunächst einmal hört das PMS nicht auf, wenn die Gebärmutter entfernt wird. Entfernt man dagegen die Eierstöcke (Ovarektomie), verschwindet das PMS. Ohne Eierstöcke gibt es auch keine Ovarialhormone und keinen Eisprung. Da die Symptome nach dem Eisprung in der Gelbkörperphase auftreten, könnte man daraus schließen, dass PMS etwas mit dem Hormoncocktail in dieser Zyklusphase zu tun hat.

Die Symptome verschwinden bei anovularen Zyklen. Wenn man den Zyklus ausschaltet, zum Beispiel, indem man GnRH mit GnRH-Agonisten blockiert (Stoffe, die dem GnRH chemisch gleichen und seine Wirkung blockieren, wodurch sie auch die Produktion von FSH und LH unterbinden, und, weil der Eisprung verhindert wird, zusätzlich die Östrogen- und Progesteronproduktion mindern), schafft man auch das PMS-Problem aus der Welt. Wenn man dann wieder Progesteron und Östrogen in der gleichen Menge verabreicht, bekommen bezeichnenderweise nur die Frauen, die schon zuvor PMS hatten, wieder Probleme damit. Oder anders ausgedrückt: Frauen, die PMS bekommen, reagieren auf die Eierstockhormone offenbar besonders sensibel.

Progesteron hat einen ziemlich schlechten Ruf, der nicht zuletzt auch auf seinen Folgewirkungen im Rahmen einer Hormonersatztherapie bei Frauen nach der Menopause basiert. In der Phase, in der sie nur Östrogen nehmen, geht es ihnen gut. Wenn sie Progesteron nehmen, werden sie reizbar und klagen über PMS. Vergleicht man den Östrogenspiegel von Frauen, die unter PMS leiden, dann haben die Frauen mit den höchsten Konzentrationen auch die schwersten Symptome, obwohl Östrogen allein keine Symptome auslöst. Das deutet darauf hin, dass es eine Art Additionseffekt von Östrogen *und* Progesteron gibt. Die Summe ist größer als die Teile.

Bei Frauen mit einem leichten PMS hilft offenbar auch die Einnahme der Pille, die den Eisprung verhindert. Bei Frauen mit gravierenderem PMS verschlimmert die Pille die Beschwerden. Egal, wie die Übeltäter dem Körper präsentiert werden, ob in natürlicher oder synthetischer Form, sie lösen bei denjenigen, die zu PMS neigen, Symptome aus.

Neurosteroide

Nun kommen wir zum Gehirn, wo es in bestimmten Bereichen von Rezeptoren für Sexualsteroide nur so wimmelt. Östrogenrezeptoren im Gehirn beeinflussen Gedächtnis- und Lernleistung sowie den Gleichgewichtssinn und das

Schmerzempfinden. Von besonderem Interesse sind in unserem Fall die Spaltprodukte von Progesteron (Pregnenolon und Allopregnenolon), die die Rezeptoren des GABA-Systems binden. GABA (Gamma-Amino-Buttersäure) ist ein Neurotransmitter, eine Aminosäure, die Botschaften zwischen Nervenzellen übermittelt. GABA wirkt hemmend (inhibitorisch). Ein niedriger GABA- und Serotoninspiegel (ein weiterer Neurotransmitter) wird mit Gewaltbereitschaft und Aggression in Verbindung gebracht. Hohe Konzentrationen bedingen ein passives Verhalten und sorgen für gute Laune. Interessanterweise handelt es sich bei den Medikamenten, die ebenfalls GABA-Rezeptoren binden, um Tranquilizer und Barbiturate. Doch die Spaltprodukte des Progesterons sind beim Andocken an die GABA-Rezeptoren sogar noch besser als Barbiturate. Damit führt man mit Progesteron stets ein hauseigenes Tranquilizer-System mit sich: In großen Mengen kann Progesteron auch als Betäubungsmittel verwendet werden. Frauen mit PMS werden dadurch jedoch nicht ruhiger; selbst wenn man ihnen Pregnenolon gibt, wirkt bei ihnen Progesteron anscheinend weniger als bei Frauen ohne PMS.

Eine niedrige Konzentration des Botenstoffs Serotonin wird mit Depressionen in Verbindung gebracht. Eine ungenügende Zufuhr der Aminosäure, aus der unser Körper Serotonin herstellt, nämlich Tryptophan (das in proteinreichen Lebensmitteln wie Käse, Hühnchen und Rindfleisch vorkommt) verschlimmert die PMS-Symptome. Heute gibt es zahlreiche Belege dafür, dass bei Frauen mit PMS eine Serotonin-Funktionsstörung vorliegt. Medikamente, die die Freisetzung von Serotonin fördern und seine Wiederaufnahme verhindern, mildern PMS.

Hormone im Gehirn, Hormone aus den Eierstöcken und Serotonin – wie passt das alles zusammen? Zahlreiche

Tierversuche haben gezeigt, dass es einen Zusammenhang zwischen dem Serotonin-System und den ovarialen Steroiden gibt. Bei Menschen ist der Nachweis schwieriger durchzuführen, wenn man jedoch Frauen nach der Menopause Östrogen verabreicht, erhöht sich der Serotoninspiegel. Bei Frauen mit Kinderwunsch, die sich mit Hormonen behandeln lassen, wodurch es zu einer Senkung des Östrogenspiegels kommt, nehmen Depressionen und Ängste zu, ein typisches Kennzeichen für einen sinkenden Serotoninspiegel. Nicht nur die Belastungen durch die Behandlung drücken auf Stimmung und Wohlbefinden, sondern auch die Reaktion des Körpers auf eine sinkende Östrogen-Konzentration. Frauen mit PMS reagieren auf Pregnenolon so empfindlich wie Frauen ohne PMS, die mit Selektiven Serotoninwiederaufnahmehemmern (SSRI) behandelt werden wie etwa dem Antidepressivum Prozac (Fluctin). Wenn sich der Serotoninspiegel erhöht, können Frauen mit PMS den beruhigenden Effekt von Pregnenolon spüren, den Pregnenolon bei Frauen ohne PMS hat.

Das sind harte wissenschaftliche Fakten, denen wir zwei Dinge entnehmen können. Sie zeigen, warum die Einnahme von Antidepressiva bei einem eigentlich hormonellen Problem helfen kann. Frauen betrachten die Verschreibung von Antidepressiva bei PMS mit Misstrauen, weil sie denken, dass PMS damit von einem Hormonproblem zu einem psychischen Problem »degradiert« wird, das im Kopf entstanden ist. Eine Freundin von mir litt unter PMS und war sehr verärgert und gekränkt, als man ihr Antidepressiva verschrieb. »Glaubt mir mein Arzt denn nicht?«, fragte sie immer wieder. »Ich bin keine depressive Neurotikerin, sondern habe prämenstruelle Beschwerden, das ist verdammt noch mal ein Hormonproblem.« Ein Rezept für ein Antidepressivum mit SSRI ist nicht wertend gemeint. Es zeigt nur, dass ein Arzt die

Funktionsweise bei PMS versteht. Und zweitens möchte ich darauf hinweisen (und das ist das einzige Mal, dass Sie diesen Satz hier lesen werden), dass bei PMS kein hormonelles Ungleichgewicht besteht. Die Hormone sind im Gleichgewicht – man hat nur übereifrige Rezeptoren.

Ein bemerkenswertes Kennzeichen von PMS ist die Gier nach Kohlehydraten, vor allem nach Schokolade. Die Aufnahme von Kohlehydraten hebt sicher den Serotoninspiegel – zufälligerweise ist ein weißes, dick mit Marmelade bestrichenes Brötchen der beste Serotoninlieferant. Doch diese Lösung funktioniert leider nur kurzfristig und setzt einen Teufelskreis in Gang, weil der Blutzucker abwechselnd in den Keller fällt und dann wieder in die Höhe schnellt. Ein niedriger Blutzuckerspiegel setzt außerdem Glucocorticoide frei, die, wie ihr Name schon andeutet, mithelfen, den Glukosespiegel zu kontrollieren. Kleine und häufigere Mahlzeiten sind da eher hilfreich, außerdem sollte man seine Nahrungsmittel so aussuchen, dass man anstelle schnell wirkender genügend komplexe Kohlehydrate aufnimmt. Das kann das Problem schon etwas abmildern.

Noch einmal das Thema Stress

Bevor wir mit PMS abschließen, möchte ich noch einmal auf das Thema Stress zu sprechen kommen. Es heißt immer, Stress sei ein Auslöser für PMS – die schlimmsten Aspekte fallen offenbar immer mit häuslichen Katastrophen oder Komplikationen auf Reisen zusammen. Tatsächlich reagiert der Körper im Verlauf des Menstruationszyklus aber auf Stress immer gleich, und es gibt auch keine unterschiedlichen Stresshormone bei Frauen mit PMS und bei Frauen ohne PMS. Allerdings fällt die Stressreaktion bei betroffenen Frauen in der Gelbkörperphase stärker aus. Wenn man lernt, mit Stress umzugehen und nicht zulässt, dass Kinder/Partner/das Leben insgesamt einen zermürben, kann das helfen, die schlimmsten Symptome von PMS zu mildern.

Die Reaktionen auf Stress und Depressionen haben vieles gemeinsam. In gewisser Weise kann man eine Depression als endokrine Krankheit verstehen, obwohl sie oft nicht als solche erkannt wird. Bei einer Stressreaktion werden Körper und Geist darauf vorbereitet, zu kämpfen oder zu fliehen. Der Herzschlag beschleunigt sich, die körpereigenen Reserven werden mobilisiert, während gleichzeitig alles, was nicht unmittelbar notwendig ist (Schlaf, Fortpflanzung, Essen, Wachstum) vorerst auf Eis gelegt wird. Der Zugang zu Erinnerungen an ähnliche Erfahrungen wird erleichtert, da diese helfen könnten, mit der aktuellen Situation umzugehen. Das Verhalten ändert sich, an die Stelle der normalen, kognitiv komplexen Erkundung neuer Umstände tritt ein alteingespieltes »Nichts wie weg hier«-Verhalten. Diese Reaktionen werden von Noradrenalin und Cortisol veranlasst, die beide in großen Mengen von der Nebennierenrinde produziert werden. Während kurzfristiger Stress lebensrettend (und oft auch lebensverbessernd) sein kann, ist chronischer Stress fast immer schlecht. Die Betroffenen zeigen eine Vielzahl von Symptomen, sie ziehen sich zurück, sind sprunghaft, leiden unter Schlaflosigkeit, Appetitmangel und fehlendem sexuellen Verlangen.

Vergleichen wir das einmal mit einer Depression. Der Betroffene zieht sich zurück, ist sprunghaft, leidet unter Schlaflosigkeit, Appetitmangel und fehlendem sexuellen Verlangen. Bei einer Depression ist die Angst nicht gegen ein Raubtier gerichtet, das einen auffressen will, sondern gegen einen selbst. Auch bei Depressiven wird der Zugang zu bestimmten Erinnerungen erleichtert – allerdings an Erinnerungen von Verlust und Versagen in der Vergangenheit. Bei einer starken Depression ist der Cortisolspiegel über längere Zeit sehr hoch; genauso ist es bei Personen, die unter chronischem Stress leiden. Für beide Gruppen besteht daher ein erhöhtes Risiko, Herzkrankheiten und Diabetes zu bekommen. Der Zusammenhang zwischen Stresshormonen und psychischen Krankheiten eröffnet ganz neue Möglichkeiten für Diagnose, Behandlung und Verhinderung von Depressionen sowie ein neues Verständnis der endokrinen Störungen, die damit einhergehen.

Eine kurze Geschichte der Verhütung

Die Geschichte, wie die Menschheit versucht hat, den weiblichen Zyklus und damit auch die Fruchtbarkeit zu kontrollieren, ist faszinierend. Wie so viele Geschichten in der Hormonologie wird sie von beeindruckenden Persönlichkeiten geprägt, die zweifellos ebenfalls von ihren Hormonen getrieben wurden.

Der österreichische Arzt Ludwig Haberlandt äußerte 1908 einen Gedanken, der viele seiner Kollegen damals umtrieb – es müsse doch eine bessere Verhütungsmethode geben als das Pessar, eine einfache Kappe aus verschiedensten Materialien, die den Muttermund verschloss. Als zwei deutsche Wissenschaftler 1916 zeigten, dass der Eisprung bei weiblichen Tieren verhindert werden konnte, wenn man ihnen einen Extrakt aus dem Gelbkörper spritzte, erkannte Haberlandt, dass man mit Hilfe der Hormone eine sichere, vorübergehende Sterilisation erreichen konnte. 1919 verpflanzte er den Eierstock eines trächtigen Tieres in ein nichtträchtiges Tier, das zuvor aber schon einmal trächtig gewesen war. Das Kaninchen wurde unfruchtbar. Erfolgreich konnte er fünf von acht Kaninchen zeitweise sterilisieren. 1927 schlug Haberlandt vor, dass man auch Frauen vorübergehend sterilisieren könne, wenn man ihnen Extrakte aus den Eierstöcken trächtiger Tiere verabreiche. Er wurde in der deutschen Presse jedoch übel verleumdet, ein bedeutender Arzt schrieb, das sei eine höchst unmoralische Vorgehensweise, die es einigen wenigen Drohnen in der Gesellschaft erlaube, sich Liebesspielen hinzugeben – sicherheitshalber fügte er noch hinzu, dass es in den Eierstöcken keine Hormone oder etwas Ähnliches gebe.

Die Chancen für eine hormonelle Verhütung stiegen 1930 bei der Siebten Internationalen Konferenz für Geburtenkontrolle in Zürich, allerdings blieb damals alles noch sehr theoretisch, weil man noch nicht wusste, über welche Hormone man da eigentlich sprach. Sieben Jahre später gab es jedoch den ersten Durchbruch mit Progesteron. Wissenschaftler der Universität von Pennsylvania testeten an Kaninchen die verhütende Wirkung von Progesteron, das damals eine unglaublich teure Substanz war. Es funktionierte wie durch Zauberhand, doch die Forschungsarbeit wurde nie umgesetzt. Vielleicht lag es daran, dass sich die Hormonforschung in den Kriegsjahren fast ausschließlich auf die Nebennieren konzentrierte, die bei einem Schock oder einer Verwundung auf dem Schlachtfeld eine so große Rolle spielten. Außerdem war die Forschung in Kriegszeiten vor allem darauf ausgerichtet, die Fruchtbarkeit zu erhöhen anstatt sie einzuschränken.

Der Indiana Jones der Hormonwelt

Russell Marker war ein Chemiker mit einem eigenen Kopf. Er brach seine Doktorarbeit ab und befasste sich stattdessen mit der Erforschung von Kohlenwasserstoff, wobei er das Oktanwertystem für Benzin entwickelte. Doch auch diese Arbeit inspirierte ihn nicht, daher wandte er sich einem weiteren Forschungsgebiet zu. Schließlich entschied er sich 1938, als er bereits auf die Vierzig zuging, an der Pennsylvania State University mit Steroiden zu arbeiten.

Damals stand Progesteron zwar als Substanz zur Verfügung, doch die Herstellung war so mühsam und kompliziert, dass es unglaublich teuer war. Marker wusste, dass bestimmte Pflanzen eine Substanz namens Saponin enthielten, die im Wasser schäumt und deswegen von Naturvölkern als Seifenersatz verwendet wird. Saponine sind aber auch Steroide. Die einzige bekannte Quelle für Saponine war ein kletternder Strauch namens Sarsaparilla, aus dessen Wurzeln und Blättern man Kräutertee herstellte, doch auch dieser war extrem teuer. Marker informierte sich über Botanik und brach dann zu einer Expedition nach Mexiko auf, wo er in der wilden Yamswurzel Dioscorea seinen Steroidlieferanten fand. Er sammelte zwei Säcke voll und verlor sie dann prompt. Anscheinend musste er einen Polizisten bestechen, damit er die Pflanzen zurückbekam. Zurück im Labor isolierte er Diosgenin, das Saponin in der Yamswurzel. Daraus konnte er in acht Schritten Testosteron und in nur fünf Schritten Progesteron herstellen. Seine Entdeckung präsentierte er zwei verschiedenen Pharmaunternehmen, die ihm eine glatte Absage erteilten – eine Entscheidung, die hinsichtlich der verpassten kommerziellen Chancen an die Plattenfirma Decca und ihre Absage an die Beatles erinnert.

Also hob Marker seine gesamten Ersparnisse ab, kündigte seine Arbeit und zog nach Vera Cruz in Mexiko. Er erntete 10 Tonnen Yams im Dschungel und richtete in seinem Schlafzimmer ein Labor ein, wo er Steroide herstellte. Das Progesteron bot er einem mexikanischen Geschäftsmann an, der 80 Dollar für das Gramm bezahlen wollte, weil er wahrscheinlich nur mit ein paar Gramm rechnete. Marker lieferte ihm über 3 Kilo im Wert von 240 000 Dollar (in den Preisen von 1943) – was heute mehrere Millionen wären.

Zusammen mit einem deutschen Wissenschaftler und einem ungarischen Geschäftsmann, die er beide im Telefonbuch ausfindig gemacht hatte, gründete Marker die Firma Syntex. Schon bald gab es Streit um den Gewinn, und Marker zog sich wieder zurück, wobei er das Wissen über einen entscheidenden Schritt bei der Produktion mitnahm. Bei Syntex kam man schließlich dahinter und stellte zuerst Testosteron und dann Östron aus Diosgenin her. Der Preis für Progesteron sank auf 1 Dollar pro Gramm.

1949 hatte sich Marker, den man sicher als den Indiana Jones der Hormonwelt bezeichnen kann, ganz aus der Forschung zurückgezogen, doch seine Entdeckung führte direkt zur Entwicklung eines synthetischen Hormons, das in 50 Prozent der heutigen Verhütungsmittel verwendet wird.

Markers Stelle bei Syntex wurde von dem jungen amerikanischen Chemiker Carl Djerassi eingenommen, der als Leiter der Steroidforschung angeworben worden war. Djerassi und sein Chef George Rosenkranz entdeckten eine synthetische Variante des Progesterons, das Norethisteron, das sie 1951 patentieren ließen. Dieses Produkt und das später von Searle produzierte Norethynodrel wurden jedoch nicht als Verhütungsmittel vermarktet (obwohl beide genau das waren), sondern als Mittel zur Behandlung menstrueller Störungen.

Ende der vierziger Jahre gab es gerade einmal ein Dutzend Personen, die klinisch Verhütungsmethoden testeten, die meisten arbeiteten für Pharmaunternehmen. Der Druck, in diese Richtung mehr zu unternehmen, kam von zwei außergewöhnlichen Amerikanerinnen, der amerikanischen Frauenrechtlerin Margaret Sanger und der reichen und wissenschaftlich gebildeten Katherine Dexter McCormick.

Margaret Sanger wurde 1883 als Tochter einer irischen Arbeiterfamilie geboren. Sie musste mitansehen, wie ihre Mutter, verbraucht durch 18 Schwangerschaften und 11 überlebende Kinder, langsam dahinsiechte. Margaret arbeitete als Krankenschwester und Hebamme in den ärmsten Vierteln von New York. Die wenigen Informationen über Verhütung, die es gab, wurden von der Kirche und den Ärzten unterdrückt. Wer reich und gebildet war, konnte sich jedoch »französische« Produkte (Kondome) und »weibliche Hygieneprodukte« (Spermizide) kaufen. Sanger bot Kirche und Staat die Stirn und verfasste in ihrer eigenen Zeitung *The Woman Rebel* eine Reihe von Artikeln wie »Was jedes Mädchen wissen sollte«. Sie musste nach Europa ins Exil gehen, weil man ihr wegen des Versands obszöner Literatur den Prozess machen wollte. Der Fall wurde schließlich niedergeschlagen, und Sanger gründete die Planned Parenthood Federation of America. Sie organisierte Konferenzen zur Geburtenkontrolle und mobilisierte Wissenschaftler und Politiker. H. G. Wells sagte über sie: »Wenn einmal die Geschichte unserer Zivilisation geschrieben wird, dann wird es eine Geschichte der Biologie sein und Margaret Sanger wird ihre Heldin sein.« Er hatte recht.

Katherine Dexter McCormick machte 1904 ihren Abschluss in Biologie an Amerikas renommiertester Universität für Wissenschaft und Technik, dem Massachusetts

Institute of Technology (MIT). Damals stellten Frauen weniger als 3 Prozent aller Studenten. Sie setzte sich sehr für die Gleichberechtigung der Frau ein und trug mit dazu bei, dass Frauen 1919 das Wahlrecht erhielten. Da sie von ihrem Mann ein beträchtliches Vermögen geerbt hatte, förderte sie Frauen in den Naturwissenschaften. Als Frauen in den fünfziger Jahren immer noch nur 3 Prozent der Studenten am MIT ausmachten, finanzierte sie ein Frauenwohnheim auf dem Campus. Das trug tatsächlich dazu bei, dass sich die Studiengänge für Naturwissenschaften und Ingenieurswesen den weiblichen Studenten öffneten. Heute sind am MIT 40 Prozent der Studenten im Grundstudium weiblich. Die bedeutendste Leistung von Katherine Dexter McCormick war jedoch, dass sie die Forschung zur Entwicklung der Antibabypille finanziell unterstützte, die so viel für die Gesundheit und Unabhängigkeit der Frau bewirkte.

Sanger war überzeugt davon, dass eine einfache, verlässliche Form der Geburtenkontrolle dringend erforderlich war, daher gründete sie in den zwanziger Jahren zwei Zeitschriften, damit Wissenschaftler in diesem Forum ihre Forschungsergebnisse präsentieren konnten. Der österreichische Arzt Haberlandt hatte praktisch beruflichen Selbstmord begangen, als er laut über Verhütung nachgedacht hatte. Die Verleumdungskampagne war noch vielen im Gedächtnis, deswegen zögerten zahlreiche Wissenschaftler, in diesem umstrittenen Bereich aktiv zu forschen. 1951 war Sanger 68 Jahre alt, und die Zeit lief ihr davon, doch endlich fand sie ihren Wissenschaftler: Gregory Pincus. Er war nach der Veröffentlichung einer umstrittenen Arbeit über Parthenogenese (Jungfernzeugung) in Harvard in Ungnade gefallen. Pincus hatte eine große Forschungsorganisation außerhalb von Boston aufgebaut, die Worcester Foundation, hatte aber immer Probleme,

Spenden und Fördermittel aufzutreiben. Er wandte sich an das Pharmaunternehmen G. D. Searle und überredete es, ins Hormongeschäft einzusteigen, allerdings lag das Interesse von Searle nicht bei Verhütungsmitteln.

Sanger besuchte Pincus und überzeugte ihn von der Bedeutung eines hormonellen Verhütungsmittels. Außerdem überredete sie ihre reiche Freundin Katherine Dexter McCormick, Pincus zu finanzieren. Sanger muss eine außergewöhnliche Überredungsgabe gehabt haben, denn sie konnte auch die Firma Searle überzeugen, die sehr skeptisch war, dass dieses Gebiet eine Zukunft haben sollte. Doch schließlich stellte das Unternehmen Präparate, die eigentlich für den Einsatz in anderen medizinischen Bereichen gedacht waren, für den Test von Verhütungsmitteln zur Verfügung. Ohne Sanger und die Frauenbewegung hätte sich die Entwicklung hormoneller Verhütungsmittel zweifellos um viele Jahre verzögert.

Die nächste Phase waren die klinischen Tests, für die Pincus mit John Rock zusammenarbeitete, einem Gynäkologieprofessor in Harvard. Es gab jedoch ein schwerwiegendes Problem. Progesteron war weitaus wirksamer, wenn es täglich gespritzt wurde, aber das war natürlich keine praktische Anwendungsmöglichkeit. Oral eingenommen benötigte man eine hohe Dosis, wodurch das Mittel wieder zu teuer wurde. Pincus bat daraufhin alle Pharmaunternehmen, ihm für die Tests synthetische Hormonpräparate zu schicken, die oral eingenommen werden konnten, ohne ihre Wirkung zu verlieren. Er erhielt über 200 Zusendungen, die er schließlich auf zwei Unternehmen eingrenzen konnte: die Firma Searle (mit der er bereits zusammenarbeitete) und Syntex. Später arbeitete er nur noch mit Searle und dem Präparat Norethynodrel.

Pincus war der Dreh- und Angelpunkt zwischen klinischer Erprobung und Pharmaunternehmen. Die Forschung wurde im Bundesstaat Massachusetts durchgeführt, wo Geburtenkontrolle verboten war. Rocks Fruchtbarkeitsklinik bot die perfekte Tarnung für die illegalen Versuche. Der erste Test hatte wegen der zahlreichen Urinproben, die Frauen bei den Tests abgeben mussten, den Spitznamen Pee-Pee-Pee-Projekt (»Pinkel-Pinkel-Pinkel-Projekt«), wobei das PPP eigentlich für Pincus-Progesteron-Projekt stand. Als Pincus seine Arbeit 1955 erstmals der Öffentlichkeit vorstellte, stieß er auf Desinteresse. Außerdem wurden Bedenken über Nebenwirkungen wie Kopfschmerzen geäußert.

In Massachusetts durften keine Versuchsreihen stattfinden, daher wurden die ersten bei Medizinstudentinnen in Puerto Rico durchgeführt. Sie waren eine Katastrophe, weil die Studentinnen nach ihrem Universitätsabschluss einfach ausstiegen. Die folgenden Tests in Nervenheilanstalten waren ebenfalls nicht sonderlich hilfreich.

1956 wurden die Versuchsreihen zurück nach Rio Piedras verlegt, einem Slum in Puerto Rico. Die Pille galt damals als technologische Lösung für die wachsende Weltbevölkerung, die damals als größeres Problem betrachtet wurde als heute. Zu der Zeit sah man die Reduzierung der Familiengröße als notwendige Voraussetzung für das wirtschaftliche Wachstum an. Puerto Rico war das perfekte Testgebiet. Und die Hormone waren zu Sklaven einer politischen Ideologie geworden.

Die ersten Tests verliefen erfolgreich, bis die Pharmakologen »Verunreinigungen« aus der Pille entfernten – die sich als Östrogen entpuppten. Die Folge waren Zwischenblutungen und einige Schwangerschaften. Nachdem das Östrogen wieder hinzugefügt worden war, hatte man das Problem gelöst. Und so wurde ein kombiniertes orales Verhütungspräparat geschaffen.

Aber wie funktioniert die Pille denn eigentlich? Indem

der Körper Östrogen erhält, glaubt die Hypophyse, sie müsse kein FSH produzieren, und weil das nicht gebildet wird, werden auch keine Follikel rekrutiert. Ohne Follikel gibt es keine Östrogen-Rückkopplung, die ansonsten das LH ansteigen lässt und so den Eisprung auslöst. Aber selbst wenn es zum Eisprung kommt, besteht keine Gefahr, denn als Kombinationspräparat enthält die Pille auch Progesteron, das ebenfalls die LH-Produktion verhindert. Kein sprunghafter LH-Anstieg, kein Einsprung. Kein Eisprung, kein Ei. Kein Ei, keine Schwangerschaft.

Die ursprüngliche Dosis war offen gesagt eine Schätzung. In der zweiten Generation der Pille wurde die Dosis halbiert, später wurde sie dann noch einmal halbiert. Die ersten Pillen enthielten pro Tag so viel Progesteron, wie heute in einem Monat verabreicht wird. Zusätzlich wurde eine pillenfreie Zeit geschaffen und so die Monatsblutung nachgeahmt. Sie wird durch das Absetzen der Pille ausgelöst und ist genau genommen keine Menstruation, sondern eine Blutung, die durch das Ausbleiben der Hormone entsteht. Damals sorgte man sich wegen der Nebenwirkungen, vor allem in Form von Übelkeit. Von Anfang an gab es auch Bedenken wegen Brustkrebs und Thrombose.

Die Pille erhöht während der Einnahme geringfügig das Risiko, an Brustkrebs zu erkranken. Wenn man die Pille nicht mehr nimmt, normalisiert sich das Risiko wieder nach zehn Jahren. Da die Gefahr, an Brustkrebs zu erkranken, mit dem Alter steigt, ist diese Erkenntnis für ältere Frauen bedeutsamer als für junge, die normalerweise häufiger die Pille nehmen. Allgemein lautet der Ratschlag, sich ab 35 Gedanken über eine andere Verhütungsmethode zu machen. Es gibt keinen Zusammenhang zwischen Einnahme*dauer* und dem Krebsrisiko. Man glaubt, dass das Östrogen in der Pille das Wachstum vorhandener

Krebszellen fördert, aber nicht die Bildung neuer Krebszellen anregt. Das Auftreten von Brustkrebs ist nicht mit dem Tod durch Brustkrebs gleichzusetzen. Brustkrebs bei derzeitigen und ehemaligen Pillenanwenderinnen endet nicht häufiger tödlich als bei erkrankten Frauen, die nie die Pille nahmen.

Professor John Guillebaud hat die jüngsten epidemiologischen Erkenntnisse in richtige Zahlen übersetzt. Stellen Sie sich zwei Konzerthallen vor, in denen sich jeweils 10 000 Frauen im Alter von 45 Jahren befinden. In der einen Halle sind die Frauen, die die Pille über einen unterschiedlichen Zeitraum hinweg nahmen, aber aufhörten, als sie 35 wurden (was sehr häufig ist). Die Frauen in der anderen Gruppe haben nie die Pille genommen. In der Halle mit Frauen, die nie die Pille nahmen, gibt es zehn Fälle von Brustkrebs, in der anderen Halle sind es elf Fälle.

Mit der Einnahme der Pille verbinden sich viele Befürchtungen. Die Befürchtungen hinsichtlich einer Thrombose in den tiefen Beinvenen illustrieren vielleicht am besten, dass bei der Pille mit zweierlei Maß gemessen und zwischen Handlung und Folgen getrennt wird. 1995 wandten sich die Verbraucherinnen von den so genannten Pillen der dritten Generation ab, nachdem Forschungen ergeben hatten, dass sich dadurch das Risiko einer Thrombose in den tiefen Venen (DVT) verdoppelte. In Folge davon wurden viele Frauen schwanger. Zufällig treten Thrombosen aber auch häufig während der Schwangerschaft auf, weil das Blut dann leichter verklumpt. 60 von 100 000 schwangeren Frauen sind davon betroffen. Aber das wäre dann doch bestimmt immer noch sicherer als die Pille? Nein. Die Gefahr, mit der »hochriskanten« Pille eine Thrombose zu bekommen, war nicht einmal halb so groß und trat bei 10 000 000 Frauen 25-mal auf. Die Frauen vergaßen, warum sie die Pille nahmen, nämlich, um eine Schwangerschaft zu verhindern. Anfänglich stieg auch die Zahl der Abbrüche um 9 Prozent, die wie jeder chirurgische Eingriff unter Vollnarkose verschiedene Risiken bergen – darunter natürlich auch das Thromboserisiko.

Eine Umfrage nach der anderen ergibt, dass ein Drittel bis die Hälfte aller Frauen, die die Pille nehmen, nicht glücklich damit ist, vor allem, weil sie denken, dass die Hormone ihrer Gesundheit schaden oder dass sie ihren Körper unnötig mit Chemie belasten. Das mag kaum überraschen, wenn man bedenkt, dass zu diesem Thema eine Schreckensnachricht die andere jagt und für Panik sorgt, und zwar nicht nur in Zusammenhang mit der Pille, sondern auch mit der Hormonersatztherapie. Ich frage mich, warum Frauen weiterhin die Pille nehmen, wenn sie so unzufrieden damit sind. Es gibt zahlreiche andere effektive Verhütungsmethoden.

Mit der Pille verbindet sich vor allem die Befürchtung, dass die jahrelange Einnahme von Hormonen unfruchtbar machen kann. Diese Angst stützt sich auf Berichte von Frauen, deren Menstruation nicht wieder einsetzt, nachdem sie die Pille abgesetzt haben. Dabei stellte Professor Howard Jacobs vom University College fest, dass Amenorrhoe (Ausbleiben der Menstruation) bei Pillenanwenderinnen genauso häufig vorkommt wie bei Frauen, die nicht die Pille nahmen. In gewisser Weise lässt sich das Problem damit vergleichen, dass man in London in einen Bus steigt, einschläft und sich nach dem Aufwachen in Frankreich wiederfindet. Die Landschaft hat sich verändert, weil Zeit vergangen ist und man sich jetzt woanders befindet. So kann es sein, dass Probleme mit der Menstruation, die noch nicht offenkundig waren, als man vor fünf oder zehn Jahren mit der Einnahme der Pille begann, plötzlich zutage treten, wenn man die Pille absetzt. Wenn man die Pille mit den beruhigenden Absetzungsblutungen nicht genommen hätte, wäre einem schon viel früher aufgefallen, dass etwas nicht stimmt. Das Problem ist dabei, dass Ärzte oft von einer »Post-Pill-Amenorrhoe« sprechen, als ob das tatsächlich eine Krankheit wäre (was es nicht ist) und sie als Vorwand nutzen, um eine Untersuchung hinauszuschieben. Wenn das bei Ihnen der Fall sein sollte, lassen Sie sich gesagt sein, dass die ausbleibende Periode mit großer Sicherheit auf ein anderes Problem zurückzuführen ist, das ohne Verzögerung untersucht werden sollte.

Frauen, bei denen nach der Pille die Menstruation ausbleibt, machen sich oft schwere Vorwürfe, weil sie glauben, sie seien schuld an dem Problem und könnten nun kein Kind mehr bekommen. Aber erstens sind sie nicht schuld und zweitens sind die Methoden zur Auslösung eines Eisprungs heutzutage höchst erfolgreich. Was die These betrifft, dass die Pille unfruchtbar macht, so ergaben frühe Studien keinen Unterschied bei der Fruchtbarkeit von Anwenderinnen und Nichtanwenderinnen, allerdings ergab sich bei den Frauen, die die Pille nahmen, eine Verzögerung von drei Monaten, bis diese ihr erstes Kind empfingen. Das könnte meiner Meinung nach aber auch an dem häufig erteilten Ratschlag liegen, dass man mit dem Kinderwunsch einige Zeit warten sollte, bis »die Pille im Körper abgebaut ist«. 2002 zeigte Farrow in einer umfangreichen Studie mit über 12 000 Frauen, dass sich das Risiko genau entgegengesetzt zu den bisherigen Annahmen verhält: Eine längere Einnahme (über fünf Jahre lang) war mit einem *geringeren* Risiko einer verspäteten Empfängnis verbunden. Der Grund, weswegen man nach dem Absetzen der Pille noch einige Zeit mit einem Baby warten sollte, ist übrigens der, dass die Pille die Konzentration an Folsäure und anderen Vitaminen im Körper senkt. Ein Mangel an Folsäure kann zu so genannten Neuralrohr-Defekten führen, zu denen auch Spina bifida gehört.

Sollten die Nebenwirkungen Sie abschrecken? Sie sollten sich vergegenwärtigen, warum Sie die Pille nehmen, und sich fragen, was wäre, wenn Sie schwanger werden würden. Welche Auswirkung hätte ein Kind auf Ihr Leben und wie würden Sie damit fertig werden? Vergleichen Sie das mit den bekannten Risiken und Ihrer eigenen Einschätzung. Wir alle betrachten ein Risiko aus unterschiedlichen Blickwinkeln; manche Frauen haben große Angst vor Brustkrebs, obwohl das Risiko sehr gering ist. Für mich ist die Angst vor einer Thrombose größer, denn bei einer Schwangerschaft erhöht sich das Risiko für eine Thrombose auf natürliche Weise. Sie müssen diese Entscheidung für sich selbst treffen, aber ausschlaggebend ist letztendlich, wie wichtig es Ihnen ist, eine Schwangerschaft zu vermeiden.

Ein weiterer Punkt, der in diesem Buch immer wieder auftaucht, ist die Feststellung, dass jeder ein ganz eigenes Hormonsystem hat. Wenn Sie bei der Einnahme der Pille unter Nebenwirkungen leiden (Zwischenblutungen, fettige Haut, Stimmungsschwankungen, Schmerzen in den Brüsten, um nur die häufigsten zu nennen), sollten Sie die Marke wechseln. Jede Frau ist anders, und selbst die kleinste Veränderung bei den Hormonen, die verschrieben werden, kann einen großen Unterschied machen. Eine geringe Zahl von Frauen jedoch wird nie mit der Pille zurechtkommen. Wenn Sie dazu gehören, sollten Sie auf ein anderes Pferd setzen und eine Spirale nehmen.

Der andere Aspekt des ganz eigenen Hormonsystems ist der, dass es bei machen Frauen mehr ausmacht, wenn sie es einmal versäumen, die Pille zu nehmen, als bei anderen – vor allem bei denen, möchte ich mal vermuten, die später behaupten, ihr Mann müsse nur den Reißverschluss seiner Hose aufmachen, schon wären sie schwanger. Während der Einnahmepause erlaubt man dem Eierstock, aus der auferlegten Hormonzwangsjacke auszubrechen. Laut einer Studie des Margaret Pyke Centre entwickelten 23 Prozent der Frauen am Ende der Einnahmepause Follikel, zwei der Frauen standen sogar zwei Tage vor dem Eisprung. Hätten sie die ersten Pillen in der neuen Schachtel nicht genommen und Sex gehabt, wären sie wahrscheinlich schwanger geworden. Eine Verlängerung der Einnahmepause ist eine sichere Möglichkeit, den Schutz zu mindern, bei einigen sogar ein Rezept für Schwangerschaft. Achten Sie deswegen darauf, vor allem am Anfang keine Pille zu vergessen.

Man schätzt, dass bisher trotz aller Befürchtungen 200 Millionen Frauen die Pille nahmen, wodurch sie wahrscheinlich zum am besten erforschten pharmazeutischen Produkt der Welt gehört. Ursprünglich wurde die Pille begrüßt, weil sie Frauen neue Freiheit gab, doch 50 Jahre nach der Einführung fragt man sich, ob der Preis zu hoch war, denn heute erwarten Männer, dass Frauen ihre Fruchtbarkeit kontrollieren. In gewisser Weise hat die Pille, obwohl ein Hormonprodukt für Frauen, mehr für die Befreiung der Männer getan. Manche werden auch sagen, dass ein erhöhtes Brustkrebsrisiko ein zu hoher Preis für die Pille ist, und vergessen dabei, dass eine Schwangerschaft eine Geburt nach sich zieht und dass Geburten immer noch ein höheres Risiko zu sterben bergen, vor allem in Ländern mit unzureichender medizinischer Versorgung. Dann gibt es vielleicht noch den Einwand, dass die Pille zu einem explosiven Anstieg der Promiskuität geführt und junge Frauen ihrer Unschuld beraubt hat. Haben Sie in jüngster Zeit einmal junge Frauen in der Gruppe getroffen? Wenn ich ein pubertierender Jüngling wäre, bekäme ich es mit der Angst zu tun und würde das Weite suchen.

Pille und Sexualpolitik waren stets eng miteinander verstrickt. Die Kontrolle der Fortpflanzung und damit auch eine selbstbestimmte Sexualität stießen schon immer auf Misstrauen, vor allem in den Kreisen, denen die Kontrolle entzogen wurde. Es kommt mir so vor, als ob Nachrichten über Nebenwirkungen der Pille, von denen viele bloße Befürchtungen, andere aber durchaus berechtigt sind (vor allem die Pille in Kombination mit Rauchen und die Auswirkungen auf das Herz-Kreislaufsystem) immer mit besonderer Schadenfreude quittiert werden, als ob es Frauen gerade recht geschehen würde, wenn sie versuchen, der Natur ein Schnippchen zu schlagen. Das Argument, die Natur auszutricksen, ist ziemlich kurios. Mit Impfungen gegen Kinderlähmung trickst man die Natur aus, ebenso mit Nierentransplantationen, aber das sehen wir nicht so – andererseits hat das im Gegensatz zur Pille auch nichts mit Sex zu tun. Und das macht ihre Bedrohlichkeit aus.

Unfruchtbarkeit

Wir haben bereits über Fruchtbarkeit und die Pille gesprochen und eine häufige hormonelle Ursache für Unfruchtbarkeit beschrieben, das polyzystische Ovarialsyndrom (PCOS). Eine weitere hormonelle Ursache für Unfruchtbarkeit ist die so genannte Lutealinsuffizienz (Gelbkörperschwäche). Im Grunde ist dabei die Gebärmutterschleimhaut zur richtigen Zeit nicht der richtige Ort. Damit aus der Gebärmutterschleimhaut der bereits angesprochene flauschige Teppich wird, ist Progesteron erforderlich. Bei der Lutealinsuffizienz hat die Gebärmutterschleimhaut nicht das erforderliche Progesteron erhalten, entweder weil die Eizelle nicht geeignet war oder weil der Gelbkörper früher aufgab, als er sollte. Daher kann sich die Eizelle nicht einnisten. Zur Behandlung wird zusätzlich Progesteron oder ein anderes Hormon verabreicht.

Unfruchtbarkeit und ihre Behandlung sind ein kompliziertes Gebiet, das immer umfangreicher wird, daher können wir hier nicht ausführlich darauf eingehen. Auf eines möchte ich Sie jedoch noch hinweisen: Unabhängig von den Ursachen (und es gibt viele, darunter auch einfache »technische« Probleme wie verklebte Eileiter) werden bei der Behandlung fast immer Hormone eingesetzt. Ohne die Herstellung von Medikamenten auf Hormonbasis wäre eine Reagenzglasbefruchtung (In-Vitro-Fertilisation – IVF) oder eine der anderen heute verfügbaren Behandlungsmethoden nicht möglich.

Betrachten wir kurz einige der wichtigsten Hormontherapien bei der Behandlung von Unfruchtbarkeit. Clomifen ist das häufigste Präparat zur Auslösung des Eisprungs – anders ausgedrückt, auch ein praktischer Arzt kann Clomifen verschreiben. Clomifen ist ein Anti-Östrogen, das der Hypophyse vorgaukelt, mehr FSH werde benötigt. Oft genügt das schon, um den Eisprung auszulösen. Clomifen sollte nicht länger als sechs Monate genommen werden – aus dem einfachen Grund, dass Sie und Ihr Partner, wenn Sie bis dahin noch nicht schwanger sind, eine gründlichere Untersuchung brauchen und Sie diese nicht hinausschieben sollten.

Humanes Menopause-Gonadotropin (als Medikament bekannt unter den Namen Pergonal, Humegon) wird nach genaueren Untersuchungen und unter strenger ärztlicher Aufsicht gegeben und ist eine Mischung aus den beiden Hormonen FSH und LH. Die Gonadotropine werden täglich gespritzt, damit die Eileiter Eizellen ausbilden. Sieben bis zwölf Tage später folgt dann die Injektion humanen Choriongonadotropins (dem Hormon der Schwangerschaft), das die Eierstöcke anweist, die entwickelten Eier freizusetzen. Durch diese medikamentöse Behandlung kommt es bei über 75 Prozent der Frauen zum Eisprung.

Ursprünglich wurden diese Hormone aus Millionen Liter menschlichen Urins gewonnen, daher die Bezeichnung »human«. Doch so sehr man das Verfahren auch verfeinerte, es blieben immer Unreinheiten zurück. Mitte der achtziger Jahre wurde dann die gentechnische Herstellung möglich. 1997 gaben die beiden Marktführer in diesem Bereich, die Firmen Serono und Organon, bekannt, dass es nun rekombinante DNA-Versionen gibt, bei denen gentechnisch veränderte Zellen das Hormon produzieren. Die auf diese Weise hergestellten Hormone kombinieren hochgradige Reinheit mit einer besonderen biologischen Aktivität. Sie haben weniger Nebenwirkungen und sind wirksamer. Die Gentechnik ist heute die wichtigste Methode zur Herstellung von Hormonen.

In diesem Kapitel ging es um die Jahre im »vollen hormonellen Saft«, also etwa die Zeit von 13 bis 50. Was passiert, wenn dieser regelmäßige Zyklus aussetzt und die Hormonproduktion einbricht, ist Thema des nächsten Kapitels.

Kapitel 6

Hormonelle Einbrüche

Wir haben bereits festgehalten, wie Hormone das Leben einer Frau in ihren fruchtbaren Jahren beherrschen. Obwohl manche Frauen über ihre Monatsblutung klagen, ist sie ihnen immer noch lieber, als keine Periode zu haben. Die monatliche Blutung ist eine beruhigende Konstante, die zeigt, dass man eine gesunde Frau ist.

Ab etwa 45 wird jedoch deutlich, dass die Perioden anders sind als früher. Das Muster verändert sich und verliert an Vertrautheit, es ist nicht mehr so wie das, an das man sich als »normal« gewöhnt hat. Kürzer, länger, stärker, schwächer, in Abständen von 23 Tagen oder 40 Tagen, es gibt keine Gewissheit mehr. Ihre Welt verändert sich, und Ihr Körper befindet sich in einer hormonellen Umbruchphase; die Eierstöcke sind offenbar taub für die wachsende Zahl interner hormoneller Botschaften, die von der Hypophyse im Gehirn bei ihnen ankommen. Die Fortpflanzungshormone stehen kurz vor dem Zusammenbruch und werden nur noch 10 Prozent ihrer einstigen Werte erreichen. Und sie werden zu Übeltätern.

Die Auswirkungen der regelmäßig wiederkehrenden Zyklen und der Sexualsteroide auf den Körper, die einst so willkommen waren, erhöhen nun die Anfälligkeit für Brust-, Eierstock- und Gebärmutterkrebs. Ohne Östrogen für das Gewebe wird die Haut dünner, die Fettpölsterchen verteilen sich neu, das Haar lichtet sich, die Wahrnehmung wird verschwommen und der Sex weniger wichtig. Das ist die Menopause. Obwohl bei Männern die Hormone weniger jäh abfallen, sinkt auch ihr Hormonspiegel mit zunehmendem Alter. Die Auswirkungen dieser Hormoneinbrüche sind gewaltig. Und ebenso weitreichend ist die Entscheidung, ob und womit man das Verlorene ersetzt. Diese Entscheidung wirkt sich außerdem auch auf die Gesellschaft aus.

Die Menopause

Die Menopause wird auch als eine Art physiologischer »Terror« betrachtet, doch daran den Hormonen die Schuld zu geben, bedeutet, den Überbringer für die schlechte Nachricht verantwortlich zu machen. Der Begriff stammt aus dem Altgriechischen, *menos* ist der Monat und *pausos* ist das Ende, weshalb das Wort Menopause genau genommen das Ende der monatlichen Blutung oder Menstruation bedeutet.

Im Alter von 20 Wochen hat ein weiblicher Fötus schon sechs bis sieben Millionen Eizellen. Wenn man bedenkt, dass wir nur etwa 450 Zyklen in unserem Leben haben, ist das eine gewaltige Überproduktion. Schon bald darauf setzt jedoch der Abbauprozess ein, und bei der Geburt sind es nur noch etwa eine bis zwei Millionen Eizellen. Mit dem Einsetzen der Pubertät sind es nur noch 400 000, und wenn wir die Menopause erreichen, dann ist Schluss, wir haben keine mehr. Aber Sie haben Recht, die Rechnung geht nicht auf. Man schätzt, dass 99,998 Prozent unserer Eier ungenutzt bleiben, sie werden zurückgewiesen, ausgeschaltet, fallen in sich zusammen oder bleiben auf der Strecke, und nur ungefähr 450 Eier werden als die Stars für den Eisprung ausgewählt.

Das Durchschnittsalter für die Menopause liegt in Großbritannien bei 51 Jahren, es gibt jedoch Belege dafür, dass sie früher auch *früher* einsetzte, ungefähr mit 40. In manchen Entwicklungsländern ist das immer noch so, die Erklärung dafür liegt wahrscheinlich in der besseren Ernährung während der Schwangerschaft in den Industrieländern, da die Eier in dieser Zeit entstehen. Dennoch blieb das Alter bei der Menopause im Gegensatz zum Einsetzen der Pubertät in den letzten hundert Jahren relativ konstant. Das kann sich noch ändern, weil Übergewicht zu einer etwas späteren Menopause führt (und die Zahl der Übergewichtigen wächst). Regelmäßiges Rauchen kann den Eintritt der Menopause ferner um zwei Jahre beschleunigen.

Die Eierstöcke kann man sich ein bisschen wie eine riesige Eieruhr vorstellen, die ungefähr auf 50 Jahre eingestellt ist. Sie läuft nicht konstant, beschleunigt sich aber dramatisch ab 37, denn ab dann halbiert sich die Zahl der Eier nicht mehr alle sieben Jahre, sondern alle drei Jahre. Ohne diese späte Beschleunigung würden unsere Eier Schätzungen zufolge ungefähr bis zu unserem 70. Lebensjahr reichen. Der Rückgang der Eieranzahl kann sich auch dramatisch beschleunigen, wenn die Eier aus irgendeinem Grund zerstört werden, etwa durch eine Chemotherapie bei Krebs oder eine Autoimmunerkrankung. Das führt zu einem vorzeitigen Ausfall der Eierstöcke (Ovarialinsuffizienz) und einer Menopause vor dem 40. Lebensjahr.

Obwohl die Einnahme der Pille den Eisprung unterdrückt, heißt das leider nicht, dass man damit seinen Eiervorrat strecken und die Menopause hinauszögern kann. In Zyklen gerechnet machen fünf Jahre nur etwa 60 Eier aus, eine verschwindend geringe Zahl im Vergleich zu den Tausenden, die jeden Monat verloren werden. Und wenn es so wäre, hätten Frauen mit vielen Schwangerschaften (und weniger Eisprüngen) auch eine spätere Menopause – aber so ist es nicht. Auch wenn die Menstruation relativ früh einsetzt, heißt das nicht, dass man dann auch früher damit fertig ist, weil man seinen Vorrat vorzeitig aufgebraucht hat. Wenn überhaupt, dann ist es sogar genau umgekehrt: Frauen, die früher anfangen, haben anscheinend mehr Zeit auf der Eieruhr zur Verfügung als diejenigen, die später anfangen.

Wenn man zählen könnte, wie viele Eier sich noch in den Eierstöcken befinden, hätte man eine gute Vorstellung davon, wann die Menopause eintritt – vielleicht eine wichtige Information für Karrierefrauen, die darauf setzen, auch später noch Kinder zu bekommen. Zwei Wissenschaftler aus Schottland behaupteten im Juni 2004, sie hätten die Lösung: Ein neuer Test, bei dem Ultraschallaufnahmen der Eierstöcke mit einer mathematischen Formel kombiniert wurden. Die Schlagzeile »Tests setzen Frist für Gebärfähigkeit« in der *Daily Mail* war damals nur eine von vielen typischen Artikelüberschriften. Dabei wurde die Methode noch nie bei Frauen ausprobiert und war noch unausgereift. Menstruationskalender sind wahrscheinlich genauer. Wenn die Spanne zwischen dem längsten und dem kürzesten Zyklus mindestens 43 Tage beträgt, bleiben Ihnen wahrscheinlich nur noch 20 Zyklen, und die Menopause tritt in einem Jahr oder spätestens in zwei Jahren ein. Die Menstruationszyklen werden nicht nur unregelmäßiger, sondern sind auch häufig anovular, das heißt, es wird kein Ei freigesetzt.

»Menopause« bedeutet das Ende der Menstruation, also ein einmaliges Ereignis. Der Begriff »Klimakterium« beschreibt die Veränderungen im mittleren Lebensabschnitt genauer, der von 40 bis 60 reicht.

In den fruchtbaren Jahren konkurrieren jeden Monat etwa 20 Follikel darum, »das auserwählte Ei« zu sein. Follikel sind mit Flüssigkeit gefüllte Bläschen, die die Eizelle enthalten. Die Zellen, die das Ei umschließen, werden Ammenzellen oder Follikelepithelzellen genannt. Sie geben Steroidhormone wie Östrogen und Progesteron in die Flüssigkeit ab. Follikelepithelzellen und Ei sind voneinander abhängig, ohne die einen gibt es die anderen nicht. Wenn die Eizellen absterben, sterben auch die Epithelzellen ab. Mit zunehmendem Alter bringt die Hypophyse die Produktion von FSH auf Touren, vielleicht, weil die zurückkehrenden Botschaften von Östrogen und Progesteron weniger »Lärm« machen. Möglicherweise ist die steigende FSH-Konzentration auch einfach eine Funktion des chronologischen Alters, keine Folge, sondern der erste Schritt des reproduktiven Alterns. Wie auch immer die Erklärung lauten mag, auf jeden Fall schickt die Hypophyse immer mehr FSH in dem Versuch, die Dinge wieder in geordnete Bahnen zu lenken, doch ohne Erfolg. Es wird so viel FSH ausgeschüttet, dass große Mengen wieder über den Urin ausgeschieden werden. Sobald das FSH eine bestimmte Konzentration erreicht hat, gibt es nichts mehr daran zu rütteln: Die Menopause wird kommen, so wie die Nacht auf den Tag folgt – und die FSH-Konzentration im Blut bildet die Grundlage für Tests zur Feststellung der Menopause.

Die Hormone der einen Frau können jedoch eine andere Frau retten. Weil der Urin von Frauen nach der Menopause so viel Follikel stimulierende Hormone enthält, ist er eine der besten Quellen für das Hormon, das vor einer IVF-Behandlung einen Eisprung auslösen soll. Deswegen sammelten früher Pharmaunternehmen den Urin von Nonnen, die in Klöstern in der Nähe des Vatikans wohnten. Die Nonnen erhielten für ihre Dienste eine kleine Spende, und diese Pinkelgebühr ging an eben die katholische Kirche, die die Behandlung unfruchtbarer

Frauen verurteilte. Die Nachfrage nach FSH war so groß, dass die Unternehmen ihre Urinsammlung auf Klöster in Osteuropa ausdehnten. Als gentechnisch hergestelltes FSH verfügbar war, brach die Nachfrage nach Nonnenurin ein. Allerdings wird immer noch FSH angeboten, das aus Urin gewonnen wurde, denn es ist deutlich billiger als die gentechnisch erzeugte Variante. Pharmaunternehmen geben sich sehr geheimnisvoll, was die Herkunft ihres Urins betrifft, man glaubt aber, dass ein Großteil nicht von Nonnen, sondern von Frauen aus Südafrika stammt.

Der programmierte Eitod zerstört die Follikelepithelzellen und damit die Quelle der Hormone, dank derer eine Eizelle zu dem Ei wird, das nicht nur freigesetzt, sondern auch befruchtet wird, sich einnistet und so für das Heranwachsen neuen Lebens sorgt. Das eine löscht das andere aus. Jetzt wissen wir, wie es zur Menopause kommt und dass die Hormone dabei eine Schlüsselrolle spielen. Das »Warum« ist nun wesentlich komplizierter. Die Risiken einer Schwangerschaft wie etwa lebensbedrohliche Blutungen nehmen mit dem Alter zu (oder, um genauer zu sein, mit der Zahl der vorangegangenen Schwangerschaften). Noch wichtiger ist jedoch, dass mit 40 auch die Eier, die mittlerweile seit Ihrer Geburt bei Ihnen sind, Alterserscheinungen zeigen. Das erhöht die Wahrscheinlichkeit für Chromosomenanomalien (das ist auch einer der Gründe, warum Fehlgeburten bei älteren Frauen häufiger sind – mehr Embryos als üblich entsprechen nicht den Anforderungen der Gebärmutterschleimhaut und können sich daher nicht dauerhaft einnisten). Ohne die Menopause würden mehr anomale Kinder geboren werden.

Bei der Entscheidung zwischen einem gesunden und angenehmen Altern und effizienter Fortpflanzung gibt es kein Zögern. Wir sind für die Fortpflanzung konstruiert. Alles ist darauf ausgerichtet, dass wir Kinder bekommen, und ganz offen gesagt können sich unsere Gene gratulieren, wenn wir nach unserer letzten Periode sterben, denn sie haben ganze Arbeit geleistet – vorausgesetzt, wir haben Kinder hervorgebracht und diese bis zur Pubertät gepäppelt, wo sie sich dann fortpflanzen können. Es gehört nun einmal nicht zum Plan, dass wir dank einer feuchten Vagina bis zum letzten Atemzug Spaß am Sex haben. Dass wir überhaupt das Klimakterium durchmachen, kommt daher, dass Frauen länger leben, als es ursprünglich im Großen Plan vorgesehen war. Es gibt Wissenschaftler, die glauben, dass Frauen von der Natur programmiert sind, gerade einmal noch eine unfruchtbare Dekade nach der Menopause weiterzuleben, um ihr letztes Kind durch die entscheidenden ersten zehn Lebensjahre zu begleiten und dabei Perlen der Weisheit an jüngere Frauen weiterzugeben. Allerdings bin ich davon nicht sonderlich überzeugt, Sie etwa?

Da haben wir nun also Millionen und Abermillionen Frauen über 50 mit den verschiedenen Begleiterscheinungen der Menopause, von Hitzewallungen, Schweißausbrüchen und Herzklopfen bis zu Schlaflosigkeit und trockener Haut. Es wird zwar noch Östrogen produziert, aber nicht das wirkungsvolle Östradiol, sondern nur das schwächere Östron. Es stammt auch nicht aus den Eierstöcken, sondern vor allem aus Fett und Muskeln.

Fettzellen enthalten ein Enzym namens Aromatase, das die schwachen Androgene aus den Nebennieren in Östron umwandelt. Deswegen haben dickere Frauen in der Menopause meist weniger Beschwerden als dünne.

Je mehr Östron man bekommt, desto schwächer fallen die mit der Menopause verbundenen Symptome aus. Deswegen ist Bewegung auch so wichtig für das Wohlbefinden nach der Menopause, weil dadurch die Umwandlung von Androgen in Östron stimuliert wird. Eine Möglichkeit zur Selbstbehandlung ist also viel Sport.

Östrogen ist an vielen Hundert Stellen im Körper aktiv, und überall dort gibt es auch Östrogenrezeptoren, die an vorbeikommendes Östrogen andocken und es aktivieren. Im gesamten Gehirn gibt es Östrogenrezeptoren, ohne Östrogen funktioniert der Hippocampus (der Bereich für die Gedächtniskonsolidierung) nicht so gut, wodurch wir vergesslicher werden. Frauen klagen über Momente, die dem Gedächtnisschwund ähneln und in denen sie mitten im Satz vergessen, worüber sie gesprochen haben. Es wird auch behauptet, dass die kognitiven Funktionen betroffen seien, wodurch nach der Menopause vor allem das konzeptuelle Denken schwerer falle. Dann gibt es noch die gut dokumentierten Stimmungsschwankungen, die für viele (aber nicht alle) Frauen ein typisches Kennzeichen des mittleren Lebensabschnitts sind und zu denen Beklemmung, Reizbarkeit, die Neigung zu Tränenausbrüchen und Depressionen gehören.

Über Depressionen wird in der Zeit nach der Menopause häufig geklagt, allerdings wäre ich vorsichtig, allein das Östrogen verantwortlich zu machen. Im Leben gibt es mehr als nur Hormone, und viele Faktoren für eine Depression fallen in den mittleren Lebensabschnitt: Krankheit oder Tod der Eltern, der Rückzug aus dem Berufsleben und der Auszug der Kinder. Plötzlich bleibt man allein mit einem Mann zurück, mit dem man in den letzten 20 Jahren kaum ein Wort gewechselt hat.

Besonders bemerkbar macht sich die Menopause bei der Haut, die am ganzen Körper dünner wird, sowohl bei den Teilen, die man sehen kann (mehr Falten), als auch den Teilen, die man nicht sieht. Die Blasenwand und das Gewebe der Vagina werden dünner, die Vagina wird trockener, und die Sekrete sind weniger sauer, wodurch Infektionen in der Scheide und Blase nicht mehr so gut abgewehrt werden können.

Die Vorstellung, dass die Vagina nach der Menopause zur ewigen Wüste wird und ältere Frauen nur noch mit Gleitcreme Spaß am Sex haben, ist jedoch völlig falsch. Natürlich kann eine trockene Scheide ein Problem sein, und es stimmt auch, dass es mit der Erregung länger dauert, aber trotzdem kann eine ältere Frau, wenn sie erst einmal erregt ist (überspringen Sie den Satz, falls Sie ein nervöses junges Ding von 25 sind), in Bezug auf die Feuchtigkeit mit jeder jüngeren mithalten. Weibliche Sexualsteroide sind für die Sexualität zwar sehr wichtig, sie sind jedoch nicht die Faktoren, die ausschlaggebend für das sexuelle Verlangen sind. Bei vielen Tieren begrenzen weibliche Sexualsteroidhormone die Paarung auf die Zeit des Eisprungs. Bei Primaten und Menschen ist dagegen das Hormon, das in erster Linie als Architekt des männlichen Verlangens und der Libido betrachtet wird, nämlich Testosteron, für das sexuelle Verlangen einer Frau zuständig. Östrogene machen Sex möglich, Testosteron sorgt dafür, dass wir Sex haben wollen.

Bei Frauen, denen die Eierstöcke entfernt wurden, kann die Libido ganz verschwinden – nicht wegen des Östrogenmangels, sondern wegen des fehlenden Testosterons. Es dauerte sehr lange, bis Gynäkologen erkannten, dass das so ist. Die männlichen Hormone bleiben auch nach dem fatalen Verschwinden der Östrogene in unserem Körper. Die Eierstockrinde produziert weiter Sexualsteroide, allerdings sind es die männlichen Hormone Testosteron und Androstenedion. Auch die Nebennieren bilden wie schon vor der Menopause Androgene.

Doch kommen wir zum Östrogen zurück. Eines der häufigsten Symptome der Menopause sind die Hitzewallungen. Sie sind ein bisschen mysteriös, denn ihr genauer Mechanismus ist nicht bekannt. Die ganze Oberfläche des Körpers wird plötzlich von Hitze durchströmt, obwohl die Frau die Wallungen meistens nur am Oberkörper und im Gesicht spürt. Das Gehirn sendet in der Annahme, dass es heiß sei, Signale an die kleinen Blutgefäße in der Haut, sich zu weiten, wodurch überschüssige Hitze nach außen abgestrahlt werden kann. Sehr häufig ist es aber gar nicht heiß, das Gehirn wurde nur durch das sonderbare Verhalten des körpereigenen Thermostats irregeführt. Dieser Temperaturregler liegt sehr nah beim Hypothalamus, der die Quelle für die Gonadotropine ist.

Die langfristige Wirkung des Östrogenverlusts ist die treibende Kraft für die Hormonkriege der letzten drei Jahrzehnte gewesen. Herz-Kreislauf-Erkrankungen (und nicht Brustkrebs) sind die häufigste Todesursache bei Frauen nach der Menopause. Die Arterien sind nach der Menopause starrer, die Gerinnungsfaktoren verändern sich, der Cholesterinspiegel steigt – all das sind Risikofaktoren für Herzkrankheiten. Vor der Menopause ist das Risiko bei Frauen niedriger als bei Männern, danach steigt es jedoch stetig. Die Beständigkeit dieses Anstiegs, der schon vor der Menopause einsetzt, ist interessant, denn wenn der Verlust der Sexualsteroide der einzige Grund wäre, dann würde doch bei einem Absinken der Steroide um 90 Prozent die Zahl der koronaren Herzerkrankungen (CHD) mit der Menopause abrupt nach oben schnellen? So ist es aber nicht. Dennoch ist die Zunahme der Herzerkrankungen bei älteren Frauen (und die Möglichkeit, sie zu verhindern) das wichtigste Argument für die Hormonersatztherapie, auf die wir gleich noch näher zu sprechen kommen.

Eine weitere Folge des Östrogenverlusts zeigt sich in der Knochendichte. Östrogen erleichtert die Verwertung der ganzen Hormonpalette, darunter Calcitonin und Parathormon, von Vitaminen (D) und Mineralien (Kalzium), die alle sehr wichtig für die Gesundheit der Knochen sind. Östrogen beeinflusst außerdem das Gleichgewicht zwischen zwei gegnerischen Lagern der Zellen in den Knochen (den Zellen, die Knochenmasse aufbauen, und den Zellen, die sie abbauen), indem es die aufbauenden Zellen bevorzugt und ihre Tätigkeit ankurbelt. Nach der Menopause sind die knochenabbauenden Zellen aufgrund des fehlenden Östrogens aktiver als die Zellen, die Knochenmasse aufbauen, weshalb die Knochenmasse schwindet. Dieser Knochenschwund mit dünnen Knochen, die leicht brechen können, wird als Osteoporose bezeichnet und ist in Großbritannien jedes Jahr für über 200 000 Brüche verantwortlich, die nicht nur große Schmerzen verursachen, sondern auch Behinderungen nach sich ziehen können. Besonders häufig sind Oberschenkelhalsbrüche, Brüche am Handgelenk und an den Rückenwirbeln. Etwa ein Drittel der Frauen mit einem Oberschenkelhalsbruch stirbt innerhalb eines Jahres, allerdings nicht am Bruch selbst, sondern an den oft tödlichen Folgen der dadurch entstandenen Unbeweglichkeit wie Infektionen und Embolien. Wer an Osteoporose erkrankt ist, verliert meist an Gewicht, weil die Knochen schrumpfen, und entwickelt den typischen »Witwenbuckel«. Osteoporose ist zum Teil erblich und wird außerdem durch Lebensgewohnheiten wie Rauchen, eine schlechte Ernährung und zu wenig Bewegung beeinflusst. Sie tritt nicht nur nach der Menopause auf. Der Knochenschwund ist eine der schwerwiegendsten Folgen eines gestörten Hormonhaushalts bei Magersüchtigen, Balletttänzerinnen und Leistungssportlern.

Jahrelang galt Östrogen (im Rahmen einer Hormonersatztherapie) nicht nur als die einzig wahre, sondern tatsächlich auch als die einzige Behandlungsmethode. Erst seit relativ kurzer Zeit stehen neue Medikamente wie Biphosphonate für die Behandlung mürber Knochen zur Verfügung. Männer (die deutlich seltener unter Osteoporose leiden) erhalten Testosteron – das sich aber nur auf ihre Knochendichte auswirkt, weil es im Körper zu Östrogen umgewandelt wird.

Osteoporose ist ein großes Problem und kostet das britische Gesundheitssystem über 1,7 Milliarden Pfund im Jahr. Doch die Krankheit wird kaum wahrgenommen. Von den Medien und der Öffentlichkeit wird Osteoporose gleichermaßen ignoriert, weil sie in erster Linie alte Frauen trifft und Behinderungen verursacht, die wir lieber übersehen. Die Gesellschaft betrachtet die Symptome der Osteoporose gern als Begleiterscheinungen des Alters und übersieht, dass es sich dabei um die Folgen einer Krankheit handelt.

Östrogen fördert auch andere Hormone und arbeitet beispielsweise Hand in Hand mit dem Wachstumshormon, dessen Bildung es anregt. Bestimmte Konzentrationen des Wachstumshormons im Blut sacken in der Menopause schlagartig ab, erholen sich aber teilweise wieder bei einer Hormontherapie. Könnte es sein, dass die steigende Zahl von Herzerkrankungen bei Frauen nach der Menopause nicht die direkte Folge des Östrogenverlusts ist, sondern stattdessen etwas mit den Wachstumshormonen zu tun hat? Man weiß, dass das Herz mit Rezeptoren für IGF-I übersät ist, dem Vermittler des Wachstumshormons, und dass eine niedrige IGF-I-Konzentration bei älteren Personen mit bestimmten Herzkrankheiten einhergeht. Das ist sicher ein weites Feld für zukünftige Forschungen.

Die Hormonersatztherapie

Da sind wir nun. Ein katastrophaler Hormonverlust im mittleren Alter. Die Lösung liegt in der Ersatztherapie – zumindest schien das die glorreiche Lösung zur Zeit von

Brown-Séquard. Eine Pariser Hebamme namens Augusta Brown injizierte Anfang des 20. Jahrhunderts, inspiriert von der *Méthode Séquardienne,* älteren Frauen Extrakte aus den Eierstöcken von Meerschweinchen. Brown behauptete, damit Erfolg zu haben, aber da sie die Extrakte anstatt in Alkohol in Wasser löste, kann – wenn überhaupt – nur sehr wenig Östrogen darin enthalten gewesen sein. Wahrscheinlich war sie damit aber die Erste, die eine Hormonersatztherapie bei Frauen ausprobierte.

Den Frauen, die sich bei den Spritzen mit den damaligen dicken Nadeln verständlicherweise zierten, wurde geraten, die frischen rohen Eierstöcke von Schweinen oder Kühen zu essen, dünn aufgeschnitten auf einer Scheibe Brot. Es gab auch zahlreiche Varianten an Tabletten und zuckerummantelten Pastillen, die angeblich »ovariale Säfte« enthielten. Heute wissen wir, dass diese Mittelchen keine Wirkung hatten, doch damals erfreuten sie sich großer Beliebtheit.

Als Hormone zum ersten Mal isoliert und synthetisiert wurden, tat man das, um sie als Medikamente zur Behandlung von Krankheiten einzusetzen. Einige Krankheiten, die durch einen Hormonmangel ausgelöst wurden (Diabetes oder Schilddrüsenunterfunktion) waren naheliegende Kandidaten, doch Sexualhormone hatten einen weniger offensichtlichen Markt. Man weiß nicht genau, wann man aufhörte, die Menopause als normalen Bestandteil des Alterns zu betrachten und sie stattdessen als hormonmangelbedingte Krankheit darstellte. Bereits vor dem Zweiten Weltkrieg gab es Ärzte, darunter der renommierte Endokrinologe Fuller Albright, Medizinprofessor in Harvard, die die Menopause als Mangelsyndrom bezeichneten. Als Ayerst 1939 ein Verfahren entwickelte, aus dem Urin von Stuten Östrogene zu gewinnen, war die »Indikation« noch sehr bescheiden – Erleichterung bei Menopausensymptomen, vor allem für Frauen, deren Eierstöcke bei einer Operation entfernt worden waren. Ayerst brachte Premarin, die erste Hormonersatztherapie, 1941 in Kanada auf den Markt, 1942 wurde das Präparat in den USA zugelassen. In Großbritannien waren die Premarintabletten erstmals im März 1956 erhältlich. Sie wurden von der Firma Imperial Chemical (Pharmaceuticals) Ltd. hergestellt und waren für die Behandlung bestimmter Symptome vorgesehen. Was die Pharmaunternehmen allerdings brauchten, damit sich das Medikament wirklich lohnte, war ein viel weiter verbreitetes »Leiden«.

Die Hilfe ließ nicht lange auf sich warten. 1966 schrieb der New Yorker Gynäkologe und Östrogen-Anhänger Robert Wilson den Bestseller *Feminine Forever,* in dem er die Menopause mit der Entfernung der Eierstöcke gleichsetzte. Wilson, der teilweise vom Premarin-Hersteller Wyeth-Ayerst bezahlt wurde, war ein merkwürdiger Mensch, der (wenn man nach seinen Buch urteilt) krankhafte Angst vor alten Frauen hatte. In seinem Buch behauptet er, er könne eine Frau, die sich mit Hormonen behandeln lasse, an den »äußeren Zeichen ihrer dem Alter trotzenden Jugendlichkeit« erkennen, die er wie folgt aufzählt:

> Eine aufrechte Haltung, eine elastische Kontur der Brüste, straffe glatte Haut im Gesicht und am Hals, feste Muskeln und diese besondere Energie und Anmut, die typisch für eine gesunde Frau sind. Mit 50 sehen diese Frauen auch in Tennis-Shorts oder ärmellosen Kleidern attraktiv aus.

Und so beschreibt Wilson Frauen ohne Hormontherapie:

Ich habe Frauen ohne Therapie gesehen, die zu Karikaturen ihres früheren Selbst zusammengeschrumpft sind. Manche waren durch die von Östrogenmangel ausgelösten pathologischen Veränderungen bis zu 15 Zentimeter kleiner geworden.

Kein Wunder, dass Frauen Östrogen wollten. Innerhalb eines Jahres verkaufte sich das Buch 100 000-mal. Die daraus resultierende Östrogenbegeisterung sorgte dafür, dass sich der Absatz von 1963 bis 1973 vervierfachte. Die Hälfte aller amerikanischen Frauen im Klimakterium nahm Hormone – warum auch nicht, wenn ihnen ihre Zukunft als verhutzelte alte Weiber von Dr. Wilson und seinen Anhängern, die die Menopause mit dem lebenden Verfall gleichsetzten, so plastisch vor Augen geführt wurde? Die Menopause war kein Lebensabschnitt mehr, sondern eine Krankheit, die behandelt werden musste.

Anstatt dass man die Hormonpräparate einfach gegen Symptome wie Hitzewallungen verschrieb, wurden sie als Allheilmittel propagiert, von Herzproblemen bis zu Falten und leider auch für Probleme, die nicht viel mit Medizin, sondern mehr damit zu tun hatten, dass Beziehungen im Laufe der Zeit, mit zunehmendem Alter und wachsender Vertrautheit schal werden und das Liebesleben darunter leidet. Und dann kamen die ersten Meldungen über Gebärmutterkrebs.

1975 veröffentlichte das *New England Journal of Medicine* zwei Studien, die einen starken Zusammenhang zwischen Krebs in der Gebärmutterschleimhaut (dem Endometrium) und einer Östrogentherapie dokumentierten. Daraufhin wurde den monatlichen Östrogengaben Progestogen (ein synthetisches Gestagen) beigefügt. Es sollte den durch das Östrogen verursachten Verdickungseffekt (Hyperplasie) verhindern, der zu Krebs führen kann.

Dem Östrogen allein wird ein Risikofaktor von 7 bis 15 Prozent für Hyperplasie zugeschrieben, der durch die monatliche Beigabe von Gestagen (die so genannte Kombinationstherapie) auf 5 Prozent gesenkt wird. Das Risiko sinkt gegen null, wenn Gestagen in jedem Zyklus 12 bis 13 Tage lang genommen wird. Danach wurde die reine Östrogentherapie nur noch Frauen verschrieben, denen die Gebärmutter entfernt worden war (eine Hysterektomie).

Die Frauenbewegung wusste nicht immer, wie sie die Hormonersatztherapie beurteilen sollte. Eine Zeitlang wurde das Recht auf Jugendlichkeit und einen knackigen Körper propagiert, es wurde jedoch schnell von Befürchtungen über den Einsatz von Steroidhormonen und der Kritik daran überlagert, dass die Menopause zur Krankheit stilisiert wurde. In den achtziger Jahren gewann die Hormontherapie an Popularität, und Frauen verlangten weiter danach, obwohl eine Fülle von Studien auf das erhöhte Brustkrebsrisiko bei längerer Anwendung hinwies.

Die Hormonersatztherapie bringt der Pharmaindustrie heute weltweit Milliarden Euro im Jahr ein. Der enorme Gewinn und die große Bandbreite an Produkten, die um ihren Marktanteil kämpfen, sorgen dafür, dass die Präparate energisch vermarktet werden. Doch wenn die Frauenbewegung all jene, die sich für die Hormontherapie entscheiden, als Opfer der Vermarktungsstrategie verspottet (eine Sichtweise, wie sie etwa in Sandra Coneys Buch *The Menopause Industry: How the Medical Establishment Exploits Women* dargelegt wird) oder als gutgläubige Idiotinnen auf der Suche nach ihrer verlorenen Jugend (eine Ansicht, die Germaine Greer in ihrem Buch *The Change* [deutsche Ausgabe: *Die Wechseljahre*] äußert), dann verkommt die weibliche Solidarität zur bloßen Phrase. Frauen, deren Leben durch nächtliche Schweißausbrüche,

Schlaflosigkeit und Hitzewallungen zur Qual wird, wollen etwas, das es ihnen ermöglicht, wieder ein normales Leben zu führen, vielen Dank auch, ohne dass man ihnen sagt, sie seien Schwächlinge in einem männerzentrierten Universum. Auch die Haltung der Medien zur Hormontherapie ist ambivalent. Die frauenfeindlicheren Zeitungen wie etwa die *Daily Mail* scheinen sich voller Schadenfreude auf jede neue Studie über die schädlichen Auswirkungen der Hormontherapie zu stürzen. Daran sind doch sicher die Frauen selbst schuld, weil sie alles haben wollen? Nein, so ist es nicht. Manche Frauen wollen nachts einfach durchschlafen, ohne das Bettzeug klatschnass zu schwitzen, oder sie wollen ihr Leben nicht als zusätzlicher Heizkörper im Haus fristen.

Ein weiterer Faktor, der unsere Sichtweise der Hormontherapie (und auch vieler anderer Dinge) beeinflusst, ist die Angst vor Krebs, genauer gesagt die Angst vor einem bestimmten Krebs. Brustkrebs steht auf unserer Angstskala ganz oben, weil er in unserer Wahrnehmung die Weiblichkeit in einer Zeit beeinträchtigt, in der uns sexuelle Attraktivität immer noch wichtig ist. Es gibt viele Brustkrebsorganisationen, und sie alle konkurrieren um die gleichen Spendengelder, weswegen manche bewusst die natürliche Angst vor Brustkrebs schüren. Wenn man sie zur Rede stellt, erhält man zur Antwort, der Zweck heilige die Mittel – denn wie sollten sie sonst Gelder für die Forschung auftreiben? Damit meinen sie eigentlich, wie sollen sie – und nicht die Konkurrenz – Gelder für ihre Organisation auftreiben. So wurde Brustkrebs als Killerkrankheit dargestellt, die jede zehnte Frau trifft. Natürlich kann man an Brustkrebs sterben, aber heute überleben vier von fünf Frauen, bei denen Brustkrebs diagnostiziert wurde, und erfreuen sich danach guter Gesundheit. Bei Darmkrebs, bei dem die Hormontherapie präventiv wirkt, stehen die Chancen deutlich schlechter, doch im Spiel des Lebens stechen Brüste immer den Darm aus. Osteoporose, die Aschenputtel-Krankheit, die hinter verschlossener Tür gehalten wird, verursacht chronische Behinderungen und kann, wie bereits dargelegt, zum Tod führen. Aber die Krankheit taucht im Allgemeinen nicht auf unserem Wahrnehmungsschirm auf. Ähnlich wie Teenager sich die Auswirkungen des Rauchens auf ihren Körper in 20 Jahren nicht vorstellen können, sind 50-jährige Frauen nicht in der Lage, die Gefahren der Osteoporose in 20 Jahren einzuschätzen. Unsere Risikobewertung für Hormonpräparate berücksichtigt nicht alle Risiken, sondern konzentriert sich offenbar ausschließlich auf den Brustkrebs.

Die Ironie dahinter ist, dass diejenigen, die sich am meisten vor Brustkrebs fürchten, auch diejenigen sind, die wahrscheinlich gar nicht davon betroffen sind. Tatsächlich erkrankt eine von zehn Frauen *im Leben* an Brustkrebs, aber die Wahrscheinlichkeit, dass eine 25-Jährige Brustkrebs bekommt, ist verschwindend gering. Die Assoziation von Brustkrebs mit Jugend durch Kampagnen mit jungen weiblichen Prominenten hat dazu geführt, dass Frauen mit dem größten Risiko – die über 50-Jährigen – glauben, der Krebs treffe vor allem junge Frauen. Das stimmt aber nicht. Alter ist der größte Risikofaktor für Brustkrebs. Und das größte Gesundheitsrisiko für ältere Frauen sind koronare Herzerkrankungen, doch auch sie werden häufig ignoriert.

Unter Ärzten ist man sich der Risiken bei Herzerkrankungen jedoch bewusst. Ein Großteil der Untersuchungen zu Herzkrankheiten ergab in den achtziger Jahren bei den Anwenderinnen von Hormonpräparaten ein vermindertes Risiko für koronare Herzerkrankungen im Vergleich zu den Nichtanwenderinnen. Sicher hat

Östrogen gut dokumentierte positive Auswirkungen auf das Gefäßsystem, aber dennoch war die Überraschung groß, als in einigen Studien von einem außergewöhnlichen Rückgang um 50 Prozent die Rede war. Plötzlich waren Hormonpräparate *das* Präventivmedikament gegen Herzkrankheiten. Derart außergewöhnliche Zahlen hätten jedoch misstrauisch stimmen sollen. Doch die Pharmaunternehmen, die endlich das lang ersehnte Allheilmittel anstelle eines Medikaments für wenige zu wittern glaubten, investierten viel Geld in die Vermarktung des neuen Wundermittels. Einige dieser Studien wiesen jedoch ein Problem auf: Sie untersuchten Frauen, die sich bewusst für die Hormonersatztherapie entschieden hatten. Insgesamt handelte es sich dabei um gebildete Frauen, die mehr Sport trieben, einen niedrigeren Blutdruck hatten und eher dazu neigten, an medizinischen Vorsorgeprogrammen teilzunehmen. Anders ausgedrückt, in den Studien wurden Äpfel mit Birnen verglichen. Natürlich war nicht alles übertrieben. Es gab zahlreiche weitere neutrale Studien mit einer großen Bandbreite an unabhängigen Quellen, die ebenfalls einen positiven Effekt zeigten und die Ärzte dazu veranlassten, die Hormonersatztherapie zu empfehlen. Mit dem heutigen Abstand kann man sagen, die Ärzte hätten damals wissen müssen, dass sie etwas verschrieben, das langfristige Risiken barg. Doch damals ergaben die verfügbaren Untersuchungen Vorteile in Bezug auf den Schutz vor Herzerkrankungen, und das verzerrte die Einstellung zu Hormonpräparaten gewaltig.

Doch noch immer waren die Meinungen über Hormonpräparate gespalten. Einerseits gab es begeisterte Anhänger, meist Gynäkologen, die von dem größten Präventivmedikament sprachen, das je entwickelt worden sei. Und andererseits gab es kritische Stimmen wie Germaine Greer, deren scharfsichtige Analyse des »Geschäfts mit den Wechseljahren« *(The Change – Die Wechseljahre)* 1991 erschien. Greer war überzeugt, dass die Menopause keine Krankheit war und dass viele medizinische Theorien und Behandlungsmethoden widersprüchlich, übertrieben und teilweise auch gefährlich seien. Und dann gab es noch gemäßigtere Meinungen, die eine kurzfristige Hormonbehandlung für Frauen mit unerträglichen Symptomen für unverzichtbar hielten, aber weder mit den extremen Stimmen auf der einen noch auf der anderen Seite etwas zu tun hatten.

Der erste Hinweis, dass die Hormontherapie nicht vor Herzerkrankungen schützte, kam 1998 mit der so genannten HERS-Studie *(Heart and Estrogen/Progestin Replacement Study).* Sie zeigte, dass die Hormonsubstitution weitere Herzprobleme nicht verhindern konnte, wenn die Frauen bereits Herzleiden hatten. Dadurch war die Idee, das Herz zu schützen, auch für diejenigen, die noch nicht unter Herzerkrankungen litten, weniger haltbar geworden. Da der Schutz vor Herzkrankheiten aber ein wichtiges Argument für die Ärzte gewesen war, die Hormonpräparate empfahlen, ergab die Hormontherapie zur Prävention mit einem Mal deutlich weniger Sinn.

Die Studie der Women's Health Initiative (WHI) war eine randomisierte doppelblinde placebokontrollierte Studie, die in den neunziger Jahren in den USA konzipiert und durchgeführt wurde. Die Ergebnisse lagen 2002 vor. Mit der Studie sollte die Effizienz der Hormontherapie bei koronaren Herzerkrankungen getestet werden. Es gab zwei Gruppen: auf der einen Seite Frauen, die nur Östrogen erhielten (5310 Frauen) und auf der anderen Frauen, die ein Kombinationspräparat erhielten (8506 Frauen). Frauen in Großbritannien werden die Hormone normalerweise zwischen 40 und Mitte 50 verschrieben, das Durchschnittsalter der Frauen in der Studie lag jedoch bei

63. Die erste Gruppe wurde 6,8 Jahre, die zweite 5,2 Jahre lang beobachtet. Dann wurde die Studie vorzeitig abgebrochen, denn bei der Gruppe, die nur Östrogen erhielt, hatte sich das Risiko für einen Schlaganfall erhöht, außerdem gab es keinen Hinweis auf eine präventive Wirkung gegen Herzkrankheiten. Bei der zweiten Gruppe wurde die Untersuchung beendet, weil das Brustkrebsrisiko die zuvor festgelegte Grenze überschritten hatte.

Wie erwartet ergab die Studie ein erhöhtes Brustkrebsrisiko bei der Gruppe mit dem Kombinationspräparat. Doch überraschenderweise und anders als erwartet war das Brustkrebsrisiko bei der Gruppe mit dem Östrogenpräparat niedriger. Beim Kombinationspräparat war das Risiko für Darmkrebs und Knochenbrüche gesunken, beim Östrogen war das Risiko für Darmkrebs, Schlaganfall und Embolien gestiegen. Kein Präparat wirkte sich positiv auf koronare Herzerkrankungen aus, es schien sogar eher das Gegenteil der Fall zu sein.

Kurz zusammengefasst waren die Erkenntnisse für jede Frau, die Hormonpräparate nahm, schockierend: »eine 26-prozentige Steigerung beim Brustkrebsrisiko, eine Verdopplung bei Embolien, eine Steigerung des Schlaganfallrisikos um 41 Prozent, für Herzanfälle um 29 Prozent«. Man schätzt, dass in Großbritannien über 350 000 Frauen ihre Hormonpräparate absetzten. Ich wundere mich, dass es nicht mehr waren.

Wie immer waren die Zahlen mit Vorsicht zu genießen. Professor David Purdie, ein Experte für Hormontherapie, wurde von John Humphrys in der Radiosendung *Today* auf BBC 4 zu den scheinbar enorm gestiegenen Risiken befragt. »Ich bezeichne das als Judas-Faktor«, erklärte Purdie. Fasziniert fragte Humphrys, was er meine. »Jesus wurde von 8 Prozent seiner Jünger verraten.« – »Aber es war doch nur einer – Judas«, protestierte Humphrys.

»Genau das meine ich«, erwiderte Purdie. »Judas war der Einzige unter den zwölf Jüngern, aber er machte 8,3 Prozent von ihnen aus. Wir lassen uns leicht von Prozentzahlen in die Irre führen – vor allem wenn die Zahlen sehr klein sind. Deswegen sollte man immer auf absoluten Zahlen bestehen, denn schließlich verdienen wir doch die absolute Wahrheit, und nicht nur einen Prozentsatz, oder?«

Betrachten wir die HRT-Studie noch einmal in echten Zahlen (die damals vom Committee on Safety of Medicines veröffentlicht wurden). Von 1000 Frauen im Alter zwischen 50 und 69 Jahren, die keine Hormonpräparate nehmen, würden normalerweise 45 an Brustkrebs erkranken. Mit Hormonpräparaten sind es nach fünfjähriger Einnahmezeit zwei zusätzliche Fälle und sechs Fälle nach zehn Jahren. Von den 50- bis 59-jährigen Frauen, die keine Hormone einnehmen, erleiden in einem Zeitraum von fünf Jahren drei von 1000 einen Schlaganfall. Wenn die Frauen Hormonpräparate einnehmen, gäbe es einen Fall mehr. Dafür würden vier Frauen weniger von 1000 in der Gruppe der 50- bis 69-Jährigen an Dickdarmkrebs erkranken und die Zahl der Hüftbrüche würde sich um neun verringern. Die Schwarz-Weiß-Studie war also eher grau, und die Risiken und Vorteile müssen sorgfältig abgewogen werden. Dennoch widerlegte sie eindeutig die Vorstellung, dass eine Hormontherapie vor Herzerkrankungen schützt.

Das Committee on Safety of Medicines in Großbritannien hatte die Studie ziemlich nüchtern eingeschätzt, auch wenn die Medien die Zahlen völlig verzerrt hatten. Im übrigen Europa sah das anders aus. Das deutsche Bundesinstitut für Arzneimittel und Medizinprodukte verglich die Hormonersatztherapie mit Contergan und empörte sich darüber, dass die großen Pharmaunternehmen aus einer natürlichen Lebensphase eine Hormonkrankheit gemacht hatten. Frauen, die weiterhin Hormonpräparate nahmen, waren stark verunsichert.

Weitere Erkenntnisse brachte die britische *Million Women Study* (MWS), die 1996 begann und im August 2003 in *The Lancet* veröffentlicht wurde. Die MWS war eine beobachtende Studie mit über einer Million Frauen im Alter von 50 bis 64, die am Mammographieprogramm des Nationalen Gesundheitsdienstes teilnahmen und einen Fragebogen über die Verwendung von Hormonpräparaten ausfüllten. Bei der Studie wurde demnach eine große Bandbreite verschiedener Hormonpräparate und -Anwendungen (Pflaster, Gel, Tabletten und so weiter) miteinbezogen. Die Analyse basierte auf 828 923 Fragebögen. Die Studie wurde von Professor Valerie Beral geleitet, einer renommierten britischen Epidemiologin (Wissenschaftler, die die Entstehung und Verbreitung von Massenkrankheiten und Risiken in der Bevölkerung untersuchen).

Kurz zusammengefasst lässt sich sagen, dass die kurzfristige Einnahme von Hormonpräparaten in der Menopause ein sehr geringes zusätzliches Brustkrebsrisiko birgt. Eine längere Einnahme erhöht das Risiko, das größte Risiko ist mit Implantaten verbunden, das geringste mit Pflastern. In Zahlen heißt das, dass bei 1000 Frauen im Alter von 65 Jahren ein zusätzlicher Fall von Brustkrebs durch die Einnahme von Östrogenpräparaten über fünf Jahre hinweg verursacht wird. Wenn das Präparat zehn Jahre lang eingenommen wird, sind es fünf zusätzliche Fälle. Die vergleichbaren Zahlen für Kombinationspräparate sind sechs beziehungsweise 19 zusätzliche Fälle. Eine interessante Erkenntnis war, dass nach der einjährigen Einnahme eines Kombinationspräparats bereits ein höheres Brustkrebsrisiko festgestellt wurde, was in der WHI-Studie nicht auftrat, dort bemerkte man erst nach einer

Einnahmezeit von drei bis vier Jahren einen Anstieg des Risikos.

Bei der Million-Women-Studie wurde hochgerechnet, dass die Hormonersatztherapie in den vergangenen zehn Jahren für 20 000 zusätzliche Fälle von Brustkrebs in der Altersgruppe der 50- bis 65-Jährigen verantwortlich war. Die Medien reagierten entsprechend und diffamierten zunächst die geldgierige Pharmaindustrie, zwischen den Zeilen war aber auch bezeichnenderweise herauszulesen, dass die Frauen selbst schuld seien. Wenn man versucht, sich gegen das Alter zu stemmen, was will man da anderes erwarten? Zum Vergleich, wenn man die gleiche Hochrechnung auf andere Bereiche anwendet, dann wurden in den letzten zehn Jahren 50 000 Brustkrebsfälle bei den 50- bis 65-Jährigen durch Übergewicht und mindestens 16 000 Fälle durch Alkohol verursacht, aber dazu schwiegen diejenigen, die sich in den Medien zu Moralaposteln aufschwangen.

Das britische Committee on Safety of Medicines gab im Dezember 2003 weitere Ratschläge zur Hormonersatztherapie heraus: Sie sollte nur zur Linderung der klimakterischen Beschwerden verschrieben werden. Außerdem, so hieß es weiter, sei das Verhältnis von Risiken zu Vorteilen bei der hormonellen Therapie von Osteoporose ungünstig, daher wurden andere Behandlungsmethoden empfohlen. Die Empfehlung stand in direktem Widerspruch zu den Ergebnissen der WHI-Studie, die eine erhebliche Verminderung in der Zahl der Knochenbrüche gezeigt hatte, und das sogar bei einer Gruppe von Frauen, die durch Osteoporose nicht besonders gefährdet waren.

Was soll nun eine normale Frau mit all diesen Informationen anfangen, von denen einige widersprüchlich und viele ziemlich beunruhigend sind? Kurz und gut kann man sagen, dass die positive Wirkung der Hormonersatztherapie übertrieben wurde. Hormonpräparate sind nicht die Wundermittel zum Schutz vor Herzerkrankungen, wie früher behauptet wurde, daher ist ihre Anwendung in diesem Bereich nicht gerechtfertigt. Auch der Schutz vor Alzheimer, den man sich von den Hormonpräparaten versprach, ist unwahrscheinlich. Wenn Sie dagegen starke Wechseljahresbeschwerden haben, ist die Hormontherapie ein effektives Mittel, um diese zu lindern. Es gibt keinen Hinweis, dass die kurzzeitige Anwendung Schaden anrichtet – der Nutzen ist hier also größer als das Risiko. Danach wird das Eis aber schon dünner und Sie müssen sich von Ihrem eigenen Risikoempfinden leiten lassen und dem Priorität einräumen, was für Sie wichtig ist. Wenn bei Ihnen aufgrund familiärer Faktoren oder Ihrer Krankheitsgeschichte ein Osteoporoserisiko besteht, dann ist Ihnen vielleicht wohler, wenn Sie dieses Risiko, das Sie vielleicht mehr fürchten, senken können – dafür müssen Sie aber ein erhöhtes Brustkrebsrisiko in Kauf nehmen. Vieles spricht dafür, dass man die Hormonpräparate eher früher als später nehmen sollte, das heißt, während der Menopause und nicht Jahre danach. Die Hormontherapie wird Sie auf gar keinen Fall jünger aussehen lassen oder bewirken, dass Sie sich jünger fühlen – das kommt von innen und hat viel mit Bewegung, richtiger Ernährung, Nichtrauchen und Ihrem Umfeld zu tun. Ich würde mal annehmen, dass ein Jüngling auf Rezept, der Ihnen Komplimente über Ihr gutes Aussehen macht und Sie dann mit seinen Verführungskünsten zur Raserei bringt, wahrscheinlich eine bessere Verjüngungskur ist als jede Pille. Als ich das gegenüber einem Gynäkologen erwähnte, musterte er mich von oben bis unten und sagte: »Wir bezeichnen das als die Hardcore-Version eines Libido-Pflasters.« Aber wo kann man sich den Jüngling verschreiben lassen?

Wenn Sie lokale Symptome haben, eine trockene Scheide oder Probleme im Urinaltrakt, dann sind lokale Präparate Tabletten vorzuziehen. Zum Thema Tabletten: Nicht alle Hormonpräparate sind gleich. Niedrige Hormondosierungen können trotzdem effektiv sein, wenn sie als Pflaster oder Gel verabreicht werden, während Tabletten eine höhere Dosis enthalten müssen, damit nach der Aufspaltung in der Leber noch genügend aktive Substanzen übrig bleiben. Pflaster und ähnliche Präparate haben in der *Million Women Study* bezeichnenderweise die wenigsten Nebenwirkungen.

Ist die Hormontherapie also Schnee von gestern? Als Wundermittel absolut. Es hat 50 Jahre gedauert, bis die Hormonpräparate wieder als das betrachtet werden, was sie einst waren: als Medikamente gegen schwere Wechseljahresbeschwerden. Hormonpräparate eignen sich auch zur Osteoporoseprävention, wenn man rechtzeitig damit beginnt und sie einige Jahre (wahrscheinlich 10 bis 15) lang nimmt, aber vermutlich werden sie nicht mehr gegen Osteoporose verschrieben. Die Empörung derjenigen, die Angst vor Brustkrebs haben, hat die leisen Stimmen der Osteoporosekranken übertönt. Wen kümmern schon alte Frauen? Das Committee on Safety of Medicines bestimmt nicht.

Verstehen Sie mich bitte nicht falsch. Die Hormontherapie wurde heftig beworben, und das manchmal in falscher Absicht und mit der Behauptung, die Menopause sei eine Krankheit. Dieser Trend setzt sich fort: Ein klassisches Beispiel ist die Werbung des Pharmaunternehmens Novo Nordisk für die östrogenhaltige Vaginaltablette Vagifem in Australien, nachdem die Hormontherapie in Verdacht geraten ist. Wie im Lehrbuch wurde praktisch ein neues Leiden erfunden und eine Website unter www.whylovehurts eingerichtet, auf der für den angenehmeren Sex geworben wurde, den Frauen haben könnten, wenn sie, nachdem sie gerade die Hormonersatztherapie abgebrochen hatten, Vagifem benutzten. Frisöre erhielten Reklame, die sie ihren Kundinnen ans Herz legen sollten, und dazu noch kostenlose Frisierumhänge mit der aufgedruckten Webadresse.

Zur Enttäuschung der Aktienbesitzer von Pharmaunternehmen hat sich der Markt wieder beruhigt; Hormonpräparate sind kein Massenprodukt mehr, sondern werden einigen wenigen Frauen verabreicht, denen sie nützen. Generell lässt sich sagen, die Massenverschreibung nützt dem Einzelnen nichts. Auch der umgekehrte Fall ist richtig: Was schlecht für die breite Masse ist, kann für bestimmte Einzelne gut sein. Das trifft anscheinend besonders für Hormone zu. Man vergisst leicht, dass wir alle Individuen mit unterschiedlichen Risikofaktoren und stark schwankenden Hormonspiegeln sind. Jede von uns braucht ihre ganz persönliche Hormondosierung, es gibt keine Menge, die für jede Frau passt. Für manche Frauen ist die Hormonersatztherapie immer noch die richtige Wahl.

Ich vermute, dass es in Zukunft niedriger dosierte Produkte und Präparate geben wird, in denen Progestogen durch Progesteron (das natürliche Hormon anstelle des synthetischen) ersetzt wird – oder auch Präparate, bei denen man die Dosis selbst einstellt, also so lange verringert, bis man die Minimaldosierung gefunden hat, die immer noch die Symptome lindert.

Auch der Einsatz Selektiver Östrogenrezeptor-Modulatoren (SERMS) wird zunehmen, die, wie ihr Name schon sagt, nur bei Östrogenrezeptoren an bestimmten Stellen aktiv werden – zum Beispiel nicht bei den Rezeptoren der Gebärmutterschleimhaut (wo die Wirkung unerwünscht ist), dafür aber bei den Östrogenrezeptoren in den Knochen. Wahrscheinlich wird es in Zukunft noch viele weitere »Designer-Hormonpräparate« geben, die nur bei bestimmten Gewebearten wirken.

Bevor wir das Thema Hormontherapie beenden, möchte ich noch eine Warnung aussprechen. Im Internet wird überall für »natürliche« Hormone als Lösung für Wechseljahresbeschwerden geworben. Für eine Creme aus dem Extrakt wilder Yamswurzeln wird beispielsweise mit dem Versprechen geworben, sie enthalte natürliche Hormone ohne Nebenwirkungen: »Stimuliert die körpereigene Hormonbildung mit natürlichem Progesteron.« »Wandelt sich auf natürliche Weise in Östrogen und DHEA [Dehydroepianstrosteron] um.« »Verhindert Osteoporose.« Der einzige Grund, warum das natürliche Progesteron nicht verschrieben werde, heißt es auf den »naturheilkundlichen« Websites, sei, dass man mit patentierten synthetischen Hormonen (Progestine) mehr Geld verdiene – obwohl sie gefährlich seien. Das ist ein verführerisches Argument, stimmt aber nicht.

Zum einen ist die mexikanische Yamswurzel *Dioscorea villosa* nicht direkt ein Progesteronlieferant. Die Pflanze enthält große Mengen der Substanz Diosgenin, die zur Synthetisierung von Steroidhormonen verwendet werden kann, darunter auch Progesteron (eine Entdeckung, die zur Entwicklung der ersten Verhütungspille führte). Wenn die Creme aus wilden Yamswurzeln Progesteron enthält (was oft zweifelhaft ist), dann nur deswegen, weil das Hormon in einem Labor synthetisiert wurde. Das ist dann aber nicht das Naturprodukt, das Sie sich vorstellen. Progesteron wird im Körper tatsächlich in andere Hormone umgewandelt (Sie erinnern sich sicher an die Beschreibung der Steroidproduktion als Fließband, bei der Progesteron ein Steroid auf dem Weg zu Östrogen und Testosteron ist), weswegen man das syntehtische Progestin der natürlichen Variante vorzieht, denn Progestin wird nicht sofort in andere Hormone umgewandelt. Alle Hormone, seien es nun natürliche oder synthetische, haben Nebenwirkungen.

In Großbritannien und auch in Deutschland sind Hormone nur auf Rezept erhältlich, und das ist auch richtig so. Wenn das Produkt eines Unternehmens ausreichend Hormone enthält, um medizinisch wirksam zu sein, dann sollte es den strengen Tests unterworfen werden, die für Medikamente gelten, einschließlich der Aufzählung aller möglichen Nebenwirkungen. Dass viele Anbieter ihren Sitz im Ausland haben, sollte Ihnen als Information genügen und Sie misstrauisch machen. Wird das Unternehmen auch noch in 20 Jahren existieren, wenn Sie entdecken, dass das Produkt Osteoporose doch nicht verhinderte? Kaum. Lassen Sie sich nicht darauf ein.

Es gibt einige Produkte mit natürlichem Progesteron auf Rezept, darunter Progesteroncremes, die (anders als die von mir eben erwähnten Mittelchen) genug Progesteron enthalten, um den Blutplasmaspiegel des Hormons zu erhöhen. Eines davon ist die Creme Progest. Angeblich wirkt sie gegen Osteoporose, allerdings gibt es keine Belege dafür, dass die Creme eine Auswirkung auf den Knochenaufbau hat. Zwei verschiedene Versuchsreihen, darunter eine, die vor kurzem von der National Osteoporosis Society an der Universität Southampton finanziert wurde, zeigten, dass die Cremes keine Wirkung hatten.

Es gibt ein progesteronhaltiges Vaginalgel (Crinone) zum Einreiben, sodass man die Progestine nicht mehr in Tablettenform zusammen mit Östrogen einnehmen muss. Das Gel kann zum Schutz der Gebärmutterschleimhaut verwendet werden, allerdings ist es dafür in Großbritannien nicht genehmigt. Das Mittel ist auch in Zäpfchenform (Cyclogest) erhältlich. Beides sind renommierte

Produkte, die man nur auf Rezept bekommt, allerdings haben sie Nebenwirkungen wie etwa verstärkte Müdigkeit. Wie Sie sich vielleicht noch aus dem Kapitel über Schwangerschaft erinnern, kann Progesteron in hohen Dosen auch als Betäubungsmittel verwendet werden. Eventuell ist natürliches Progesteron auch bald als Nasenspray erhältlich. Derartige Entwicklungen bedeuten, dass in Zukunft die für den entsprechenden Effekt erforderliche Dosis gesenkt werden kann, wodurch auch die Nebenwirkungen verringert werden könnten und man die Hormontherapie maßgeschneidert an die individuellen Bedürfnisse anpasst.

Essen für die Hormone

Hormone werden als Reaktion auf Veränderungen gebildet. Das Herannahen des Winters oder das Auftauchen eines Liebhabers sind zwei mögliche Situationen, die das Gehirn veranlassen, Hormone auszusenden. Ein weiterer Anlass ist die Nahrungsaufnahme. Die Reaktion der Hormone *beim* Essen ist enorm: Dutzende Hormone sind am Werk (Insulin, Glukagon, Sekretin) und versuchen, das Gleichgewicht wieder herzustellen, nachdem Sie sich etwas genehmigt haben. *Was* Sie essen, kann ebenfalls die Hormonproduktion beeinflussen. Sie können also mit der Auswahl der Lebensmittel Ihre Hormone in gewisser Weise manipulieren. Eine Ernährung mit hohem Fettanteil und wenig Ballaststoffen erhöht den Östrogenspiegel – wir haben ja bereits festgestellt, dass bei Übergewicht die Menopause später eintritt. Viele Ballaststoffe beschleunigen die Ausscheidung von Östrogen. Schwere Verstopfung wird mit Menstruationsbeschwerden und einem niedrigen Östrogenspiegel in Verbindung gebracht.

Doch auch Nahrungsmittel enthalten Hormone, die fast immer pflanzlicher Herkunft sind.

Pflanzen haben wie Menschen Hormone. Ein Pflanzenhormon ist das Gas Äthylen, das für die Reifung sorgt. Das ist der unsichtbare Faktor, der grüne Bananen gelb werden lässt, sobald man eine braune Banane danebenlegt. Pflanzen enthalten auch Substanzen, die wie Hormone wirken, wenn sie von Menschen aufgenommen werden, in der Pflanze aber keine aktive hormonelle Rolle spielen. Im menschlichen Darm werden sie von den Darmbakterien in hormonähnliche Bausteine umgewandelt, die einen östrogenartigen Effekt haben, indem sie an Östrogenrezeptoren andocken. Manche können auch einen Anti-Östrogen-Effekt haben, weil sie mit dem Östrogen um die Rezeptoren konkurrieren. Zusammen werden sie Phytoöstrogene genannt. Diese Phytoöstrogene weckten zum ersten Mal vor etwa 50 Jahren die Aufmerksamkeit der Wissenschaft, als man feststellte, dass Schafe, die auf Kleeweiden grasten, aufgrund östrogenähnlicher Stoffe unfruchtbar wurden. Das Potenzial der Phytoöstrogene zur Milderung von Wechseljahresbeschwerden und Hemmung von Brustkrebs wurde entdeckt, als man feststellte, dass die Brustkrebsrate in Ländern, in denen große Mengen an Sojaprodukten (bis zu 100 Milligramm am Tag) gegessen werden, niedriger war als bei Frauen im Westen, die im Durchschnitt nur 5 Milligramm am Tag verzehren.

Phytoöstrogene lassen sich in drei Hauptgruppen unterteilen: Coumestane und Isoflavone, die sich chemisch betrachtet sehr ähnlich sind, und Lignane. Isoflavone sind die größte Gruppe der natürlichen Isoflavonoide und finden sich in den meisten Hülsenfrüchten, darunter Sojabohnen, Klee, Mungobohnen und Alfalfa. Die höchste Konzentration weist die Kudzu-Bohne auf, gefolgt von der Sojabohne. Es gibt verschiedene Formen von Isoflavonen in Hülsenfrüchten: die biologisch aktivste Form ist Genistein. Coumestane sind noch wirkungsvoller und kommen in Bohnenschösslingen und -sprossen vor, außerdem in Sojabohnen und Spinat. Flachssamen (Leinsamen) liefern die meisten Lignane, dicht gefolgt von den Preiselbeeren, die von den Finnen zum Getreidebrei oder Müsli gegessen werden, aber vor allem eingekocht als Beilage zu Wildgerichten bekannt sind.

Der Mensch nimmt jeden Tag Hunderte Milligramm von Phytoöstrogenen auf. Damit Sie eine Größenvorstellung bekommen: Wir essen 40 *Millionen* Mal so viele natürliche östrogenähnliche Produkte wie wir synthetische Östrogene aufnehmen. Phytoöstrogene in der Nahrung sind ein ganz gewöhnlicher Teil unseres Speiseplans.

Viele Frauen nehmen ungern Hormone ein, oder sie nehmen sie nur kurz und stellen dann fest, dass sie nicht damit zurechtkommen. Wenn Sie wirklich eine Hormontherapie wollen, sollten Sie akzeptieren, dass Sie eventuell mehrere Varianten probieren müssen, bis Sie die passende finden. Wenn Sie keine Hormone nehmen wollen, aber unter unangenehmen Symptomen leiden, die nicht allzu gravierend sind, können Sie sich überlegen, die Aufnahme von Phytoöstrogenen zu steigern oder eine pflanzliche Therapie ausprobieren. Die eindeutigsten Belege für eine östrogenähnliche Wirkung existieren für die Traubensilberkerze, eine in Nordamerika beheimatete ausdauernde Staude aus der Familie der Hahnenfußgewächse. Die empfohlene Dosis beträgt über den Tag verteilt 8 Milligramm eines standardisierten Extrakts.

Phytoöstrogene haben in letzter Zeit einen Boom erlebt. Wenn Sie unter starken Wechseljahresbeschwerden leiden, erzielen Phytoöstrogene nicht die gleiche lindernde Wirkung wie eine Hormontherapie, allerdings bestätigen viele Frauen die Wirksamkeit bei leichteren Problemen. Trotzdem erwiesen sich offizielle Versuchsreihen als enttäuschend. Rotklee war bei der Unterdrückung von Hitzewallungen nicht wirksamer als ein wirkungsloses Scheinmedikament (Placebo), wie eine im *Journal of the American Medical Association (JAMA)* publizierte wissenschaftliche Studie im Juli 2003 belegte. Auch insgesamt ließ sich keine Aktivität nachweisen. Eine aktuelle Studie der Universität Utrecht aus dem Jahr 2004 (die ebenfalls im *JAMA* erschien) kam zu dem Schluss, dass Nahrungsergänzungsmittel aus Soja weder die Knochendichte und Mineralien schützten noch die Blutfettwerte beeinflussten. Dennoch hält der Trend zu Phytoöstrogenen ungebrochen an; zwei ganze Regale in meinem Stammbioladen sind mit »Phytoöstrogenen« gefüllt, und es werden alle möglichen Behauptungen über ihre Wirkung gemacht.

Darf ich Ihnen an dieser Stelle einen weiteren Rat geben, der Ihre Gesundheit (und Ihren Geldbeutel) betrifft? Nur weil etwas natürlich ist, heißt das noch lange nicht, dass der Anbieter oder Hersteller ein Engel ist. Die großen Pharmaunternehmen sind nicht die einzigen, die mit Hormonen viel Geld machen. Die Probleme und verunsichernden Meldungen im Zusammenhang mit der Hormonersatztherapie haben einen Run auf die »natürlichen« Produkte (die meistens in chemischen Verfahren weiterverarbeitet werden) ausgelöst. Im Bereich der Nahrungsergänzungsmittel gibt es kaum Vorschriften, außerdem ergibt sich zumindest in Großbritannien bei deren Überwachung eine Lücke, weil die Zuständigkeiten nicht geklärt sind. Man ist sich allgemein darüber einig, dass der Placeboeffekt bei Klimakteriumsbeschwerden besonders groß ist, was heißt, dass Unternehmen auf Kosten der Verbraucher leicht ein Vermögen machen können. Selbst wenn es Belege dafür gibt, dass bei einer Substanz dosisabhängig eine Wirkung besteht, liefern viele Präparate nicht die richtige Dosis, entweder, weil das »Allheilmittel« zuwenig Extrakte enthält oder, und das kommt leider häufiger vor, weil das Produkt nicht das ist, was das Etikett behauptet. Die renommierte unabhängige amerikanische Verbraucherorganisation ConsumerLab (www.Consumer.Lab.com) testet regelmäßig solche Nahrungsergänzungsmittel. Vor kurzem wurden 18 Produkte aus Soja oder Rotklee geprüft. Fünf davon fielen durch, weil sie nur 50 bis 80 Prozent der auf dem Etikett angegebenen Menge an aktiven Substanzen enthielten. Ich glaube nicht, dass die Situation in Europa anders ist.

Wenn ich mich für ein »natürliches« Produkt entscheiden würde, würde ich Kombinationspräparate (gegen sämtliche Klimakteriumsbeschwerden) meiden und mich für eine einzelne Substanz von einem seriösen Hersteller entscheiden. Wenn Sie keine Wirkung spüren, sollten Sie es auch nicht länger nehmen. Ich würde solche Produkte auch nur in Betracht ziehen, wenn es sich um Symptome handelt, die Sie selbst beobachten können (Hitzewallungen, eine trockene Scheide und so weiter). Häufig wird behauptet, dass Isoflavone den Verlust der Knochenmasse verhindern, aber es gibt keine langfristigen Versuchsreihen, die diese Behauptungen unterstützen, und die Ergebnisse kürzerer Versuche sind widersprüchlich. Eine Studie aus Dänemark verzeichnete sogar einen *Minderung* der Knochendichte, wenn die Isoflavone mit einer transdermalen Progesteroncreme (bei der die Resorption über die Haut erfolgt) kombiniert wurden. Ein synthetisches Isoflavon namens Ipriflavon wird seit einiger Zeit erprobt und ist mittlerweile in einigen europäischen Ländern erhältlich. Offenbar wird bei dem Präparat die Knochendichte erhalten, indem die Wirkung des Östrogens verstärkt wird.

Wenn bei Ihnen ein Osteoporoserisiko besteht, sollten

Sie sich an Bewährtes halten – womit in diesem Fall verschreibungspflichtige Medikamente gemeint sind. Osteoporose ist nicht einfach nur lästig wie eine Hitzewallung, sondern verursacht indirekt jedes Jahr den Tod Zehntausender Frauen und behindert viele Abertausende. Wenn Ihr Leben, ganz zu schweigen von der Lebensqualität, potenziell bedroht ist, sollten Sie sich an etwas halten, das nachweislich wirkt, und nicht an drei Zweiglein in einer Plastiktüte, die Sie Kopf und Kragen kosten.

Sind Phytoöstrogene schädlich? Sojamilch, die kurzzeitig als Alternative in der Säuglingsnahrung populär war, wird derzeit nicht mehr für Babys empfohlen, weil man festgestellt hat, dass die Konzentration an Isoflavonen, die in der Babynahrung vorliegt, bei Frauen nachweislich Menstruationsstörungen verursacht. Das ist vor allem für männliche Babys besorgniserregend, bei denen die normale, hormonell gesteuerte Entwicklung gestört werden kann, was möglicherweise zu einem erhöhten Hodenkrebsrisiko, zu Unfruchtbarkeit und Hodenhochstand führt. Allerdings gibt es bei Männern in Japan oder China keinerlei Hinweise auf solche Probleme; die große Mengen an Phytoöstrogenen, die asiatische Männer zu sich nehmen, schützen anscheinend sogar vor Krebs, vor allem vor Prostatakrebs. Phytoöstrogene haben auch positive Auswirkungen auf das Herz, daher lohnt es sich, mit zunehmendem Alter einmal zu probieren, mehr davon zu sich zu nehmen – aber nicht mit Hilfe von Nahrungsergänzungsmitteln, sondern lieber mit den Lebensmitteln selbst, denn oft ist es offenbar die Kombination der Moleküle, die einen gewissen Effekt erzielt, und nicht ein einzelnes Molekül.

Hormone und Krebs

Brustkrebs und Östrogen

Warum steigt das Risiko für Brustkrebs so stark nach der Menopause? Hat es etwas mit Hormonen zu tun? Hier kommt die Wahrheit über Hormone und Brustkrebs – und die ist nicht so angenehm. Denn das Hormon, das Frauen wegen seiner mildernden, feuchtigkeitsspendenden und »weiblichen« Wirkung so schätzen, zeigt plötzlich seine böse Seite.

Östrogen ist bei den meisten Brustkrebserkrankungen die treibende Kraft. Etwa zwei Drittel aller Brustkrebstumore sind dicht besetzt mit Östrogenrezeptoren und für ihr Wachstum auf das Hormon angewiesen

Früher einmal war Brustkrebs relativ selten und kam nur bei Nonnen häufiger vor. Man nahm daher an, dass Brustkrebs vor allem auftrat, wenn die Brüste nicht für ihre natürliche Bestimmung eingesetzt wurden. In gewisser Weise stimmt das auch. Östrogen wurde zum ersten Mal vor etwa hundert Jahren mit Brustkrebs in Verbindung gebracht, als man feststellte, dass sich die Überlebenschancen einer Frau mit Brustkrebs erhöhten, wenn man ihr die Eierstöcke entfernte. Heute weiß man, dass ein natürlicher hoher Spiegel an Sexualhormonen, vor allem an Östrogen, bei älteren Frauen das Risiko für Brustkrebs verdoppelt. Warum hat Östrogen diese Wirkung?

Wir haben gesehen, wie der Menstruationszyklus und die Hormone, die ihn kontrollieren (Östrogen und Progesteron) das Fortpflanzungssystem einer Frau gut vier Jahrzehnte lang steuern. Sie wissen selbst, wie sich die Größe Ihrer Brüste im Laufe jedes Zyklus verändert, wie sie kurz vor der Menstruation keck hervorstechen und dann kurz nach der Periode fast in den Achselhöhlen hängen, wenn Sie sich hinlegen. Das Brustgewebe ist eines der aktivsten im ganzen Körper und wird jeden Monat in Erwartung einer möglichen Schwangerschaft »umgeformt«. Dieser Vorgang wird von beiden Fortpflanzungshormonen, vor allem aber vom Östrogen gesteuert. Die wichtigsten »Zielgewebe« für Östrogen sind die Gebärmutterschleimhaut und die Brüste, wo die Rezeptoren dicht an dicht liegen. Wenn Östrogen an diesen Rezeptoren andockt, übermittelt es laut und deutlich seine Botschaft: Teilt euch. Das Östrogen und der Rezeptor wandern zusammen als Einheit in die Kommandozentrale der Zelle, den Nukleus. Die Einheit weist östrogenreaktive Gene an sich einzuschalten, und diese bilden dann die Proteine, die der Zelle signalisieren, sich zu teilen. Bei Progesteron ist der Ablauf ähnlich.

Jedes Mal, wenn sich Zellen teilen, wird das genetische Material kopiert. Je größer die Zahl der Teilungen, desto wahrscheinlicher ist auch ein Fehler. Das ist ein bisschen so, als würde man die Kopie einer Landkarte fotokopieren – viele viele Kopien später ist ein kleines Detail so schwach, dass man es nicht mehr lesen kann und womöglich in die falsche Richtung läuft. Es gibt jedoch einen sehr effizienten Hausmeisterdienst für die Zellen, der dafür sorgt, dass Fehler korrigiert werden. Dieser Dienst verliert mit zunehmendem Alter an Effizienz, was bedeutet, dass sich einige Fehler durchmogeln können. Wenn der Fehler eines der entscheidenden Gene betrifft, die das Zellwachstum überprüfen, vermehren sich die Zellen plötzlich unkontrolliert und bilden Krebs. Daher ist der größte Risikofaktor für die meisten Krebsarten das Alter.

Bei Brustkrebs zählt nicht nur das chronologische Alter, sondern auch die Zeit, die das Brustgewebe beiden Hormonen ausgesetzt war, vor allem dem Östrogen, und den damit verbundenen Zellteilungen. Deswegen sind ein frühes Einsetzen der Menstruation oder eine späte Menopause Risikofaktoren – mehr Zyklen bedeuten, dass man mehr Östrogen ausgesetzt ist als jemand, bei dem die Monatsblutungen später einsetzten. Auch viele Kinder sind ein Schutz – in jeder Schwangerschaft gibt es mehrere Monate lang keinen Eisprung. Umgekehrt gilt natürlich auch, dass für kinderlose Frauen ein größeres Risiko besteht, etwa bei Nonnen, weil ihre Brüste keine Pause vom unablässigen Auf und Ab der Hormone hatten. Und das, obwohl Frauen in der Schwangerschaft einer Flut von Östrogenen ausgesetzt sind, weswegen man annehmen könnte, bei vielen Kindern würde das Risiko steigen. Aber so ist das nicht; anscheinend sind die Brustzellen während der Schwangerschaft vor Schäden geschützt. Und auch nach der Geburt bleibt ein gewisses Maß an Schutz durch unumkehrbare Veränderungen im Brustgewebe ein Leben lang erhalten. Das wird durch das Stillen wahrscheinlich noch verstärkt. Ein Großteil der Unterschiede bei den Brustkrebsraten in Industrie- und Entwicklungsländern ist nicht nur auf die Ernährung zurückzuführen, wie viele glauben, sondern auch auf das Stillen und die Zahl der Schwangerschaften. Man schätzt, dass sich, wenn wir so viele Kinder wie die Frauen in Entwicklungsländern hätten und sie auch so lange stillen würden, das kumulative Brustkrebsvorkommen im Alter von 70 Jahren halbieren würde und bei 100 Frauen nur noch 2,7 betragen würde, eine Zahl, die nicht weit von den 2 pro 100 bei 70-jährigen Frauen in Entwicklungsländern entfernt ist.

Übergewicht nach der Menopause ist ein weiterer Risikofaktor, weil das Enzym Aromatase in den Fettzellen männliche Hormone im Körper in schwache Östrogene umwandeln kann, so dass man auch nach der Menopause weiterhin Östrogenen ausgesetzt ist. Die Brust besteht zum größten Teil aus Fett, daher ist das Brustgewebe nicht nur empfänglich für Östrogen, sondern produziert das

Hormon auch noch nach der Menopause. Übergewicht hat einen doppelten Effekt, weil es nicht nur die Östrogenwerte im Blut erhöht, sondern auch die Menge an Sexualhormon bindender Globulinen senkt, den Aufpassern im Blut, die die Steroidhormone unter Kontrolle halten. Die Arbeit der *Endogenous Hormones and Breast Cancer Collaborative Group* unter Leitung der Abteilung für Krebsforschung und Epidemiologie in Oxford bestätigte 2002, dass eine hohe Konzentration von Östrogen im Blut bei älteren Frauen mit einem erhöhten Brustkrebsrisiko einhergeht. Die Ernährung in den westlichen Ländern mit ihrem hohen Fettanteil und wenig Ballaststoffen erhöht ebenfalls das Risiko, weil sich dadurch die Östrogenmenge in der Blutbahn erhöht. Diese Form der Ernährung ist auch eine der wahrscheinlichsten Ursachen für Übergewicht bei Frauen.

Alkohol ist ein weiteres Risiko, und zwar wieder aus dem Grund, dass er die Menge an Östrogen im Blut erhöht, auch wenn der genaue Mechanismus noch nicht bekannt ist. Da Gewohnheitstrinker oft auch ganz allgemein ungesund leben (70 Prozent der weiblichen starken Alkoholkonsumenten rauchen auch), ist es nicht ganz einfach, die genaue Rolle des Alkohols von den anderen Faktoren zu trennen, doch offenbar gibt es eine dosisabhängige Reaktion. Je mehr man trinkt, desto größer ist das Risiko.

Die Entwicklung von einer normalen Zelle zu einer außer Kontrolle geratenen Krebszelle vollzieht sich in vielen Schritten. Bei manchen Frauen wurde der erste Schritt schon vor der Geburt vollzogen, sie haben eine Genmutation – am bekanntesten sind die Varianten BRCA1 und BRCA2. Man nimmt an, dass die Brustkrebsgene etwa für eine von 20 Brustkrebserkrankungen verantwortlich sind. Die Folgen kann man in so genannten »Krebsfamilien« beobachten, wo mehrere Verwandte noch bevor sie 50 sind entweder Brustkrebs oder Eierstockkrebs bekommen.

Nachdem wir so viel über die Risiken gesprochen haben, möchte ich sie jetzt zur besseren Einordnung in eine Rangfolge bringen. Risikofaktoren werden mit Hilfe des relativen Risikos verglichen (das ist dann oft die Zahl, die in den Medien genannt wird), wie es in der Tabelle unten aufgeführt ist. Ein relatives Risiko von 1 bedeutet, dass das Risiko nicht erhöht ist. Ein Risiko von 1,5 ist um 50 Prozent erhöht, ein relatives Risiko von 2 ist verdoppelt. Das klingt vielleicht ein wenig beunruhigend. Sie sollten jedoch eines bedenken: Relatives Risiko heißt im Vergleich zu Personen ohne Risiko *im gleichen Alter.*

Relative Risikofaktoren für Brustkrebs
(ein relatives Risiko von 1 bedeutet kein Risiko)

Mutter und Schwester betroffen	14,00
Alter	8,00
Dichtes Brustgewebe	6,00
Hohe Östrogenwerte im Blutplasma	5,00
Alter beim ersten Kind über 35	1,90
Mehr als zwei alkoholhaltige Getränke am Tag	1,80
Keine Kinder	1,60
Kombinierte Hormonersatztherapie	1,24

Nehmen wir einmal an, Sie sind 24 Jahre alt und man hat entdeckt, dass mit dem Verzehr von Zebras (um etwas völlig Abstruses zu nennen) ein relatives Brustkrebsrisiko von 2,0 besteht. Die Schlagzeilen würden dann vielleicht lauten: »Zebrafleisch verdoppelt das Brustkrebsrisiko«, was sehr alarmierend klingt, vor allem, weil Sie jeden Tag Zebra essen. Weil Sie gehört haben, dass die Wahrscheinlichkeit, an Brustkrebs zu erkranken, im Leben bei 1 zu 12 liegt, denken Sie dann womöglich, dass Ihr Risiko nun bei

1 zu 6 liegt, was wirklich sehr besorgniserregend wäre. Aber so ist es nicht.

Damit Sie verstehen, was das relative Risiko für Sie bedeutet, müssen Sie das Brustkrebsrisiko für Ihr jetziges Alter kennen, also für 24 Jahre, wenn wir bei unserem Beispiel bleiben. Im Alter von 25 Jahren liegt das Brustkrebsrisiko bei 1 zu 200 000. Ein doppeltes relatives Risiko *für Sie* bedeutet, dass anstelle einer Frau von 200 000 Frauen in Ihrem Alter nun zwei von 200 000 Frauen betroffen sind, wenn sie Zebrafleisch essen. Ein doppelt so hohes geringes Risiko ist trotzdem noch ein geringes Risiko.

Die Frau, die besonders gefährdet ist, an Brustkrebs zu erkranken, ist eine alte, dicke weiße Nonne, die in einem westlichen Land lebt, früh ihre Periode bekam, jeden Tag bei McDonald's isst und eine späte Menopause hatte.

Der größte Risikofaktor überhaupt ist natürlich, eine Frau zu sein, gefolgt vom Alter. Weder gegen das eine noch gegen das andere kann man viel tun, ebenso wenig kann man an seinen ererbten Genen etwas ändern. Abgesehen davon, wenig Alkohol zu trinken und sich fit zu halten, gibt es in unserer Tabelle nicht viel, was man direkt beeinflussen könnte. Daher hat vielleicht das, was wir kontrollieren *können,* (auch wenn es ganz unten am Tabellenende auftaucht) eine so große Bedeutung für uns.

Östrogen sorgt also dafür, dass sich die Zellen oft teilen, und erhöht damit die Chance, dass Fehler kopiert werden. Östrogen kann außerdem Brustzellen mitteilen, wie sie auf andere Hormone, etwa auf Progesteron, und auf Wachstumsfaktoren reagieren sollen. Vor kurzem wurde entdeckt, dass das Brustgewebe Wachstumshormone produziert und dass diese Wachstumshormone das Wachstum der Krebszellen fördern. Dabei entwickeln sich manche Brustkrebszellen von relativ gutartigen »Schmusekätzchen« zu wilden Tigern, die ausbrechen und im ganzen

Körper streuen (Metastasen bilden). Der genaue Mechanismus ist noch nicht bekannt, aber es käme nicht überraschend, wenn man feststellen würde, dass Östrogen daran beteiligt ist.

Östrogen ist nach dem bisherigen Forschungsstand mehr Handlanger als Schurke, denn man hat es noch nicht auf frischer Tat ertappt, wie es sich direkt auf die krebsverursachenden Vorgänge in den Zellen auswirkt. Die derzeitigen Belege deuten darauf hin, dass Sexualhormone das Wachstum bereits bestehender Krebszellen fördern.

Im Brustgewebe finden sich in der Umgebung von Krebszellen höhere Östrogenkonzentrationen als in der Umgebung gutartiger Brustzysten. Etwas wandelt schwache Östrogene in sehr starke um. Dieses Enyzm, die Aromatase, ist hier also der Übeltäter, und Aromatasehemmer (die verhindern, dass Aromatase Östrogen herstellt) sind bei der Verhinderung von Brustkrebs sogar noch wirkungsvoller als Östrogenblocker wie Tamoxifen, die man Frauen im Klimakterium derzeit verschreibt. Weil ein Aromatasehemmer effektiver ist als ein Östrogenblocker, kann man davon ausgehen, dass die Tätigkeit der Aromatase eine entscheidende Rolle spielt, die Wirkung von Östrogen zu erhöhen und zu verstärken. Das alles klingt sehr düster. Die eigenen Hormone wenden sich gegen uns – Hormone, die zudem auch noch eine so vielfältige und starke Wirkung haben. Das Gute daran ist, dass Hormontherapien (oder vielmehr Antihormontherapien) bei Brustkrebs sehr erfolgreich sind.

Medikamente, die Östrogenrezeptoren blockieren, verhindern, dass Östrogen sich an Brustkrebszellen andockt und deren Wachstum fördert. Tamoxifen ist das bekannteste Medikament und wird nach der Operation (im Rahmen der adjuvanten, d.h. unterstützenden Therapie) Frauen verschrieben, die einen östrogenempfindlichen (rezeptorpositiven) Krebs haben: Fünf Jahre lang wird einmal am Tag eine Tablette genommen. Man schätzt, dass dank der Östrogenblocker die Todesrate durch Brustkrebs bei Frauen nach der Menopause um gut die Hälfte zurückgegangen ist. Für diese Frauen erprobt man derzeit in großen klinischen Tests Aromatasehemmer wie Letrozol und Exemestan. Diese Medikamente sorgen im Vergleich zu Tamoxifen für eine leichte, aber absolute Steigerung bei der Zahl der Überlebenden, doch die Erkenntnisse über ihre Nebenwirkungen (beispielsweise auf die Knochendichte) sind noch unvollständig, daher sind sie in Großbritannien derzeit noch nicht für die unterstützende Therapie zugelassen. Auch in Deutschland ist Exemestan nur zur Behandlung von Frauen mit fortgeschrittenem Brustkrebs (wenn bereits ein Rückfall stattgefunden hat) nach der Menopause und nach Versagen einer Anti-Östrogen-Therapie zugelassen.

Eine andere Möglichkeit, Östrogen zu stoppen, ist die Entfernung der Eierstöcke (Ovarektomie) oder ihre Zerstörung durch Bestrahlung. Diese Behandlung lässt sich nicht wieder rückgängig machen und eignet sich nur für Frauen nach der Menopause. Eine Behandlungsmethode, die den gleichen Effekt hat, sich aber wieder rückgängig machen lässt, ist eine Rezeptor-Down-Regulation, bei der die Hypophyse vorübergehend ausgeschaltet wird. Das bekannteste Medikament dieser Gruppe ist Goserelin (Zoladex). Es stoppt die Bildung des luteinisierenden Hormons und des Follikel stimulierenden Hormons (das, wie Sie sich sicher erinnern, die Eierstöcke zur Östrogenbildung anregt). Im Grunde bewirkt Goserelin eine vorzeitige Menopause.

Noch ein letztes Wort zum Brustkrebs. Sie haben zweifellos sehr beunruhigende Zahlen zum Anstieg der Brustkrebserkrankungen gehört. Die Brustkrebsrate (die übrigens die Zahl der Frauen wiedergibt, bei denen Brustkrebs diagnostiziert wurde, und nicht der Frauen, die an Brustkrebs sterben) stieg in Großbritannien in den achtziger Jahren immer weiter, von 79 pro 100 000 im Jahr 1980 auf 114 pro 100 000 nur 20 Jahre später. Der Höhepunkt wurde 1992 erreicht. Unsere Gene verändern sich nicht in einer so kurzen Zeitspanne, daher lautet die logische Schlussfolgerung, dass etwas an unserer modernen Lebensweise die enorme Steigerung der Brustkrebsrate verursacht.

Ein Großteil des Anstiegs seit 1988 trat bei Frauen der Altersgruppe 50 bis 64 Jahre auf, die aufgefordert worden waren, an einem landesweiten Untersuchungsprogramm teilzunehmen, das zu der Zeit ins Leben gerufen wurde. Anders ausgedrückt, Frauen, bei denen der Brustkrebs zuvor nicht entdeckt worden wäre und die an etwas anderem gestorben wären oder die Tumore hatten, die nie streuten, wurden nun diagnostiziert und in die Brustkrebsstatistik aufgenommen, was die Zahlen natürlich drastisch in die Höhe trieb.

Ein weiterer Grund für die steigenden Zahlen ist die Tatsache, dass wir eine alternde Bevölkerung sind. Die Gleichung ist simpel: Mehr alte Frauen, mehr Brustkrebs. Allerdings sind die Zahlen altersbereinigt, in der Statistik bezeichnet man das als Ausgleichung. In Großbritannien wäre es zum Beispiel unseriös, die Brustkrebsrate von Eastbourne, das einen hohen Anteil an Rentnern aufweist, mit einem Gebiet zu vergleichen, wo viele junge Familien wohnen, daher werden die Zahlen mit Hilfe mathematischer Formeln ausgeglichen, sodass die Gebiete auf einer einheitlichen Grundlage verglichen werden können. In den USA wurde vor kurzem die Altersgewichtung korrigiert – sie war seit 1970 nicht mehr geändert worden. Nassau County hatte zum Beispiel eine Brustkrebsrate von 112,8 auf 100 000. Durch die Altersanpassung stieg die Rate auf 136 von 100 000. Die Zahl der Brustkrebserkrankungen blieb genau gleich, nur die Formel für die Altersgewichtung wurde verändert. Anders ausgedrückt, Zahlen sind nicht immer das, was sie scheinen, man sollte daher immer sicherstellen, dass man nicht Äpfel mit Birnen vergleicht und daraus voreilig Schlüsse zieht.

Doch auch ohne den Altersfaktor ist die Zahl der Brustkrebserkrankungen gestiegen. Ein Teil davon lässt sich leicht mit dem erklären, was wir bereits über die Risikofaktoren für Brustkrebs wissen. So wirken sich beispielsweise das frühere Einsetzen der Pubertät, Übergewicht, ein höherer Alkoholkonsum bei Frauen, der Trend zu einer späteren Schwangerschaft und weniger Kindern alle auf die Krebsrate aus. Damit bleiben etwa 5 Prozent des Anstiegs ungeklärt, was zwar besorgniserregend, aber kein Grund zur Panik oder Selbstgeißelung ist.

Prostatakrebs und Testosteron

Männer haben die gleichen Probleme mit Testosteron, die Frauen mit Östrogen haben – im Lauf der Zeit wird der Freund zum Feind. Die Prostata ist eine problemanfällige Muskeldrüse unterhalb der Blase, die ringförmig den Anfangsteil der Harnröhre (Urethra) umschließt. In der Prostata wird das Prostata-Sekret gebildet, das den Hauptbestandteil der Samenflüssigkeit darstellt. Die Prostata ist dafür zuständig, dass der Samen bei der Ejakulation nach draußen spritzt (und sorgt dafür, dass Männer beim Orgasmus nicht pinkeln). Die Drüse ist anfällig, weil ihre Größe im Alter zunimmt, das Wachstum ist testosteronabhängig. Normalerweise ist der Körper durchaus in der Lage, den Testosteronspiegel zu kontrollieren, damit die Prostata etwa während des Testosterondauerhöchststandes in der Pubertät nicht zu groß wird. Aber mit zunehmendem Alter scheint die Kontrollfähigkeit nachzulassen, denn dann wird die Prostata größer, als sie sollte, obwohl weniger Testosteron im Körper zirkuliert. Diese gutartige Vergrößerung bezeichnet man als benigne Prostatahyperplasie (BPH), sie tritt normalerweise bei Männern mittleren Alters oder später auf. Weil die Harnröhre mitten durch die Prostata führt, kann sie gedrückt werden, wenn die Drüse sich vergrößert, was bei älteren Männern zu schlechtem Urinfluss und ähnlichen Problemen beim Harnlassen führt. Aus unbekannten Gründen neigt die Prostata auch zu Krebsgeschwüren, und fast alle Männer, die ein sehr hohes Alter erreichen, sterben mit Prostatakrebs, auch wenn sie nicht unbedingt deswegen sterben.

Prostatakrebs kann jedoch auch bösartig werden und ist dadurch jedes Jahr für den Tod von 10 000 Männern in Großbritannien verantwortlich. Wie beim Brustkrebs kann man auch das Wachstum des Prostatakrebses unterbinden, indem man ihm die nötigen Hormone vorenthält. Und wie beim Brustkrebs kann man mit Hilfe des Goserelins über eine Rezeptor-Down-Regulation das luteinisierende Hormon ausschalten, das die Hoden anweist, Testosteron zu produzieren. Es gibt auch Anti-Androgene, die im Grunde die gleiche Aufgabe übernehmen wie Tamoxifem bei Frauen. Und dann sind da noch die Östrogene. Stilboestrol ist ein synthetisches Östrogen, das dem Körper vorgaukelt, er müsse die Testosteronproduktion einstellen. Die Nebenwirkungen einer Hormontherapie können für Männer erheblich sein, sie reichen vom Verlust der Libido bis zu Impotenz und Hitzewallungen. Daher wird die Hormontherapie normalerweise nur angeboten, wenn sich der Krebs ausgebreitet hat. Denn selbst wenn sich der Krebs nicht mehr in der Prostata befindet, wird er noch vom Testosteron gesteuert und hat viele Testosteronrezeptoren. Jetzt denken Sie vielleicht, dass wir ohne unsere Fortpflanzungshormone besser dran wären. Doch die Vorteile sind immer noch größer als die Risiken, die sie in späteren Jahren bergen.

Wir haben bereits über die Hormoneinbrüche bei Frauen gesprochen, jedoch noch nicht über entsprechende Vorgänge bei den Männern. Gibt es eine männliche Andropause? Die Frage, ob Männer einen »Wechsel der Lebensphase« aufgrund eines sinkenden Hormonspiegels im Alter erleben, wird kontrovers diskutiert. Wir alle kennen die männliche Midlife-Crisis. Da werden plötzlich schwarze T-Shirts anstelle von Hemd und Krawatte getragen, in der Auffahrt steht mit einem Mal ein Cabrio, zu Led Zeppelin wird Luftgitarre gespielt und »mann« stellt Frauen nach, die vom Alter her seine Tochter sein könnten. Ist das einem Hormoneinbruch zuzuschreiben oder der plötzlichen Erkenntnis, dass ihm nicht mehr genug Jahre bleiben, um all das nachzuholen, was er in seiner Jugend versäumt hat? Eine medizinische Krise, die behandelt werden muss, oder Teil des bunten Lebensmosaiks?

Dass dahinter eine medizinische Ursache stecken könnte, ist kein neues Konzept. 1813 wurde am Royal College of Physicians eine Arbeit von Sir Henry Halford vorgetragen. Darin sprach er von einer Krankheit, die Männer zwischen 50 und 75 traf: »Manchmal tritt die Störung so allmählich und unmerklich ein, dass dem Patient der Beginn kaum bewusst ist … im Lauf der Zeit ist sein Appetit stark beeinträchtigt, die Nächte verlaufen schlaflos … sein Gesicht wird sichtlich milder oder wirkt aufgedunsen. Der Patient vermutet, er habe Fieber.« Sir Henry hatte keine anderen Vorschläge für die Behandlung als warme Wickel und Einläufe. (Nein, ich weiß auch nicht, was er dafür verwendete, aber nehmen Sie einfach mal das Schlimmste an.)

Hundert Jahre später wurde der Begriff »Klimakterium«, der bis dahin nur auf Frauen und die Menopause angewandt wurde, zum ersten Mal für Männer gebraucht. 1909 veröffentlichte Archibald Church, seiner Zeit ein berühmter Neurologe, einen Artikel über »Nervous and mental disturbances of the male climacteric« (»Nervöse und mentale Störungen im männlichen Klimakterium«). Darin sprach er von Symptomen bei Männern, die seiner Meinung nach einem monatlichen Rhythmus unterworfen waren, sowie von »schwächeren Psychosen und neurotischen Störungen bei Männern im Alter zwischen 50 und 65 Jahren«. Er behauptete, die kriminelle Energie erreiche bei Männern im sechsten Lebensjahrzehnt ihren Höhepunkt. Ganz gewiss ist das das Alter, in dem Männer beginnen, sich kriminell zu kleiden.

Natürlich war die Organotherapie die Lösung. 1916 behandelte der Sexualwissenschaftler Max Marcuse in Berlin männliche Klimakteriumspatienten mit seinen eigenen Präparaten: Testikulin, Testogan und Hormin, die zweifellos aus Hodenextrakten hergestellt wurden, ihre genaue Zusammensetzung war jedoch so geheim wie das Coca Cola-Rezept und wurde von Marcuse streng gehütet. Es ist unwahrscheinlich, dass die Mixturen eine Wirkung hatten. Die Pechvögel unter den Patienten wurden mit Hilfe der »Faradisation« behandelt: Ihrer Prostata wurde ein Stromstoß versetzt – eine Methode, die einem förmlich die Tränen in die Augen treibt.

Das erste standardisierte Präparat mit männlichen Hormonen erschien Anfang der dreißiger Jahre auf dem Markt. Das war relativ spät und spiegelt die technischen Schwierigkeiten, aber auch den Glauben der Transplantationsscharlatane, dass das Altern beim Mann nur durch die Implantation von gespendetem Hodengewebe (anstelle von Extrakten) aufgehalten werden könne. Die Anhänger der Hodentransplantation (ganz zu schweigen von den Vertretern der Organotherapie vor ihnen) hatten dafür gesorgt, dass Hormone sofort mit Quacksalberei in Verbindung gebracht wurden, vor allem Testosteron. Unternehmen, die Testosteronprodukte anboten, waren nicht bereit, sie aggressiv zu vermarkten, weil sie fürchteten, dass sie dann ebenfalls als unseriös abgestempelt werden würden. Als die niederländische Firma Organon erstmals Testosteron auf den Markt brachte, wurde es gegen Harnröhrenbeschwerden beim Mann verschrieben und über Urologen vermarktet. Das Unternehmen versuchte damit bewusst, das Produkt vom dubiosen Treiben der Verjüngungsindustrie abzusetzen.

Die Hormonpräparate der damaligen Zeit waren, wie bereits erwähnt, Medikamente zur Behandlung von Krankheiten. Sexuelle Probleme galten nicht als gesundheitliches Problem, und nur sehr wenige Männer gestanden überhaupt ein, Probleme zu haben. Es bestand zwar Interesse am männlichen Klimakterium, doch die damalige Pharmaindustrie wollte sich als streng wissenschaftlich präsentieren und hütete sich davor, etwas zu unternehmen, das sie mit den gewagten Behauptungen der Organotherapie in Verbindung bringen könnte.

Organon produzierte 1931 den ersten standardisierten Hodenextrakt Hombreol, der aus Stierhoden gewonnen wurde. Später wechselte man zu Urin als Grundlage, den Tausende holländische Soldaten einer nahegelegenen Kaserne lieferten. Zu der Zeit begann man mit der so genannten paradoxen Hormonbehandlung, bei der Frauen männliche Hormone und (allerdings deutlich seltener) Männern weibliche Hormone verabreicht wurden. Zuvor hatte man streng zwischen den Geschlechtern und ihren Hormonen getrennt. Dann entdeckte man wider Erwarten, dass die Hoden von Hengsten und nicht die Eierstöcke von Stuten reichlich Östrogen in Form von Östron lieferten, und im Urin von Frauen wurden genauso viele androgene Hormone gefunden wie in dem von Männern. Später wurde erkannt, dass die Geschlechtshormone nicht nur aus den Eierstöcken und Hoden stammen, sondern auch aus den Nebennieren. Heutzutage wird Testosteron verordnet, wenn ältere Frauen über Libidoverlust klagen. Erst die Verfügbarkeit von synthetischem Testosteron 1935 führte zu einer breiten Anwendung (vor allem bei altersbedingten sexuellen Problemen). Dieses Mal schien das Hormon-»Medikament« seine »Krankheit« gefunden zu haben – sexuelle Probleme.

1939 schlug der Council on Pharmacy and Chemistry Alarm und donnerte im *Journal of the American Medical Association:* »In den vergangenen Monaten erschienen in der Presse und in Fachveröffentlichungen überzogene Behauptungen zur Wirkung des männlichen Geschlechtshormons Testosteron ... der Rat ist der Ansicht, dass viele Behauptungen ungeheuer übertrieben wurden.« Der Krieg kam dazwischen, dennoch tobte weiter die Auseinandersetzung über Testosteron. 1942 hielt es das *Journal of the American Medical Association* für angebracht, einen ernüchternden Leitartikel zu veröffentlichen: »In Broschüren, die von Pharmaunternehmen in Umlauf gebracht werden, wird der schlimme Verfall des alternden Mannes geschildert. Auf nicht gerade subtile Weise empfehlen diese Broschüren, dass eine Substanz aus männlichen Hormonen wie das reinste Elixier ewiger Jugend den ansonsten unausweichlichen Niedergang verhindern oder kompensieren kann. Was soll das für ein angebliches Klimakterium beim Mann sein?« Ja, was soll das sein?

Das »männliche Klimakterium« oder »Klimakterium virile« ist nicht gerade ein Begriff, der in der Öffentlichkeit großen Anklang findet – wie spricht man es überhaupt richtig aus? Das Wort »Andropause« stößt bei den Medizinern ebenfalls auf Missfallen, weil es beim Mann eine vergleichbare Biologie wie bei der Frau impliziert. Bei Frauen tritt aber beispielsweise ein drastischer Hormonrückgang auf, bei dem der Östrogenspiegel um 90 Prozent sinkt (im Vergleich vor der Menopause – nach der Menopause), was bei Männern natürlich nicht der Fall ist. Vielleicht braucht man eine neue Formulierung: In letzter Zeit spricht man vor allem von den Wechseljahren beim Mann, oder von »ADAM« (*Androgen Decline in the Aging Male* – Androgenrückgang beim alternden Mann).

Man weiß, dass der Testosteronspiegel im Alter sinkt, aber nicht im entferntesten so dramatisch wie die Östrogenkonzentration bei der Frau. Ein 80-jähriger Mann hat etwa halb so viel freies Testosteron im Blut wie ein 20-jähriger. Das wird nicht einfach durch einen Rückgang bei der Testosteronbildung verursacht, sondern durch eine gut dokumentierte Zunahme der »Steroidwächter« im Blut, der Geschlechtshormon bindenden Globuline. Das freie Testosteron geht ab dem 30. Lebensjahr zurück und sinkt danach kontinuierlich um etwa 2 Prozent pro Jahr. Der Rückgang wird vor allem durch Übergewicht beschleunigt, aber auch Herzprobleme, Lungenkrebs, Entzündungskrankheiten und starker Alkoholkonsum tragen dazu bei. Offenbar ändert sich der Rhythmus der Testosteronbildung, und die üblichen nächtlichen Höchststände gehen zurück. Wenn die Testosteronkonzentration im Blut sinkt, hebt der Körper normalerweise die Menge der Gonadotropin freisetzenden Hormone an, wodurch mehr luteinisierende Hormone gebildet werden, die wiederum die Hoden stimulieren, mehr Testosteron zu produzieren. Mit zunehmendem Alter reagiert der Hypothalamus des Mannes anscheinend nicht mehr, wenn es um den Testosteronspiegel geht, wodurch alle Teile des Systems weniger effizient als früher funktionieren. Der Sirenenruf des Gonadotropin freisetzenden Hormons (das die Testosteronproduktion kontrolliert) ist irgendwie weniger überzeugend als früher. Auch die Hoden sind dann wohl taub für die Einsatzbefehle vor ihrer Haustür.

Über den niedrigen Testosteronspiegel bei älteren Männern und die Frage, was ein »gravierender« Rückgang ist, wurde schon viel diskutiert. Die Situation wird noch komplizierter durch Streitereien, wie man Testosteron genau misst, außerdem gibt es keine einheitliche Richtlinie, ab welcher Konzentration Symptome auftreten – was für den einen Mann wenig ist, kann für den anderen vollkommen in Ordnung sein. Die Definitionsmengen zur Diagnose von Hypogonadismus (die hormonale Unterfunktion der männlichen Keimdrüsen, d.h. Testosteronmangel) liegen bei einer Gesamttestosteronmenge von weniger als 8,7 Nanomol pro Liter Blut – nach dieser Definition leiden weniger als 10 Prozent der Männer unter Testosteronmangel. In anderen Studien werden Referenzbereiche von 10,4 oder sogar 11 Nanomol genannt, nach diesen Vorgaben wären 20 oder sogar 30 Prozent mit Testosteron unterversorgt. Kurz und gut, man kann die Zahl der Männer, die unter Testosteronmangel »leiden«, beliebig variieren, je nachdem, wo man die Unterversorgung ansetzt. Wenn wir von niedrigen Testosteronwerten sprechen, meinen wir dann niedrig für einen 60-Jährigen oder niedrig im Vergleich zu einem 20-Jährigen (wovon dann drei Viertel aller älteren Männer betroffen wären)?

Man könnte fragen, ob der Testosteronwert sinkt, weil es nicht mehr länger zur Zeugung von Kindern benötigt wird. Doch obwohl die Fruchtbarkeit bei Männern im Alter nachlässt, können sie auch noch mit 80 oder 90 Jahren Kinder zeugen. Der Rückgang des Testosterons ist daher offenbar eine Folge des Alters, nicht aber die Ursache. Rein technisch gesehen ist ein Mann bis zu seinem Tod zeugungsfähig. In dieser Hinsicht kann man die Andropause und die Menopause nicht miteinander vergleichen, weil Frauen auch nach ihrer fruchtbaren Zeit noch weiterleben, während für Männer das Ende ihrer Zeugungsfähigkeit praktisch dem Tod gleichkommt.

Der allmähliche Testosteronrückgang wirkt sich auch auf die Fantasie und die Gedanken an Sex aus, die mit zunehmendem Alter seltener werden. Alle sechs Sekunden an Sex zu denken, ist definitiv ein Zeitvertreib der jüngeren Männer. Allerdings, das sollte nicht verschwiegen werden, ist der Unterschied zwischen den Männern so groß, dass manche Männer noch genüsslich an Sex denken, wenn sie bereits an der Himmelspforte anklopfen. Übrigens ist es ein Mythos, dass viele alte Männer in flagranti sterben. Statistisch gesehen ist Golf da viel gefährlicher.

Vielleicht ist die nachlassende Libido auch ganz vorteilhaft, denn Impotenz ist im Alter ein großes und sehr frustrierendes Problem, das etwa die Hälfte aller Männer über 40 betrifft. Es liegt nahe, den sinkenden Testosteronspiegel auf die geringere Häufigkeit des Geschlechtsverkehrs im Alter zurückzuführen. Impotenz kann zwar durch Testosteronmangel (Hypogenoadismus) verursacht werden, das ist jedoch selten (weniger als einer von 20 Fällen). Eine viel häufigere Ursache für erektile Dysfunktion ist alles, was die Blutzufuhr im Penis betrifft und so das hydraulische System stört, das die Schwellung bewirkt, etwa Rauchen, Arteriosklerose oder Diabetes. Die Testosteronkonzentration im Blut liegt bei älteren Männern mit Erektionsstörungen normalerweise weit über den Werten, die für eine normale sexuelle Reaktion benötigt werden. Leider können Testosterongaben nur in den seltensten Fällen einen schlaffen Penis beleben, denn die Blutversorgung ist im Vergleich zu seinen früheren ruhmreichen Tagen einfach zu schwach.

Meiner Meinung nach ist das Alter nie eine akzeptable Erklärung, wenn etwas nicht mehr so funktioniert wie früher; Männer sollten diese Erklärung daher genauso wenig hinnehmen wie Frauen. Beim Sex ist für Frauen Nähe wichtig, für Männer dagegen ist Sex das Mittel zur Nähe. Wenn sie keinen Sex mehr haben, wird ihnen eine wichtige Quelle des Trostes und ihrer Selbstachtung genommen. Da überrascht es nicht, dass Männer in dem Glauben, Testosteron biete ihnen den Ausweg zurück zu den Annehmlichkeiten und Abenteuern des Geschlechtsverkehrs, so verrückt danach sind.

Sicher ist, dass ein sinkender Testosteronspiegel mit einem Rückgang der Muskelmasse, dünneren Knochen und weniger Körperbehaarung verbunden ist, außerdem hat er Auswirkungen auf die Dicke der Haut, das Denkvermögen, die Ausdauer, die Stimmung und das Wohlbefinden. Wer wäre nicht begeistert, wenn man ihm sagt, dass Testosteron sich positiv auf den sexuellen Appetit, auf Erektionsvermögen, Muskelmasse, Stimmung und Körperbehaarung auswirkt – genau das wird in einem Prospekt der in den USA ansässigen Hormone Foundation versprochen, finanziell kräftig unterstützt von der Firma Solvay Pharmaceuticals US, dem Hersteller des Testosteronpräparats Androgel.

Sollte man Männern also eine Testosteronersatztherapie anbieten? Ist es sinnvoll, Androgene in ein System zu schaufeln, das weniger stark oder vielleicht gar nicht mehr darauf reagiert? Es gibt in diesem Bereich viele unseriöse Untersuchungen, aber auch eine wissenschaftlich fundierte und wichtige Studie von Peter Snyder und seinem Team von der Universität Pennsylvania. Die Studie aus dem Jahr 1999 zeigte über einen Verlauf von drei Jahren eindeutige, wenn auch bescheidene positive Auswirkungen auf ältere Männer, die jeden Tag 6 Milligramm über ein Pflaster erhielten, zudem traten auffallende dosisabhängige Testosteronwirkungen auf, die umgekehrt proportional zum Plasmatestosteron zu Beginn der Studie waren. Anders ausgedrückt; wer am Anfang die niedrigsten Werte hatte, profitierte am meisten. Allerdings war diese Studie nur über einen kurzen Zeitraum angelegt. Es gibt starke Bedenken hinsichtlich der langfristigen Folgen, denn die gestiegene Testosteronkonzentration könnte zu einer Vergrößerung der Prostata (und damit zu Problemen beim Wasserlassen) führen und die Entstehung von Prostatakrebs beschleunigen. Die Daten zu einem erhöhten Herzinfarktrisiko sind nicht eindeutig. Eine hohe Anzahl roter Blutkörperchen und Verhaltensprobleme sind ein weiteres Risiko. Die Untersuchungen halten sich ziemlich bedeckt, was mit diesen Verhaltensstörungen gemeint ist – ich habe mir immer vorgestellt, dass 65-Jährige dann eben Wutanfälle wie Teenager bekommen, anstatt dass sie ihren Frust anders kompensieren und sich eine Harley kaufen. Die traurige Ironie der Testosteronbehandlung ist, dass Prostatakrebs und koronare Herzerkrankungen zu Erektionsstörungen führen – das Elixier, das einem schwächelnden Körperteil auf die Sprünge helfen soll, hat also auch das Potenzial, genau dasselbe Problem zu verursachen.

Es gibt auch Bedenken, dass die Konzentration auf das Testosteron von einer richtigen Einschätzung und Behandlung der eigentlichen Ursache und Gesundheitsprobleme ablenken könnte, die den Mann veranlasst haben, ärztliche Hilfe zu suchen. Bei Männern, die Testosteronmangel aufweisen (hypergonadisch sind), die ständig müde sind, unter testikulärer Atrophie (Hodenschwund) leiden, deren Knochenmasse zurückgeht und die über Libidoverlust klagen, ist eine Testosteronbehandlung sicher angebracht. Besorgniserregend ist dagegen, dass ADAM (der Androgenrückgang beim alternden Mann) als Krankheit postuliert wird, die eine aggressive medizinische Behandlung erfordert. Bemerkenswert ist auch, dass die Schwelle für den »niedrigen« Testosteronwert immer höher angesetzt wird. Als dieses Buch geschrieben wurde, gab ein weiteres Unternehmen sein Engagement auf dem Androgenmarkt bekannt. Mittlerweile äußern sich viele Pharmaunternehmen (und nicht nur solche, die keine Androgene in ihrer Produktpalette führen) besorgt darüber, wie Testosteron vermarktet wird. Sie fürchten eine kommende Katastrophe, und mit dieser Annahme haben sie recht.

Während sich Frauen Sorgen über das Risiko einer Hormontherapie machen (der Absatzeinbruch bei den Hormonpräparaten nach der Veröffentlichung der *Million Women Study* ist dafür nur ein Beispiel), sind Männer weit weniger risikoscheu. Drei Jahre heißer Sex und dann sterben? Prima, wo kann ich das haben?, scheinen viele ältere Männer zu denken. In ihrem testosterongeschwängerten Nirvana glauben sie wahrscheinlich, dass sie eines Tages einen Herzinfarkt bekommen, während sie gerade ein paar willige Frauen bespringen, was für sie ein Abgang mit Pauken und Trompeten wäre, der all ihre Freunde neidisch machen würde. Aber so ist das Leben nicht. Viel wahrscheinlicher ist ein langes Leiden aufgrund einer chronischen Krankheit. Erst an dieser Stelle werden die Männer dann endlich aufwachen und erkennen, dass sie sich in die Irre leiten ließen. Ja, es waren ihre Hormone (oder die Überbleibsel davon), die sie an der Nase herumgeführt haben, aber sie wurden aktiv dazu verleitet. Und das ist ein weiterer Punkt: Wenn das Elend von Prostatakrebs oder eines chronischen Herzleidens ihren gesamten Alltag beeinträchtigt, machen Männer eine Kehrtwendung und verklagen die Pharmafirmen. Wenn die Hormontherapie für Männer nicht mit solchen Risiken verbunden wäre, würde ich zugunsten der Männer auf die Barrikaden gehen, aber wie wir gesehen haben, ist Testosteron ein sehr starkes Hormon, daher sind die Risiken einer Einnahme erheblich. Männer müssen vor sich selbst geschützt werden, sonst haben sie kaum eine Chance.

Ich sehe das so: Wahrscheinlich wird sich bei der Testosteronersatztherapie das Muster der Hormonersatztherapie bei Frauen wiederholen. Anfangs ist die Begeisterung groß, dann werden die Gefahren aufgezeigt, dann folgt die Entwicklung von Designer-Testosteronen (ähnlich wie es schon Selektive Östrogenrezeptor-Modulatoren [SERMS] wie Raloxifen gegen Osteoporose gibt), die zwar über die positiven, aber nicht die negativen Wirkungen verfügen. Anders als bei der Hormonersatztherapie für Frauen werden die Präparate aber wie Drogen auf der Straße gehandelt werden, ähnlich wie Viagra heute, und nicht nur alten Männern in Arztpraxen verschrieben, sondern an der Straßenecke an junge Männer verkauft. Denn von so einem guten Stoff kann man doch nie genug haben, oder?

Hier endet nun die Geschichte, wie sich unsere Hormone gegen uns wenden. Wir sind mit ihnen immer noch besser dran als ohne sie. Vielleicht haben Sie nach der Lektüre dieses Kapitels eine bessere Vorstellung von ihrer bösartigen Macht, aber auch ihrer positiven Wirkung. Noch eine letzte Bemerkung: Brown-Séquard, der Hormonpionier, schenkte uns genialerweise das Konzept der inneren Sekretion und brachte dann mit seinen Jugendelixieren Testosteron in Verruf, sodass es anschließend für seriöse, an der Wissenschaft orientierte Unternehmen ein Tabu war. Andererseits hätten sich sonst die Pharmariesen womöglich nicht auf Hormonprodukte für Frauen konzentriert und mit Präparaten für Männer angefangen. Das hätte den Lauf der Medizingeschichte erheblich verändert.

Kapitel 7

Machen Hormone dick?

Wenn ich als Kind in Portsmouth, der Hafenstadt an der englischen Südküste, jemanden sah, der unglaublich fett war, flüsterte meine Mutter mitleidig und mit einem gewissen dramatischen Unterton, der unüberhörbar war: »Probleme mit den Drüsen, mein Schatz.« Damals tummelten sich in Portsmouth Seeleute aus aller Herren Länder, und ein sehr dicker Mensch war außergewöhnlich. Wenn ich heute, 40 Jahre später, in meine Heimatstadt zurückkehre, sind die Seeleute verschwunden und die Übergewichtigen so häufig, dass sie gar nicht mehr auffallen. Auch die Einstellung gegenüber Dicken hat sich verändert. Sie werden nicht mehr länger bemitleidet, sondern eher verachtet. Heute wird Fett mit Gier, Trägheit und mangelnder Selbstbeherrschung gleichgesetzt. Wie ich Ihnen noch zeigen werde, sind Hormone und Übergewicht eng miteinander verknüpft. Probleme mit den Drüsen sind tatsächlich Teil der Übergewichtsgleichung, einschließlich einer Drüse, bei der man erst im letzten Jahrzehnt entdeckte, dass sie Hormone abgibt – das Fett selbst.

Die Welt erlebt derzeit eine wahre Epidemie an Übergewicht. Allein in Großbritannien sterben über 1000 Menschen in der Woche vorzeitig durch mit Übergewicht verbundene Komplikationen. Übergewicht verdoppelt das Risiko, an Darm- oder Brustkrebs zu erkranken, erhöht die Wahrscheinlichkeit von Arthritis in den Knie- und Hüftgelenken und verursacht Diabetes vom Typ 2, Bluthochdruck, Schlaganfälle und Herzinfarkte. Wir sind dick und werden immer dicker. Laut dem Bericht zu Übergewicht, den das Health Select Committee des britischen Unterhauses erstellte, hat sich der Anteil der Übergewichtigen in der britischen Bevölkerung in den letzten 25 Jahren vervierfacht, was in Europa die größte Steigerung bedeutet. In den nordischen Ländern hat es keine derartige Entwicklung gegeben, oder vielleicht setzt sie dort auch gerade erst ein.

Entgegen einer weitverbreiteten Ansicht nehmen wir gar nicht so viel mehr Kalorien zu uns als vor 50 Jahren, allerdings hat der Anteil der Energie, die wir aus Fett und Zucker gewinnen, deutlich zugenommen. Nach den neuesten Daten essen wir sogar weniger. Der große Unterschied ist, dass wir uns viel weniger bewegen. Der Anteil der körperlichen Arbeit ist deutlich zurückgegangen. Heutzutage sitzen wir bei der Arbeit die meiste Zeit und werden erst in der Freizeit körperlich aktiv. Unser Arbeitsplatz ist weiter von zu Hause entfernt, was bedeutet, dass wir nicht zu Fuß zur Arbeit gehen oder das Fahrrad nehmen. In den USA ziehen sich die Siedlungen an den Highways entlang, für Fußgänger ist so gut wie kein Platz mehr. In Großbritannien werden die Kinder nicht mehr fünfmal die Woche bei Wind und Wetter auf die Sportplätze gescheucht. Heute sind gerade mal 40 Minuten Sport die Woche Pflicht – anstelle von fünf Stunden unter der Woche und ein paar Zusatzstunden am Wochenende, wie es noch bei den Eltern der Fall war.

Früher wurde Dicksein mit Wohlstand in Verbindung gebracht und allgemein angestrebt (und in manchen Gesellschaften ist das heute auch noch so). Heute dagegen verbinden wir Übergewicht mit niedrigem Einkommen, einer höheren Scheidungsrate und einem häufigeren Auftreten von Depressionen und Selbstmord. Patienten, die wegen Übergewicht behandelt wurden, berichten, sie wären lieber taub oder blind als noch einmal übergewichtig. 1997 ergab eine Studie von Psychologen, dass 15 Prozent der Frauen und 11 Prozent der Männer bereit wären, fünf Jahre ihres Lebens zu opfern, wenn sie dafür schlank sterben könnten. Die Diskriminierung Dicker greift immer stärker um sich. Der Psychologe J. R. Staffieri berichtet in einer Studie über Stereotypen bei Kindern, die mittlerweile zum Klassiker geworden ist, dass kleine Kinder die Silhouette eines dicken Kindes mit Wörtern wie faul, schmutzig, dumm, Betrüger und Lügner beschrieben. Dünne denken, dass Übergewichtige selbst an ihrem Zustand schuld sind, und haben deswegen wenig oder gar kein Mitleid mit ihnen.

Übergewicht hätte für unsere Vorfahren zu Beginn der Menschheitsgeschichte nichts Gutes bedeutet. Sie wären dann nicht beweglich genug gewesen, um vor Gefahren zu fliehen, außerdem brachte Übergewicht zusätzliche Gefahren wie Herzkrankheiten oder die Möglichkeit eines Schlaganfalls mit sich. Andererseits war es genauso schlecht, wenn man zu dünn war. Für Frauen bedeutete das, dass sie nicht schwanger werden konnten, weil man dafür mindestens 18 bis 22 Prozent Körperfett benötigt. Bei beiden Geschlechtern erhöhten unzureichende Fettreserven die Wahrscheinlichkeit, in schlechten Zeiten zu verhungern. Für unser Überleben ist es daher von entscheidender Bedeutung, über genau die richtige Menge Fett zu verfügen – weder zu viel noch zu wenig. Unser Körper besitzt ein außergewöhnlich kompliziertes System, das nur dazu dient, unser Körpergewicht (und damit das Körperfett) stabil zu halten, egal was passiert.

Trotz der Schwankungen bei der täglichen Nahrungsaufnahme und unserem Bewegungspensum bleibt das Körpergewicht bei den meisten von uns ziemlich unverändert. Selbst wenn wir eine Diät machen, nehmen wir danach unerbittlich wieder zu, bis wir wieder unser »richtiges« Gewicht haben. Es ist eine Schande, dass unser Körper und unser Spiegel so ganz unterschiedlicher Ansicht sind, was »richtig« ist. Im Alter wiegen wir alle mehr als in unserer Jugend, aber nur etwa 6 Kilogramm, die wir im Lauf der Jahre heimlich, still und leise ansetzen. In primitiveren Gesellschaften ist das allerdings nicht der Fall. Um das Prinzip der Gewichtsstabilität in Aktion zu sehen, muss man nur beobachten, was Jungen im Teenageralter alles in sich hineinschaufeln. Nicht einmal ein Holzfäller könnte bei solchen Mengen mithalten. Und obwohl die Jungen danach nur wie gestrandete Robben in ihren Zimmern herumhängen und faulenzen, nehmen die meisten (wenn auch nicht alle) kein Gramm zu. Das alles weist darauf hin, dass es eine Art zentralen Gewichtsregler geben muss, eine Idee, der wir in diesem Kapitel noch genauer auf den Grund gehen werden. Mittlerweile wird es Sie nicht mehr sonderlich überraschen, wenn ich Ihnen sage, dass dieses System von Hormonen gesteuert wird – obwohl die Hormone natürlich mal wieder nur auf unsere Lebensgewohnheiten reagieren.

Den Körper kümmert es nicht sonderlich, ob wir in Jeans Größe 36 oder 38 passen. Oberste Priorität hat die Wahrung eines stabilen inneren Zustands, egal, was passiert. Essen, ein Marathonlauf, Stress, Kälte, Hitze, Durst – welche Herausforderung von außen auch kommt, im Inneren besteht die Herausforderung für den Körper darin, richtig zu reagieren und gleichzeitig alles auf genau dem gleichen Stand zu halten – oder innerhalb eines begrenzten Bereichs, den die neue Tätigkeit verlangt. Diese interne Stabilität ist von grundlegender Bedeutung, um die Körperfunktionen mit größtmöglicher Effizienz am Laufen zu halten. Hormone sind für diesen Vorgang lebensnotwendig, denn sie pendeln ständig hin und her, übermitteln wichtige Informationen über interne oder auch externe Veränderungen und werden mit Instruktionen losgeschickt, die Dinge wieder in Ordnung zu bringen. Die Beziehungen zwischen den vielen beteiligten Hormonen sind unglaublich komplex. Wir konzentrieren uns daher auf die Hormone, die an der Regulierung des Energiehaushalts und des Appetits beteiligt sind. Überschüssige Energie wird als Fett eingelagert.

Die Schilddrüse

Weil bekannt ist, dass Menschen mit Schilddrüsenunterfunktion dick werden und Menschen mit Schilddrüsenüberfunktion dünn, glauben viele, dass die Schilddrüse für die Fettkontrolle zuständig ist und sie daher beim Übergewicht eine wichtige Rolle spielt. Aber das stimmt nicht.

Die Schilddrüse ist für die Temperaturkontrolle verantwortlich und hat großen Einfluss auf den Energiestoffwechsel. Ihre Hormone können den Stoffwechsel beschleunigen und dafür sorgen, dass im Körper mehr chemische Reaktionen stattfinden. Eine höhere Geschwindigkeit sorgt dafür, dass mehr Hitze entsteht und die Körpertemperatur steigt. Verlangsamt man sämtliche Vorgänge, sinkt die Körpertemperatur wieder. Ein beschleunigter Stoffwechsel bedeutet, dass mehr Nahrung für die Wärmeenergie verbrannt und weniger gespeichert wird. In Folge davon können die Fettreserven schmelzen. Der Körper interpretiert das, wie wir später noch sehen werden, als Verhungern, und sendet Hormone aus, die den Appetit anregen.

Die Zustände bei einem Mangel oder Überschuss an Schilddrüsenhormonen sind gut bekannt. Hat man zu wenig, wird man (vor allem als ältere Frau) langsam und lethargisch, nimmt stark zu, wird häufig übergewichtig, friert ständig und hat trockene Haut. Hat man zu viele Schilddrüsenhormone, wird man zu einem hibbeligen Nervenbündel. Die Betroffenen leiden unter einer schilddrüsenbedingten Augenkrankheit, bei der typischerweise die Augen hervortreten. Die Schilddrüsenhormone wirken auf den ganzen Körper ein, vor allem auf die Muskeln, die für die Herz- und Lungenfunktion benötigt werden.

Als man die Wirkung der Schilddrüsenhormone entdeckte, kamen in den zwanziger und dreißiger Jahren Pillen aus Schilddrüsenextrakt als Mittel zum Abnehmen in Mode. Dummerweise hatten die Schlankheitsmittel die unangenehme Nebenwirkung, dass man daran sterben konnte. Bei einem Überschuss an Schilddrüsenhormonen wird das Muskelgewebe zur Energiegewinnung abgebaut, die Betroffenen sind schwach und ausgezehrt und fangen an zu zittern, weil die Nerven immer leichter erregbar werden. Häufig sterben die Betroffenen an Herzversagen.

Insulin und Diabetes

Wenn die Schilddrüsenhormone nicht die gesuchten Fetthormone sind, wie wäre es dann mit Insulin, dem Hormon des Überflusses?

In den vergangenen 50 Jahren ist das Auftreten von Diabetes vom Typ 2 (bei dem zu viel Insulin gebildet wird) dramatisch gestiegen, und parallel dazu wurden die Menschen immer dicker. Dabei essen wir weniger als unsere Eltern und Großeltern – oft sogar viel weniger. Manche Wissenschaftler glauben, dass die Verfügbarkeit raffinierter Nahrungsmittel, vor allem der Anteil von Fett an unserer Ernährung (ein Anstieg von 25 auf derzeit 35 Prozent) sowie der Mangel an Bewegung Veränderungen in den Muskeln verursacht, die für die Entwicklung von Typ-2-Diabetes und Übergewicht verantwortlich sind.

Bei Diabetikern ist der Glukosespiegel im Blut höher als normal, entweder, weil die Glukose nicht schnell genug von Muskeln, Herz und Fettgewebe aufgenommen wird, oder weil die Leber zu viel Glukose bildet.

Glukose ist ein wichtiger Energielieferant für viele Gewebe. Für Gehirn und Nervensystem, das etwa 120 Gramm Glukose am Tag verbraucht, ist es fast lebensnotwendig. Im Extremfall kommt man mit einem Ersatz aus Fett aus, den so genannten Ketonkörpern, aber wenn es so weit kommt, dann befinden Sie sich wahrscheinlich selbst auch in einer Extremsituation – entweder verhungern Sie gerade oder Sie sterben an Diabetes vom Typ 1.

Der volle Name für Diabetes lautet *Diabetes mellitus*, was wörtlich so viel wie »honigsüßer Durchfluss« bedeutet. Die Bezeichnung bezieht sich auf die Tatsache, dass sich eine hohe Glukosekonzentration im Blut auch auf den Urin niederschlägt und ihm einen typischen malzigen Geruch verleiht. Es heißt, dass Ärzte in früheren Zeiten Diabetes anhand eines Geschmackstests feststellten – ob das tatsächlich so war oder nur eine nette Geschichte ist, weiß man nicht.

Der Begriff Diabetes bezeichnet eigentlich zwei verschiedene Krankheiten mit dem gleichen Ergebnis: erhöhte Blutzuckerwerte (Hyperglyhämie). Die Insulinmangeldiabetes (Typ 1) ist eine Autoimmunerkrankung, die früh im Leben, oft bereits in der Kindheit einsetzt und bei der die insulinproduzierenden Geweberegionen in der Bauchspeicheldrüse zerstört werden. Normalerweise wird Insulin als Reaktion auf Glukose im Blut gebildet, die nach einer

Mahlzeit aus dem Darm aufgenommen wird. Kohlehydrate aus Kartoffeln und Brot setzen bei der Verdauung die meiste Glukose frei.

Die weitaus größere Zahl der Diabetiker leidet unter Typ 2, auch Alterszucker genannt. Dieser tritt, wie der Name schon sagt, im Alter auf, normalerweise ab 40, obwohl er bei manchen ethnischen Gruppen auch in jüngerem Alter vorkommen kann, etwa bei Indern, die in Großbritannien leben. Bei der Erkrankung vom Typ 2 besteht kein Mangel an Insulin, ganz im Gegenteil, der Insulinspiegel ist höher als normal, dafür ist aber die Empfindlichkeit der Zellen für Insulin herabgesetzt, weswegen beispielsweise Muskeln und Leber nicht darauf reagieren.

Wie funktioniert nun das Insulin bei einem normalen, gesunden Menschen? Nach einer Mahlzeit veranlasst der steigende Blutzuckerspiegel die Ausschüttung von Insulin. Insulin beschleunigt die Glukoseaufnahme im Muskelgewebe (das bei einem schlanken Menschen etwa ein Drittel des Körpergewichts ausmacht), darunter auch im Herz (das im Grunde ein großer Muskelklumpen ist), wo es als Glykogen eingelagert wird, ein Energiespeicherprodukt für den Muskeleinsatz. Insulin bewirkt außerdem in der Leber eine Umstellung. Hat sie zuvor Glukose gebildet (ein Vorgang, der gewährleistet, dass der Blutzuckerspiegel zwischen den Mahlzeiten mehr oder weniger konstant bleibt), lagert sie nun die Glukose in Depots ein. Glukose wird entweder als Glykogen eingelagert, ein Kohlehydrattreibstoff, oder in Form von Triglyceriden (Fette, die dem Fett in Olivenöl, Maiskeimöl oder Schmalz ähneln). Für unsere Erforschung des Übergewichts ist nun interessant, dass Insulin auch die Glukoseaufnahme im Körperfett vorantreibt, wo sie in Form von Triglyceriden gespeichert wird.

Wenn Insulin fehlt (wie bei der Insulinmangeldiabetes), kann das Muskelgewebe nicht die Reserven an Glykogentreibstoff aufbauen, die es bei Anstrengungen benötigt. Beim Insulinmangel befindet sich der Körper in einem ähnlichen Zustand wie kurz vor dem Verhungern. Verzweifelt werden die Triglyceride aufgespaltet, die im Fett gespeichert sind, um sie dann in Form von Fettsäuren als alternativen Treibstoff für Muskeln und Herz zu nutzen – allerdings nicht vom Gehirn, das, wie wir bereits festgestellt haben, Glukose benötigt.

Bei Diabetes vom Typ 2 besteht anfangs kein Insulinmangel. Tatsächlich gibt es im Anfangstadium sogar mehr Insulin als üblich. Doch obwohl das Insulin seine Anwesenheit im Muskelgewebe bekannt gibt, reagiert der Muskel nicht auf die Signale des Insulins, so viele es auch sendet, und unternimmt nichts, um die Glukoseaufnahme oder Glykogeneinlagerung zu stimulieren.

Ein anderes Hormon aus der Bauchspeicheldrüse, das ganz in der Nähe der insulinproduzierenden Zellen gebildet wird, ist das Glukagon. Während Insulin das Hormon des Überflusses ist, ist Glukagon das Hormon des Mangels: Wenn bei der Verdauung stärkehaltiger Nahrungsmittel Glukose ins Blut gelangt, wird Insulin ausgeschüttet und die Glukagonbildung wird gehemmt. Nachts, wenn es im Darm nichts mehr zu absorbieren gibt, steigt die Glukagonsekretion und die Insulinbildung wird eingeschränkt. Wie wir gerade festgestellt haben, geht die Leber bei niedrigem Insulinspiegel erneut zur Glukosebildung über, ein Vorgang, der Gluconeogenese genannt wird. Bei gesunden Menschen stehen Insulin und Glukagon in einer Wechselbeziehung zueinander, was ein bisschen so ist wie bei diesen Wetterhäuschen, wo Herr Regen verschwindet, wenn Frau Sonne auftaucht und umgekehrt. Bei Diabetes vom Typ 2 verändert sich diese Beziehung, sodass der Glukagonspiegel oft hoch ist, obwohl auch die Insulinausschüttung hoch ist.

Welche Beziehung besteht nun zwischen Übergewicht und Bewegungsmangel auf der einen Seite und Diabetes Typ 2 auf der anderen? Das Argument lautet in etwa so: Normalerweise nutzen Muskeln eine große Menge Fett für die Aktivitäten, die wenig Energie benötigen. Wenn wir zum Beispiel morgens aufstehen, duschen und Frühstück machen, verwenden wir dazu fast ausschließlich Fett als Brennstoff. Deswegen ist Frühsport vor dem Frühstück so geeignet zur Fettverbrennung.

Bei körperlich aktiven Menschen stammt das Fett größtenteils aus den Depots direkt in den Muskeln. Bei untrainierten Menschen wird das Fett jedoch an den falschen Stellen in den Muskeln eingelagert, daher muss das Fett beim Frühsport aus dem Blut genommen werden. Das klingt vielleicht ganz gut, ist es aber nicht. Das falsch eingelagerte Fett verursacht bereits Probleme, denn damit es eingelagert werden kann, muss die Glukose rausgeworfen werden – das ist ein bisschen so, als ob man alles aus einem Schrank räumt, um Platz für Neues zu schaffen. Wenn die Glukose nicht in den Muskeln verwendet wird, sammelt sie sich im Blut an, erhöht damit den Blutzucker und sorgt dafür, dass Insulin ausgeschüttet wird. Wie bereits erwähnt, reagieren die Muskeln bei Typ-2-Diabetes nicht mehr länger auf die Botschaften, die das Insulin aussendet. Wenn Sie also morgens frühstücken, erhöht die Glukose, die bei der Verdauung Ihrer Cornflakes freigesetzt wird, den Blutzuckerspiegel stärker als bei einem gesunden Menschen, weil sie nicht vom Muskelgewebe aufgenommen wird.

Da haben wir es: Sie sind nicht fit, daher lagern Ihre Muskeln die Glukose nicht richtig ein; Sie haben eine hohe Glukosekonzentration im Blut; Insulin wird in immer größeren Mengen ausgeschüttet, um die Glukose loszuwerden, aber Ihre Muskeln reagieren jetzt nicht mehr auf die Ermahnungen des Insulins, endlich Glukose einzulagern. Und obwohl ihre Muskeln insulinresistent sind, hat Ihr Fett vorerst keine derartigen Probleme: Es behält eine Zeitlang seine Insulinsensitivität und nimmt daher fleißig Glukose auf, wodurch die Glukosedepots im Fett erhalten bleiben. In der Zwischenzeit reagiert auch die Leber nicht mehr auf Insulin und produziert den ganzen Tag weiter Glukose in enormen Mengen, obwohl das Insulin eigentlich nach einer Mahlzeit die Glukosebildung in der Leber stoppen und auf den Modus zur Glukoseeinlagerung umschalten würde. Daher ist bei Diabetikern vom Typ 2 der Glukosespiegel stark erhöht. Wir haben hier also einen Teufelskreis, bei dem Bewegungsmangel und Untrainiertheit den Glukosespiegel erhöhen, das Gewebe insulinresistent wird und der Körper die überschüssige Glukose als Fett einlagert.

Es sind jedoch nicht allein die Hormone schuld. Bei Diabetikern vom Typ 2 gibt es offenbar eine starke erbliche Veranlagung zur Entwicklung eines hohen Insulinspiegels, von Insulinresistenz und den weiteren Kennzeichen des so genannten Metabolischen Syndroms, etwa die Tendenz, überschüssige Energie als Fett einzulagern, die Entwicklung von Osteoarthritis und einem hohen Blutdruck. Es gibt die Überlegung, dass Menschen mit diesem Gen früher einen Vorteil in Zeiten von Nahrungsmittelknappheit hatten, weil sie schnell wieder zunahmen. Heute sind sie jedoch im Nachteil. Die damit verbundene Botschaft ist eindeutig: Bewegungsmangel plus genetische Veranlagung plus zu viel Essen gleich Diabetes Typ 2.

Wir haben die Schilddrüsenhormone betrachtet und das Insulin, sind aber immer noch nicht zu der Frage vorgedrungen, warum manche Menschen viel essen und andere nicht. Deshalb möchte ich Ihnen nun den Fettkontrolleur vorstellen.

Der Fettkontrolleur und die Hormone der Unterernährung?

Viele Hormone sind an der Kontrolle von Appetit und Sättigungsgefühl beteiligt. Sättigung ist das Gefühl, das sich einstellt, wenn man keinen Hunger mehr hat. Diese Hormone gehören alle zum Gewichtsregler, der sich aus drei Teilen zusammensetzt: eingehende Signale, die den Körper über den Ernährungszustand des Körpers informieren (zu dick, zu dünn, hungrig, satt), ein Kontrolleur (der Hypothalamus im Gehirn) und ausgehende Signale, die den Stoffwechsel kontrollieren und die Nahrungsaufnahme koordinieren, indem sie etwa den Appetit anregen oder dämpfen.

Obwohl es offensichtlich Botenstoffe im Blut gibt, die dem Gehirn den Ernährungsstand melden, konnte man sie jahrelang nicht finden. Man nahm an, dass es Insulin war. Und tatsächlich, wenn man Ratten Insulin direkt in den Hypothalamus injiziert, fressen sie weniger. Der Beweis, dass Insulin beim Menschen das Gleiche bewirkt, war wenig überzeugend, denn Diabetiker vom Typ 2 nehmen eher zu als ab, wenn sie Insulin verschrieben bekommen.

Der Durchbruch kam erst vor gut zehn Jahren. Im Dezember 1994 erschienen auf dem Titelblatt der Zeitschrift *Nature* zwei drahtige, schlanke Mäuse, die auf der einen Seite einer Waage saßen und die eine dicke Maus auf der anderen Seite nicht aufwiegen konnten. Die Maus saß da, ein gewaltiger Fellball, und sah eher aus wie ein Aufziehspielzeug als ein lebendiges Tier. Schon bald machte die dicke Maus auf der ganzen Welt Schlagzeilen.

Die Moppelmäuse waren dreimal so schwer wie normale Mäuse und hatten einen fünfmal so hohen Körperfettanteil wie ihre schlankeren Kameraden. Die Mäuse hatten einen doppelten Gendefekt in einem Gen namens ob (ob wie in obesitas, d.i. Fettleibigkeit) und wurden deswegen *ob/ob*-Mäuse genannt. Innerhalb eines Jahres entdeckte man, dass das Proteinprodukt dieses Fettgens ein Hormon namens Leptin war, vom griechischen *leptos*, dünn, und dass es hauptsächlich in adipösem Gewebe gebildet wurde – also in Fett. Die Mäuse mit dem doppelten Gendefekt bildeten gar kein Leptin. Als Jeffrey Friedman und Stephen Burley von der Rockefeller University in New York 1995 in der Fachzeitschrift *Science* verkündeten, dass Leptin-Injektionen das Körpergewicht der ob-Mäuse in nur zwei Wochen um 30 Prozent verringert hatten, war die Aufregung groß. Konnte es wirklich so einfach sein? War das neu entdeckte Hormon *das* Wundermittel gegen Übergewicht?

Natürlich war es nicht so einfach. Wenn Fettzellen Leptin bilden, müssen Leute mit viel Fett auch sehr viel Leptin haben – und Tests zeigten, dass es auch so war. Es brachte also nichts, ihnen noch mehr Leptin zu spritzen. Das Pharmaunternehmen Amgen führte einen klinischen Test durch, nur um sicherzugehen, dass es wirklich nicht funktionierte. Wie es nun mal so geht, verloren einige wenige Testpersonen Gewicht – bei der großen Mehrheit tat sich jedoch nichts.

In der Zwischenzeit suchten Wissenschaftler vergeblich nach einem ähnlichen Gen beim Menschen. Dann berichtete ein Wissenschaftlerteam der MRC Abteilung für Stoffwechselstörungen in Cambridge unter Leitung von Professor Stephen O'Rahilly und Dr. Sadaf Farooqi über den merkwürdigen Fall zweier Cousins. O'Rahilly steht in dem Ruf, ein begnadeter Rätsellöser zu sein, ein Mann, dem verblüffte Ärzte ihre schwierigsten Fälle schicken – und die beiden Kinder, um die es ging, waren so ein kniffliger Fall. Bei ihrer Geburt hatten beide ein normales Gewicht, aber ab einem Alter von etwa vier Monaten entwickelten sie einen unstillbaren Appetit. Sie aßen weit mehr als ihre Geschwister und noch viel mehr als die Eltern. Bei einem Testfrühstück verzehrte der Zweijährige die Kalorienmenge, die ein Erwachsener für einen ganzen Tag benötigt, und verlangte immer noch mehr. Die Kinder verschlangen Lebensmittel aus dem Mülleimer, aßen tiefgefrorene Fischstäbchen direkt aus dem Gefrierschrank und brachen verriegelte Schränke auf, um an Mehl zu kommen. Ihr Hunger war einfach nicht zu stillen. Er ging, wie Farooqi sagte, »weit über Völlerei hinaus«. Die Kinder benahmen sich, als ob sie am Verhungern wären, dabei waren sie unglaublich fett. Das ältere Kind, ein Mädchen, das damals zehn Jahre alt war, wog 85 Kilo. Obwohl ihr Fett abgesaugt worden war und man sie operiert hatte, konnte sie nicht mehr gehen. Ihr Cousin, ein Junge von zwei Jahren, wog bereits 31 Kilo, ihn schien das gleiche Schicksal zu erwarten wie das Mädchen. Alle anderen direkten Verwandten hatten ein normales Gewicht.

Die Kinder stammten aus einer bengalischen Familie, und der Vater und die Mutter jeden Kindes waren Cousins ersten Grades. Die Heirat von Cousin und Cousine, also eine Heirat von Blutsverwandten, ist bei uns gesellschaftlich nicht akzeptiert und in einigen westlichen Ländern sogar verboten, in vielen anderen Teilen der Welt kommt sie dagegen sehr häufig vor. Dort gilt die Heirat innerhalb der Familie als normal und als wichtige Möglichkeit, den Reichtum und Einfluss der Familie zu wahren. Wir alle tragen anomale Gene in uns, aber weil Gene paarweise auftreten und die Informationen des normalen Gens normalerweise die des anomalen ausstechen, treten ihre Effekte glücklicherweise nicht zutage. Eine enge genetische Verwandtschaft der Eltern wie bei einer Heirat von Cousin und Cousine erhöht die Wahrscheinlichkeit, dass die Kinder eine doppelte Dosis schadhafter Gene erben. Anscheinend war das bei den Kindern der Fall.

Farooqi, die erst seit kurzem für das Labor arbeitete, testete das Blut der beiden Kinder auf Leptin, obwohl sie nicht erwartete, etwas anderes zu finden als die übliche hohe Konzentration. Aber sie fand nichts. Keine Spur von Leptin. Sie dachte, sie habe etwas falsch gemacht, und führte die Tests noch einmal durch. Wieder nichts. Das Team hatte die ersten menschlichen Träger des Fettgens gefunden.

Die Kinder wurden immer dicker, weil ihr Körper dem Gehirn aus Mangel an Leptin ständig mitteilte, sie seien am Verhungern, und so einen unstillbaren Hunger auslöste. Hunger ist ein menschliches Grundbedürfnis wie Durst oder Schlaf. Wir verstehen zwar den Trieb zu schlafen, haben aber viel größere Probleme damit, wenn jemand nicht aufhören kann zu essen. Wir nehmen an, dass der andere in der Lage sein müsste, sich zu beherrschen, daher kann das, was wir sehen, nur ein Beispiel für extreme Völlerei sein, was viele Menschen abstößt. Aber wer ein defektes ob-Gen hat, kann seinen Appetit absolut nicht kontrollieren – man könnte ihm genauso gut sagen, er solle aufhören zu atmen.

Leptininjektionen schienen eine naheliegende Lösung zu sein, doch das Präparat war noch nie bei Kindern angewandt worden, daher dauerte es Monate, bis sämtliche Hürden überwunden waren und die Genehmigungen der Ethikkommissionen vorlagen. Sobald die Kinder Leptin bekamen, verloren sie massiv an Gewicht, und auch ihr

Appetit ließ nach. Beide hatten außerdem kaum Abwehrkräfte gehabt und einen abnorm niedrigen Spiegel an Fortpflanzungshormonen. Ohne Behandlung wäre keines der Kinder in die Pubertät gekommen. Mit Leptin hat sich das ältere Kind bereits normal entwickelt.

Die Geschichte zeigt eindeutig, dass die Gene einen großen Einfluss auf das Körpergewicht haben. Studien an Zwillingen belegen, dass zwischen 40 und 70 Prozent der Fettmasse erblich sind. Wir wissen das instinktiv. Große schlanke Menschen zeugen entsprechende Kinder. Kleine dicke Menschen haben kleine dicke Kinder. Aber trotz dieser offensichtlichen Beweise beharren wir darauf, dass es beim Fett einfach um mangelnde Selbstbeherrschung geht. Natürlich haben sich die Gene in den letzten 50 Jahren nicht so stark verändert, dass wir die Schuld für den immer größeren Anteil an Übergewichtigen in der Bevölkerung allein den Genen zuschieben können. Mangelnde Bewegung und veränderte Ernährungsgewohnheiten sind nach wie vor die Hauptgründe. Das ändert jedoch nichts daran, dass es auch an den Genen liegt, ob wir schnell Fett ansetzen oder nicht.

Als das Health Select Committee des britischen Unterhauses 2004 einen Bericht über Übergewicht herausgab, wurde als Beispiel für die von Übergewicht bestimmte Zukunft Großbritanniens der Fall eines besonders fettleibigen Kindes gewählt, das im Alter von drei Jahren starb, es war »am Fett erstickt«, wie es hieß. Die meisten Eltern von Dreijährigen werden Ihnen sagen, es sei weitaus schwieriger, die Kinder zum Essen zu bringen als sie davon abzuhalten, und irgendwie klang die Geschichte eines Chips mampfenden Kleinkindes, das sich den ganzen Tag nicht bewegen wollte, nicht so recht überzeugend. Als sich herausstellte, dass das Kind ebenfalls aus einer bengalischen Familie stammte, musste ich sofort an die

Kinder denken, die in Cambridge behandelt worden waren. Dort bestätigte man mir, es sei sehr unwahrscheinlich, dass ein dreijähriges Kind so fett sei, ohne dass eine Krankheit dahinterstehe.

»Fett und tot ... und nur 3 Jahre alt«, lautete die Schlagzeile im Boulevardblatt *Sun.* »Schock über Knirps, der wegen Übergewicht starb«, hieß es weiter. Der Tenor des Artikels und mehrerer anderer lautete, dass die Eltern schuld seien. Sie hatten das Kind doch bestimmt nur mit Pizza, Pommes und Chips ernährt. In den Medien erschienen einige äußerst unerfreuliche Kommentare, die von einer tiefen Abscheu gegen Übergewicht und Fett zeugten und die ganze Zeit andeuteten, die Ursache sei allein in der mangelnden Selbstbeherrschung zu suchen. In Leserbriefen in der *Daily Mail* hieß es, die Eltern seien nicht in der Lage, Kinder großzuziehen, man müsse ihnen die Kinder wegnehmen.

Entsetzt schrieb ich einen Artikel für den *Guardian* und wies darauf hin, dass die Eltern eines Kindes mit einer beliebigen anderen genetischen Krankheit sicher nicht so an den Pranger gestellt werden würden. Das Kind konnte ebenso wenig etwas für sein Übergewicht wie ein Kind mit Mukoviszidose etwas für seine Lungenprobleme konnte. Zu dem Zeitpunkt gab das Ärzteteam aus Cambridge bekannt, sie hätten das Kind behandelt, es litt tatsächlich unter einem Gendefekt, der sich auf die Hormone auswirkte. Nun war der Vorsitzende des Unterhausausschusses an der Reihe, sich unbehaglich zu fühlen. Vielleicht war es auch den Kommentatoren peinlich, dass sie so leichtfertig ein Urteil gefällt hatten, denn nun hackten sie wie wild auf dem Ausschussvorsitzenden herum. Viele Briten würden von den Radwegen und einer weniger fetthaltigen Ernährung profitieren, die im Bericht des Ausschusses als Maßnahmen gegen Übergewicht vorgeschlagen werden. Doch obwohl hinter der Behauptung, dass Hormondefekte mit den gleichen Maßnahmen kuriert werden könnten, vorsätzliche Grausamkeit steckt, wurden in der *Daily Mail* andere Ärzte, die das Kind im Krankenhaus behandelt hatten, eben damit zitiert:

Dr. Nigel Meadows, Kinderarzt, im gleichen Krankenhaus, sagte über die Dreijährige: »Das war ein schockierender Fall. Man kann sich einfach nicht vorstellen, dass ein Kind an *Übergewicht* stirbt. Die Eltern waren am Boden zerstört. Manche würden vielleicht sagen, dass die Eltern verantwortlich seien, aber wenn ein Kind nach Essen verlangt, kann es sehr schwierig sein, ihm das zu verweigern.«

Die Ärzte übermittelten dem Ausschuss vier Hauptschlussfolgerungen: dass Prävention die einzige Lösung sei; dass die Verfügbarkeit von stark fetthaltigen oder zuckerhaltigen Nahrungsmitteln eingeschränkt, Sport wieder verstärkt unterrichtet und eine gesunde Ernährung Pflichtbestandteil des Lehrplans an Schulen werden müsse.

Keine einzige dieser Empfehlungen hätte für das betroffene Kind irgendetwas geändert.

Eine Missbildung in dem Gen, dass die Anweisung für die Bildung des Hormons Leptin enthält, kann also zu Fettleibigkeit führen. Das eigentliche Hormon ist nur ein Teil des Leptin-Stoffwechselweges zum Kontrollzentrum – es funktioniert nicht ohne Rezeptoren. Schadhafte Instruktionen für den Leptinrezeptor können ebenfalls Fettleibigkeit im Kindesalter verursachen, allerdings ist diese weniger gravierend. Eine weitere Ursache sind Fehler bei den anderen Rezeptoren im Kontrollzentrum des Fettreglers, dem Hypothalamus. Für den Rezeptortyp MC4R ist ein bestimmtes Gen besonders interessant. Es empfängt eingehende Signale von einem Protein, das durch Leptin aktiviert wird, und überträgt dann die Botschaft: »Ich bin satt, bitte mit Essen aufhören.« Das Team von O'Rahilly kann die DNA-Sequenz dieses Gens bei fettleibigen Menschen untersuchen und dann sehr genau vorhersagen, wie viel der- oder diejenige zum Frühstück isst. Wenn es viele Anomalien in der Sequenz gibt, essen die Betroffenen mehr. Bei einem nicht funktionierenden MC4R isst man dreimal so viel zum Frühstück wie jemand ohne diese Mutation.

Manche von uns kommen als Vielfraß auf die Welt. Es besteht ein enger Zusammenhang zwischen Genmutationen, die am Leptin-Stoffwechselweg beteiligt sind. Alle 24 der adipösen Personen, über die in einer 2003 im *New England Journal of Medicine* veröffentlichten Studie berichtet wurde und die eine MC4R-Mutation aufwiesen, hatten immer wieder Essattacken, von den anderen 445 adipösen Patienten zeigten dagegen nur 14 Prozent dieses Verhalten.

Die Mutationen von MC4R finden sich am häufigsten im Leptin-Stoffwechselweg, der bei einem von 20 Betroffenen in der Forschungsgruppe in Cambridge die Ursache war. Dazu gibt es noch eine kuriose Besonderheit: Personen mit diesem Gendefekt haben häufig rote Haare und eine helle Haut.

Während bei schwer Adipösen das fehlende Leptin die Ursache ist, haben »normale« Übergewichtige meist jede Menge Leptin – tatsächlich verhält sich die Menge proportional zu ihrer Fettmasse. Wenn der Körper so viele Signale vom Leptin bekommt, sollte er eigentlich die Nahrungsaufnahme drosseln und den Energieverbrauch steigern, aber bei Fettleibigen reagiert der Körper nicht auf die Botschaften des Leptins, so viele es auch sind. Der

Körper ist leptinresistent. Dadurch erfolgt die geeignete Reaktion – weniger essen, mehr Energie verbrauchen – nicht. Leptingendefekte sind sehr selten, die Leptinresistenz kommt dagegen recht häufig vor. Wenn das Fett-Thermostat zurückgestellt wurde, wird immer mehr Leptin gebildet (genauso, wie bei Typ-2-Diabetikern mehr Insulin produziert wird), doch die Reaktion lässt zu wünschen übrig.

Leptin ist also das Hormon, das dem Körper signalisiert, wie dick er ist, und das die Aufgabe hat, die Fettdepots auf konstantem Niveau zu halten. Wenn vom Leptin kein Signal kommt, nimmt der Fettkontrolleur im Hypothalamus an, dass es kein Fett gibt und setzt verzweifelte Maßnahmen in Gang, die Fettdepots zu füllen. Das ist ein Beispiel für eine negative Rückkopplungsschleife. In vielerlei Hinsicht ist Leptin ein ziemlich ungewöhnliches Hormon. Es funktioniert ein bisschen wie ein Vitamin. Man braucht eine gewisse Menge davon, aber wenn man deutlich mehr hat, macht das auch keinen Unterschied.

Allerdings spielt Leptin langfristig betrachtet eine wichtige strategische Rolle bei der Regulierung unseres Lebens. In Kapitel 3 haben wir bereits festgestellt, dass es in der Pubertät eine Schlüsselrolle einnimmt. Wenn der Prozentsatz an Körperfett ein bestimmtes Niveau erreicht, dann überzeugen die Signale des Leptins den Hypothalamus und die Hypophyse, die Pubertät einzuleiten. Treffen die Botschaften nicht mehr ein, weil bei gefährlich abgemagerten Menschen wie etwa manchen Hochleistungssportlern, Balletttänzern und Magersüchtigen nicht genügend Körperfett vorhanden ist, wird die Fortpflanzungsfähigkeit ausgeschaltet. Eine Arbeit von Professor Christo Mantzoros an der Harvard Medical School zeigte, dass bei Athletinnen, die im Durchschnitt seit fünf Jahren keine Monatsblutung mehr gehabt hatten, durch die

Injektion von Leptin die Menstruation wieder einsetzte und das luteinisierende Hormon dadurch wieder in gepulsten Intervallen freigesetzt wurde. Das System hat sich entwickelt, um nicht uns, sondern unseren potenziellen Nachwuchs vor einem schlechten Start ins Leben zu schützen.

Das Hormon des Hungers: Ghrelin

Die Entdeckung des Leptins zog eine ganze Reihe weiterer Entdeckungen nach sich, die alle mit Appetit und Sättigungsgefühl zu tun hatten. Wann weiß der Körper zum Beispiel, wann er satt ist und aufhören soll zu essen? Ein offensichtlicher Mechanismus verläuft über die Nerven, die vom Magen zum Gehirn führen. Sie werden von der physischen Ausdehnung des Magens angeregt – das bekannte Gefühl, so vollgefressen zu sein, dass man sich nicht mehr rühren kann. Das Problem bei dieser Theorie ist, dass es zwar eindeutig Nerven mit dieser Funktion gibt, dass man aber nach dem Verzehr von einem Topf voll mit gekochtem Kohl immer noch hungrig ist, obwohl man sich völlig aufgebläht fühlt. Auch die intravenöse Zufuhr von 600 Kalorien gibt einem nicht das Sättigungsgefühl wie ein Big Mac mit seinen 600 Kalorien.

Darf ich Ihnen an dieser Stelle nun *Ghrelin* vorstellen, das Hormon des Hungers, das vom Magen gebildet wird – und seinen entfernten Verwandten PYY, das Sättigungshormon, das im Darm entsteht. Mediziner und Hormonforscher sind von Ghrelin fasziniert. Beim Weltkongress der Endokrinologie in Lissabon drängten sich bei jedem Vortrag über Ghrelin die Zuhörer. Ghrelin besteht aus einer winzigen Kette von Aminosäuren, die von einzelnen Zellen im Magen gebildet wird. Es wirkt ungeheuer appetitanregend und ist deswegen, wie es naturwissenschaftlich heißt, ein Orexigen (ein tolles Wort fürs Scrabblespiel). Man braucht nur eine Ghrelin-Spritze, schon ist man nicht nur hungrig, sondern könnte ein ganzes Pferd essen. Der Ghrelinspiegel sinkt direkt nach einer Mahlzeit und ist beim Fasten am höchsten.

Steve Bloom ist Leiter der Abteilung Investigative Science am Imperial College; er und sein Team arbeiten im Hammersmith Hospital. Die Wissenschaftler spritzten Freiwilligen Ghrelin oder eine Kochsalzlösung und stellten fest, dass die Personen, die das Hormon erhalten hatten, 30 Prozent mehr aßen als die Vergleichspersonen.

Bei Ghrelin scheint so eine Art Hackordnung der Nährstoffe zu existieren. Am stärksten sinkt der Ghrelinspiegel als Reaktion auf Kohlehydrate, dann kommt Protein und dann erst Fett, was interessant ist, denn das könnte der Grund sein, warum bei der heutigen Ernährung die Zahl der stark Übergewichtigen zunimmt. Im Zweiten Weltkrieg etwa bestand die Ernährung zum größten Teil aus Kohlehydraten wie Kartoffeln und Brot und ganz wenig Fett, dennoch wurde das Hungergefühl durch diese Ernährung gestillt. Heute beziehen wir mehr Kalorien aus Fett, das das Ghrelin nicht so stark absinken lässt, weswegen wir trotz einer umfangreichen Mahlzeit noch Hunger verspüren.

Die Ghrelinkonzentration im Blut ist bei Menschen erhöht, die wenig Kalorien zu sich nehmen, etwa bei Krebskranken, Magersüchtigen und anderen Krankheiten, die von Auszehrungserscheinungen begleitet sind. Wenn Sie bei einer Diät Gewicht verlieren, reagiert der Ghrelinspiegel ausgleichend und verstärkt das Hungergefühl, damit Sie das verlorene Gewicht schnell wieder zunehmen – ein klassisches Beispiel dafür, dass die Hormone gegen Sie arbeiten. Interessanterweise löst der Gewichtsverlust bei einer fettarmen Diät keine Ghrelinangleichung aus, weswegen diese Diäten vielleicht effektivere Möglichkeiten für eine langfristige Gewichtsreduzierung bieten.

Im Juni 2004 entdeckten Forscher der University of California in Los Angeles (UCLA) unter Leitung von Dr. Julio Licinio, dass der Ghrelingehalt im Blut schlanker Männer zwischen Mitternacht und 6 Uhr morgens sprunghaft ansteigt und über die normalen Hochstände vor einer Mahlzeit hinausgeht. Bei Übergewichtigen gibt es diesen Anstieg nicht, was darauf hindeutet, dass das Übergewicht selbst das Ghrelin nach unten reguliert. Das widerspricht der Vorstellung, dass Dicke getrieben von unstillbarem Hunger nachts den Kühlschrank plündern. Ein Großteil der neueren Arbeiten zu diesem Thema definieren die populären Vorstellungen vom Verhalten Dicker ganz neu.

Das Hormon, das meldet »Ich bin satt« – PYY

PYY (oder PYY_{3-36}, um ganz genau zu sein) ist das genaue Gegenteil von Ghrelin, denn sein Spiegel ist beim Fasten niedrig und nach einer Mahlzeit hoch. Es wirkt appetithemmend, und wenn man es Freiwilligen verabreicht, essen sie 30 Prozent *weniger*. Besonders interessant ist daran, dass die Freiwilligen auch am nächsten Tag weniger Hunger haben. Je mehr Kalorien man zu sich nimmt, desto größer ist der Anstieg beim PYY. Deswegen sind Sie nach einem Sonntagsbraten mit den ganzen Soßen und Beilagen auch noch beim Frühstück am Montag nicht sonderlich hungrig. Nahrungsmittel, die langsam verdaut werden, etwa, weil sie viele Ballaststoffe enthalten, lassen das PYY noch weiter steigen. Deswegen ist man länger satt, wenn man Vollkornspaghetti anstelle von normalen Spaghetti gegessen hat. Im Vergleich zu unseren Großeltern essen wir mehr raffinierte Lebensmittel, die das PYY nicht so stark ansteigen lassen. Also essen wir weiter. Keines dieser Hormone scheint irgendwelche Nebenwirkungen zu haben.

Die Kontrolle über den Appetit erfolgt sowohl über die Hormone als auch über die Nerven. Die beiden Hormone Ghrelin und PYY wirken auf den Hypothalamus, der seine zwei Reaktionsmöglichkeiten (mehr essen oder weniger essen) über Botenstoffe vermittelt. Die Anweisung, weniger zu essen, läuft über den MC4R-Rezeptor, den wir bereits erwähnt haben. Die Rezeptoren für die Anweisung, mehr zu essen, heißen NPY (Neuropeptid Y) und AgRP. Beide werden vom Leptin behindert, doch es ist das Ghrelin, das die Neuronen zur Appetitsteigerung einschaltet und die zur Appetitdämpfung ausschaltet. PYY macht genau das Gegenteil.

Ich weiß, ich bin begeisterter Hormon-Fan und lasse mich wahrscheinlich zu schnell hinreißen, aber dieses elegante System ist wirklich nicht leicht zu übertreffen. Unglaublich clever, wenn es funktioniert – und unglaublich schrecklich, wenn nicht.

Schlankheitsmittel und fette Gewinne

Im Extremfall sind genetisch bedingte Probleme mit Hormonen oder ihren Stoffwechselwegen die Ursache für starke Fettleibigkeit, die meist in der Kindheit einsetzt. Dann gibt es das Mittelfeld, in dem die Reaktion unserer Hormone auf das, was wir tun (oder nicht tun), etwa Bewegung oder zu viel Essen, dick macht – und manchmal auch enorm dick. Die Zahl der Betroffenen in der ersten Gruppe ist relativ gering – wahrscheinlich machen sie nur 5 Prozent der Fettleibigen aus, doch die Zahl der Betroffenen in der zweiten Kategorie geht in die Millionen und Abermillionen. Mit diesem Wissen reiben sich die Pharmaunternehmen in Vorfreude auf satte Gewinne die Hände. Denn wenn Hormone dick machen, müsste man sie doch auch so einsetzen können, dass sie schlank machen, oder?

1893 wurde damit begonnen, Schilddrüsenextrakte zum Abnehmen unter Markennamen wie »Sicherer Fettreduzierer« oder »Corpulin« zu vermarkten. Wie Sie mittlerweile wissen, ist Schilddrüsenextrakt das einzige Hormon, das die Verdauung übersteht, gleichzeitig ist es jedoch auch sehr gefährlich. Im Übermaß eingenommen kann es zum plötzlichen Tod führen, ganz zu schweigen vom Verlust der Knochendichte, Herzklopfen und Schwäche, wenn die Muskeln in der alles verzehrenden Suche nach Treibstoff zur Beschleunigung des Stoffwechsels angegriffen werden. Um diese beunruhigenden Nebenwirkungen zu vermeiden, riet man den Patienten, Arsen oder gar Strychnin zu nehmen.

Hormone waren nicht die einzigen Diätwundermittel. Auch Abführmittel und eine besonders üble Chemikalie namens Dinitrophenol, eine Diäthilfe aus den zwanziger Jahren, waren sehr beliebt. Als Bestandteil von Sprengstoffen und Unkrautvernichtungsmitteln hatte es die unangenehme Nebenwirkung, die Leute umzubringen. Die Idee, den Stoffwechsel anzukurbeln, hielt jedoch an, und in den vierziger Jahren wurde Digitalis (Fingerhut), eigentlich ein Herzmedikament, zur Behandlung von Gewichtsproblemen eingeführt. Etwa zur gleichen Zeit wurden Amphetamine für denselben Zweck angepriesen und unkritisch zwei Dritteln aller verschrieben, die Rat zur Gewichtskontrolle suchten. Die Nebenwirkungen (psychische Störungen, Sucht, Entzugsprobleme, Herzversagen und plötzlicher Herztod) waren bekannt, wurden aber unter den Teppich gekehrt. Die Leute wurden einfach nicht aus Schaden klug. Fenfluramin und Phentamin, die beide getrennt voneinander von der amerikanischen Arzneimittelzulassungsbehörde in den siebziger Jahren als Diätmittel zugelassen worden waren, wurden wegen der besseren Wirkung gemeinsam verwendet. 1996 wurden trotz veröffentlichter Befürchtungen in den Medien 18 Millionen Rezepte im Jahr für den illegalen, nicht anwendungsgemäßen (d.h. nicht für den von der Behörde genehmigten) Gebrauch verschrieben und kombiniert als »Fen-Phen« eingenommen. Die Kombination der Appetithemmer führte letztendlich zu einem langsamen Sterben durch Lungenhochdruck (pulmonale Hypertonie) und Herzklappeninsuffienz. Ende der neunziger Jahre wurden Fenfluramin, Phentamin und ein weiterer Appetithemmer namens Dexfenfluramin vom Markt genommen.

Diese Beispiele lehren uns zwei Dinge: Erstens besteht eine ungeheure Nachfrage für solche Produkte seitens der Übergewichtigen, selbst wenn die gefährlichen Nebenwirkungen bekannt sind. Zweitens wurde bislang noch kein Mittel gefunden, das wirklich effektiv ist und relativ wenige Nebenwirkungen hat, obwohl dem Entwickler ein Vermögen winken würde.

Ein wirksames Präparat gegen Übergewicht steht ganz oben auf der Wunschliste jedes Pharmakonzerns. Als dieses Buch verfasst wurde, gab es zwei, die aber beide nicht sonderlich effektiv sind (effektiv heißt, dass sie bei richtiger Anwendung einen Gewichtsverlust von etwa 5 Prozent bewirken), außerdem haben beide Nebenwirkungen. Xenical beziehungsweise dessen Wirkstoff Orlistat blockiert ein für die Fettverdauung zuständiges Enzym (Lipase), wodurch Fett nicht zerlegt und aufgenommen werden kann. Dadurch kann der Körper circa ein Drittel des täglich zugeführten Fetts nicht nutzen und scheidet es direkt mit dem Stuhl wieder aus. Wenn die Ernährung nicht gleichzeitig auf eine fettarme Kost umgestellt wird, kommt es durch die große Fettbelastung des Stuhls zu Durchfällen, oder wie es der Hersteller formuliert, zu »unfreiwilligem Abgang von Stuhl«. Na danke. Reductil mit dem Wirkstoff Sibutramin wirkt anders, es setzt bei den Botenstoffen an, die im Zusammenhang mit Appetit für die Signalübertragung ans Gehirn zuständig sind. Eine der Nebenwirkungen ist Bluthochdruck, so ungefähr das Letzte, was man sich als stark übergewichtiger Mensch wünscht, da man meist ohnehin schon Probleme mit einem zu hohen Blutdruck hat.

Warum setzen die Pharmaunternehmen nicht einfach bei den Neurotransmittern an, die daran beteiligt sind, den Appetit abzuschalten – indem sie zum Beispiel ein Anti-NYP-Molekül entwickeln? Das ist problematisch, weil dieser Neurotransmitter überall im Gehirn vorkommt und weit mehr macht, als nur den Appetit zu regulieren. Dadurch ist die Wahrscheinlichkeit, dass ein Anti-NYP-Wirkstoff Nebenwirkungen hat, sehr hoch. Auf diesem schwierigen Terrain sind schon viele Versuche gescheitert, in die Appetitkontrolle im Gehirn einzugreifen. Von 114 Anti-Fett-Produkten, die man begonnen hatte zu entwickeln, schafften es nur vier bis zu den klinischen Tests.

Die Entdeckung des Leptins zog eine Fülle weiterer Entdeckungen nach sich und damit auch eine Vielzahl potenzieller neuer Anti-Fett-Wirkstoffe für die Pharmaunternehmen. Oxyntomodulin beispielsweise ist ein neu entdecktes Prohormon, das den Appetit hemmt und im Magen abhängig vom Umfang der Mahlzeit freigesetzt wird. In großen Mengen kommt es bei Krankheiten vor, die mit einem geringen Körpergewicht einhergehen, etwa bei Magersucht. Aber es ist ein großer Unterschied, zu wissen, wie etwas funktioniert, und daraus ein wirksames

Präparat zu entwickeln. Man könnte zum Beispiel Übergewichtigen PYY verabreichen, damit sie ständig das Gefühl hätten, sie seien zu satt, um viel zu essen. Allerdings ist PYY ein Peptid, das heißt, es wird von den Verdauungssäften zerstört, wenn es oral eingenommen wird. Also müsste man es spritzen, damit es wirkt – und zwar täglich. Aber eine tägliche Spritze ist einfach keine praktische Anwendungsform für die breite Masse.

Endokrinologisch gesehen erweist sich Ghrelin als der große Aufsteiger und Hoffnungsträger. Man hat entdeckt, dass es die Sekretion des Wachstumshormons beeinflusst. Ghrelinrezeptoren sind nicht nur im Magen und im Gehirn aktiv, sondern finden sich auch im Herz, der Bauchspeicheldrüse, den Hoden und der Plazenta. Was um alles in der Welt macht es denn dort?

Eine der besten Möglichkeiten herauszufinden, welche Funktion etwas im Körper hat, besteht darin, Mäuse zu züchten, die *nicht* das Gen haben, das eben das bewirkt, für das man sich interessiert. Man spricht dann von so genannten »Knockout-Mäusen«. Nach all dem, was man weiß, würde man annehmen, die Mäuse ohne Ghrelin seien winzig und furchtbar dünn. Aber das sind sie gar nicht, sie sind normal groß und ihr Gewicht ist auch normal, interessanterweise leiden sie jedoch im Alter unter Herz-Kreislaufproblemen. Das deutet darauf hin, dass Ghrelin eine Rolle bei der Erhaltung des Stoffwechsels im Alter spielt. Ghrelin hat offenbar auch etwas mit dem Schlaf und der Regulierung von Angst zu tun. Um die Wahrheit zu sagen, liegen beim Ghrelin noch Jahrzehnte der Forschung vor uns. Wenn ich ein Hormon in diesem Buch nennen müsste, das man im Auge behalten sollte, dann wäre das Ghrelin. Ich vermute, dass wir noch die erste Anwendung von Ghrelin erleben werden, aber nicht als Diätmittel, sondern bei Krebspatienten, die zu viel Gewicht verloren haben.

Das Hormon des Energiegleichgewichts: Adiponectin

Die Entdeckung des Leptins, eines Hormons, das im Fettgewebe produziert wird, von dem man am allerwenigsten erwartet hätte, dass es ein endokrines Organ ist, veranlasste die Wissenschaftler, sich das Körperfett noch einmal genauer anzusehen. Prompt wurde 2001 die Entdeckung eines weiteren Hormons bekannt gegeben. *Adiponectin* ist an der Regulierung des Energiehaushaltes beteiligt und beschleunigt offenbar den Stoffwechsel. Die Bildung des Hormons ist nicht gleichmäßig auf unser Fett verteilt, sondern konzentriert sich auf unsere Hüftringe und andere unerfreuliche Polster, die wir um die Leibesmitte herum ansetzen. Anders als beim Leptin, wo eine hohe Konzentration mit Übergewicht einhergeht, besteht zwischen Adiponectin und Körperfülle eine negative Verbindung. Ein niedriger Adiponectingehalt im Blut ist ein Hinweis auf ein erhöhtes Risiko, an Typ-2-Diabetes zu erkranken. Je niedriger der Adiponectingehalt, desto schlechter die Blutfettwerte. Damit steigt auch das Risiko für Herzerkrankungen und Diabetes.

Nun laufen die Fäden der Geschichte zusammen. Zu Beginn sprachen wir über Insulin, das Hormon, das den Blutzucker kontrolliert, indem es Zellen im ganzen Körper, in der Leber und in den Muskeln signalisiert, Glukose aus dem Blut aufzunehmen. Wenn man an Diabetes vom Typ 2 erkrankt, werden zuerst Muskeln und Leber insulinresistent, nicht aber das Fett. Das bedeutet, dass zwar immer größere Mengen Insulin ausgeschüttet werden, die Zellen in Leber und Muskeln aber nicht auf die Mahnung reagieren, Glukose aufzunehmen. Zu viel Fett kann, wie wir wissen, Typ-2-Diabetes verursachen – seltsamerweise kann aber auch zu wenig Fett genau die gleiche die Krankheit auslösen.

Bei der Lipodystrophie wird an bestimmten Stellen des Körpers Fett abgebaut, an anderen aber angesammelt. Man kann von Geburt an darunter leiden, die Lipodystrophie kann aber auch als Begleiterscheinung einer anderen Krankheit, etwa von Aids, auftreten. Lipodystrophie klingt gar nicht so schlimm, ist aber sehr entstellend, weil man ständig krank und ausgemergelt wie ein Skelett aussieht. Der Körper kann kein Fett speichern, deswegen versucht der Körper, es im Muskelgewebe oder der Leber anzulagern. Bei stark Übergewichtigen gibt es auch keine Möglichkeit, Fett zu speichern, in ihrem Fall liegt das aber daran, dass die Fettdepots bereits voll bis unter die Decke sind. Wie bei jemandem ohne Fett versucht der Körper dann, es in den Muskeln und der Leber anzusammeln. Bei Dick und Dünn hat das zur Folge, dass die Fettsäuren vor allem aus den Muskeln in die Zellen gelangen und dort die normale Reaktion auf Insulin verändern. Möglicherweise ist Adiponectin das fehlende Glied zwischen Insulinresistenz und Fettleibigkeit. Wenn das so ist, dann ist Diabetes nicht das Blutzuckerproblem, für das wir es 85 Jahre lang gehalten haben, sondern ein Fettproblem. Noch ist Adiponectin nicht als Medikament für Menschen verfügbar. Wenn es in ausreichender Menge und der richtigen Darreichungsform hergestellt werden kann, entdecken wir vielleicht, dass man damit sowohl Übergewicht als auch Diabetes behandeln kann. Doch bis jetzt ist das nur eine Vermutung.

Wenn ich anderen vom Fettthermostat und davon erzähle, dass Hormone dick machen können, gibt es zwei Reaktionen. Die einen glauben mir, die anderen sind misstrauisch und wenden normalerweise ein: »Aber es geht immer noch darum, dass zu viel gegessen und nicht genug verbraucht wird.« Für die große Mehrheit stimmt das auch. Jahrelang ging es bei der Kontrolle des Übergewichts um die Kontrolle des Verhaltens. Ich hoffe, ich konnte Sie mit diesem Kapitel davon überzeugen, dass Verhalten nur ein Teil des Problems ist. Den anderen Teil machen die Hormone aus. Und das ist die Wahrheit.

Kapitel 8

Hormone als Uhr

Obwohl wir manchmal jegliches Zeitgefühl verlieren und überrascht feststellen, wie spät es schon ist, erinnert uns unser Körper normalerweise daran, dass es längst Zeit zum Schlafengehen ist oder dass wir vor einer Stunde hätten Mittag essen sollen. Unser Körper ist ein sehr guter Zeitmesser und kann nicht nur in Minuten oder Monaten rechnen, sondern auch in Jahren. Die biologische Uhr hilft unserem Körper, im Zeitplan zu bleiben, denn wir sind komplizierte Maschinen und funktionieren nur reibungslos, wenn nicht alles wild durcheinanderwirbelt, sondern nach einem sorgsam abgestimmten Zeitplan läuft. Hormone zum Beispiel werden nicht irgendwie und unabhängig vom Alter freigesetzt, sondern ganz kontrolliert. Das Wachstumshormon wird nachts, Testosteron frühmorgens und das Gonadotropin freisetzende Hormon alle 90 Minuten ausgeschüttet.

Wir denken vielleicht, wir hätten einen freien Willen, doch ein Großteil dessen, was wir tun und vor allem wann wir es tun, wird von unserer inneren Uhr diktiert. Und unsere Hormone sind wieder einmal mit von der Partie. Nicht nur der Botendienst der inneren Uhr ist ein Hormon (das Melatonin), auch viele andere Hormone haben einen zeitverzerrenden Effekt und erwecken den Eindruck, als ob die Zeit schneller oder langsamer vergehen würde. In diesem Kapitel dreht sich alles um Hormone und Zeit.

Hormone und Stoppuhren

Wenn etwas interessant ist – zum Beispiel die Lektüre dieses Kapitels –, vergeht die Zeit wie im Flug. Aber wenn Sie sich schon nach diesem Absatz langweilen (was hoffentlich nicht der Fall ist!), scheint sich die Zeit dahinzuschleppen. Dieser Effekt wird uns nicht nur von unserem Verstand vorgegaukelt, sondern ist auch ein Hinweis auf unsere »Stoppuhr« im Gehirn, dem so genannten Intervall-Zeitmesser, der Zeitspannen von bis zu zwei Stunden misst. Der Beginn eines Ereignisses von bekannter Dauer (zum Beispiel eine Ampel, die am Ende der Straße auf Rot schaltet) aktiviert den Startknopf des Intervall-Zeitmessers, der im Gehirn sitzt. Beim »Start« wird eine bestimmte Teilmenge von Nervenendungen, die normalerweise beliebig reagieren, dazu gebracht, quasi vom gleichen Notenblatt zu singen und koordiniert zu reagieren. In der Zwischenzeit wird ein Schwall des Botenstoffs Dopamin freigesetzt. Gemeinsam wecken diese Vorgänge eine bestimmte Art von Gehirnzellen, die dieses ungewöhnliche Phänomen beobachten, bis die Nerven zu ihrem früheren willkürlichen Reaktionsmuster zurückkehren.

Während Sie also die rote Ampel im Auge haben, wird ein einzigartiges Muster in Gang gesetzt. Wenn Sie noch einmal vor dieser Ampel stehen und das Muster erneut abläuft, wird es vom Monitor im Gehirn (Basalganglien im Corpus Striatum, wenn Sie es genau wissen wollen) erkannt und verfolgt. Wenn der Monitor (aufgrund der früheren Erfahrung) feststellt, dass jetzt die Ampel von Rot auf Gelb schalten sollte, schickt er ein »Zeit ist um«-Signal an die Teile des Gehirns, die Entscheidungen fällen. Bei Menschen mit Krankheiten, die sich auf die Dopamin-Ausschüttung auswirken (etwa Parkinson) läuft die innere Uhr langsamer, sie unterschätzen ständig die Länge von

Zeitspannen und sind überrascht, wie schnell die Zeit vergeht. Marihuana hat die gleiche Wirkung. Stimulierende Substanzen wie Kokain und Amphetamine dagegen erhöhen die Verfügbarkeit von Dopamin und beschleunigen die innere Uhr, sodass sich die wahrgenommene Zeit in die Länge zieht. Stresshormone wie Cortisol oder Adrenalin verlangsamen ebenfalls die wahrgenommene Zeitdauer, weil auch sie die Dopaminausschüttung erhöhen. Deswegen dehnt sich bei schlimmen, stressigen Erlebnissen jede Sekunde zur Stunde. Auch die Rotphase der Ampel erscheint endlos, wenn man ohnehin schon spät dran ist, der Verkehr nervt und das Kind immer noch vor der Schule darauf wartet, dass man es abholt. Das sind die Hormone, die mit ihrem inneren Intervall-Zeitmesser herumspielen.

Hormone und Erinnerungen

Gestatten Sie mir einen kleinen Ausflug in die Welt der Erinnerungen. Viele Menschen können sich genau erinnern, wo sie bei einem bestimmten Ereignis waren oder was sie gerade machten – etwa, als sie die Nachricht von Präsident Kennedys Tod hörten oder von den Anschlägen am 11. September. Offenbar helfen Emotionen bei einem Ereignis, das unserer Meinung nach großen Einfluss auf unser Leben hat, unserem Gedächtnis auf die Sprünge. Stresshormone wirken sich auf die Gedächtnisbildung aus, die Erinnerungen an ein traumatisches oder sehr emotionales Erlebnis brennen sich in unser Gedächtnis förmlich ein und stehen uns auch noch nach Jahrzehnten lebhaft vor Augen. Diesen Erinnerungen haftet ein merkwürdiger Blitzlichteffekt an, da sich uns manche Aspekte (und nicht immer die wichtigsten) detailgenau einprägen, andere dagegen nur ganz verschwommen sind. So erinnert sich jemand bei einem Unfall vielleicht genau an die Brosche am Kleid einer Frau oder ihre Einkaufstasche oder ein ganz anderes Detail – an das Geräusch des Regens oder einen bestimmten Geruch –, aber nicht, wer damals neben ihm stand.

Einer der schlimmsten Tage meines Lebens war ein ruhiger sonniger Tag im September 1997. Fünfzehn Jahre lang leitete ich eine Stiftung zur Forschung an Mutter und Kind und hatte zwölf Jahre davon eng mit Prinzessin Diana zusammengearbeitet, die Schirmherrin der Organisation war. Ich schätzte sie sehr, außerdem war sie ein sehr wichtiger Teil meines Arbeitslebens. Während ich bei der Gedenkfeier in der Westminster Abbey stand und auf den Sarg wartete, bewahrte ich nur mühsam die Fassung und hatte damit zu kämpfen, nicht die Beherrschung zu verlieren. Dann erklang in der unerträglichen Stille ein knarrendes Geräusch. Es waren die Stiefel der Sargträger. Ich erinnere mich an jede Minute der nächsten Stunde und daran, wie sich der überwältigende Verlust tief aus meinem Inneren mit einem geräuschlosen Schluchzen seinen Weg nach oben bahnte. Aber bis heute habe ich keine Ahnung, wer neben mir saß oder wie ich nach Hause kam. Etwa zwei Monate später moderierte ich eine Sendung über Hypnose für die BBC. Ich hielt mich eigentlich nicht für leicht beeinflussbar, doch der Hypnotiseur Paul McKenna schaffte es trotzdem, mich zu hypnotisieren. Die Produzenten erzählten mir, ich hätte 25 Minuten lang dagesessen und die Tränen seien mir über die Wangen gelaufen. Als Paul mich fragte, an was ich gedacht hätte, purzelten mir die Worte einfach so aus dem Mund. Die knarzenden Stiefel der Sargträger. So groß ist die Macht der Erinnerungen, die uns die Hormone ins Gedächtnis brennen.

Der Hippocampus, der bei Gedächtnisleistungen und räumlichem Denken eine wichtige Rolle spielt, ist der Bereich im Gehirn, der besonders dicht mit Rezeptoren für Stresshormone ausgestattet ist. Ein plötzlicher rapider Anstieg des Stresshormons Cortisol fördert die Gedächtnisbildung, ein chronischer langanhaltender Höchststand kann dagegen schwarze Löcher im Gedächtnis verursachen. Depressive, bei denen der Cortisolspiegel erhöht ist, haben häufig Probleme mit dem Gedächtnis.

Warum wird die Gedächtnisbildung in bestimmten Situationen gefördert? Bei traumatischen Erlebnissen ist das überlebenswichtig. Die Flut von Stresshormonen, die ausgeschüttet werden, wenn man knapp dem Tod entgeht, und die anschließende Festlegung der Erinnerungen sorgen dafür, dass man aus der Situation lernt und denselben Fehler nicht noch einmal macht. Bei Menschen mit posttraumatischen Stressstörungen ist diese Überlebenstechnik so stark ausgeprägt, dass sie ihr gesamtes Leben beeinträchtigt und die Betroffenen ständig von lebhaften Erinnerungen heimgesucht werden.

Das Hormon von Schlaf und Zeit: Melatonin

Der Tagesrhythmus oder die circadiane Uhr (von *circa* für »ungefähr« und *dies* für »Tag«) richtet unseren Körper auf die durch die Erddrehung bedingten Tageszeiten, auf Helligkeit und Dunkelheit aus. Die Uhr stimmt unsere Tätigkeiten so ab, dass wir am aktivsten sind, wenn Nahrung, Sonne und Beute reichlich vorhanden sind (oder in der heutigen Zeit: wenn der Supermarkt geöffnet ist). Außerdem ordnet sie Verhaltensformen bestimmten Jahreszeiten zu (Nestbau im Frühling, Winterschlaf gegen Ende des Herbstes) und sorgt so dafür, dass die Jungen dann zur Welt kommen, wenn das größte Angebot an Nahrung besteht.

Die innere Uhr kontrolliert nicht nur den Rhythmus von Schlaf und Wachsein, sondern unterwirft unseren Körper einem rigorosen Zeitplan. Unter ihrem Einfluss richtet sich die Aktivität fast jedes Systems in unserem Körper nach einem 24-Stunden-Rhythmus. Zum Beispiel ist unsere Körpertemperatur in den frühen Abendstunden am höchsten (wie jede Mutter von quengeligen Kindern mit häufigen Fieberattacken nur zu gut weiß) und erreicht gegen 4.30 Uhr morgens ebenso wie die Konzentrationsfähigkeit und sämtliche Denkprozesse ihren Tiefstand. Die Urinansammlung wird nachts unterdrückt, und auch die Darmtätigkeit ist ab etwa 22.30 Uhr eingeschränkt. Die wahrscheinlichste Zeit, dass Ihr Darm die Überreste des gestrigen Mittagessens und Abendessens entsorgt, ist gegen 8.30 Uhr. Der Blutdruck steigt um 6.45 Uhr massiv an und erreicht gegen 18.30 Uhr seinen Höhepunkt. Um 10 Uhr ist man besonders munter und aufmerksam, die beste Koordination erreicht man dagegen um 14.30 Uhr. Sportliche Höchstleistungen vollbringt man am besten am frühen Abend (dann werden auch die meisten Weltrekorde gebrochen), was nicht weiter überrascht, wenn man weiß, dass um diese Zeit die Herztätigkeit, Muskelstärke und -flexibilität ihren täglichen Höhepunkt erreichen.

Auch die Hormone fallen in den Zuständigkeitsbereich der inneren Uhr. So wird etwa morgens (zwischen 4 und 8 Uhr) die 20-fache Menge Cortisol produziert, eine Stunde nach dem Einschlafen wird die größte Menge an Wachstumshormonen und dem Milchbildungshormon Prolaktin ausgeschüttet, und Testosteron erreicht bekanntermaßen in den frühen Morgenstunden seinen Höchststand. Doch die innere Uhr steuert nicht nur den täglichen Rhythmus der Hormonbildung. Hormone verändern sich zumindest bei Tieren im Lauf der Jahreszeiten und auch mit den Lebensphasen. In der Pubertät werden die Hormone, die in den Hoden und Eierstöcken für Aktivität sorgen, vor allem nachts in großen Mengen ausgeschüttet, während sie im erwachsenen Körper in einem 24 Stunden-Zeitraum in Intervallen freigesetzt werden.

Der circadiane Rhythmus richtet sich nach dem Licht, und ohne Licht mangelt es der inneren Uhr an Präzision, die wir von einer guten Uhr erwarten. Tief in einer dunklen Höhle vergraben, kommt unser wahrer Rhythmus zutage. Er liegt zwar dicht bei 24 Stunden, aber auch richtig daneben – ein 24,2-Stunden-Tag, um genau zu sein, bei Blinden sind es auch einmal 25 Stunden. »Was spielen zusätzliche 12 Minuten schon für eine Rolle?«, werden Sie jetzt vielleicht fragen. Sie machen einen gewaltigen Unterschied. Nach einer gewissen Zeit würden wir uns nicht mehr im Einklang mit der Sonne und den Tageszeiten befinden und uns unangebracht verhalten, würden etwa zur falschen Zeit die Nase aus unseren Löchern herausstrecken (wenn wir Mäuse wären) oder (als Menschen) das Sonntagsessen verschlafen oder um 3 Uhr nachts einkaufen. Jeden Tag wird die innere Uhr nach dem Licht, dem wir ausgesetzt sind, neu gestellt. Dabei bevorzugt sie natürliches Licht. Vor allem im tiefen Winter denken wir, es sei drinnen heller als draußen. Aber das täuscht: Schon bald nach der Dämmerung ist natürliches Licht 50-mal heller als eine normale Bürobeleuchtung. Um die Mittagszeit ist das natürliche Licht bis zu 1000-mal heller. Selbst im Winter. Selbst in Großbritannien.

Wo befindet sich nun diese innere Uhr und wie funktioniert sie? Ist vielleicht ein Hormon miteingebaut? Darauf können Sie wetten!

Vor zehn Jahren wusste man noch wenig über biologische Uhren. Heute sind innere Uhren und Zeitgefühl ein wichtiges Thema in der Biologie, und überall werden »biologische« Uhren gefunden, selbst in den einfachsten

Organismen wie der Blaualge. Auch sämtliche unserer Gewebe haben offenbar eine eigene kleine Uhr, sie tickt im Takt mit der Meisteruhr, die bei Säugetieren im Suprachiasmatischen Nucleus (SCN) sitzt. Das Gehirn bemerkt Lichtveränderungen mit Hilfe der Netzhautzellen im Augenhintergrund. Ein Pigment in den Zellen nimmt Licht wahr und sendet die Informationen über seine Helligkeit und Dauer an den SCN, der wiederum Informationen an alle Gehirnbereiche schickt, die den Tagesrhythmus kontrollieren, einschließlich, über eine Relaisstation, der Epiphyse, die das Hormon Melatonin abgibt.

Zunächst einmal möchte ich Ihnen die Epiphyse oder Zirbeldrüse richtig vorstellen, die unseren Vorfahren auch als das Dritte Auge bekannt war. Wir sprechen hier von einem kleinen Zapfen aus Drüsengewebe hinter den Augen, der aus dem Zwischenhirn ragt. Ursprünglich war die Zirbeldrüse oder Epiphyse als Photorezeptor bei Fröschen und Salamandern bekannt. Wenn Sie sich jetzt fragen, wie die Drüse Licht im Inneren des Schädels wahrnehmen kann, sollten Sie daran zurückdenken, wie Sie als Kind unter der Bettdecke im Schein der Taschenlampe gelesen haben. Wenn man eine Hand über die Taschenlampe legt, dringt immer noch Licht durch. So ist das auch bei den Schädeln von Amphibien und Reptilien, allerdings nicht bei Menschen.

Die winzige Drüse gab schon immer Anlass zu hitzigen Debatten, nicht zuletzt unter Physiologen. Einige waren überzeugt, dass die Epiphyse eine wichtige Rolle bei Sex und Fortpflanzung spielt, andere Physiologen behaupteten, das sei nur eine Täuschung aufgrund der Form. 1954 ergab eine Untersuchung von Tumoren an der Zirbeldrüse, dass bei Patienten mit Tumoren, die die Drüse zerstört hatten, eine vorzeitige sexuelle Entwicklung eingesetzt hatte, bei Patienten, bei denen die Tumore in der Zirbeldrüse entstanden waren, hatte dagegen die sexuelle Entwicklung verspätet eingesetzt. 1958 wurde das Hormon der Zirbeldrüse isoliert. Man nannte es Melatonin, weil das Hormon bei Amphibien die Granulate, die Melanin enthalten (das Pigment von Leberflecken und Sommersprossen) zum Zellkern transportiert und dadurch die Haut heller wirken lässt. Die Bezeichnung verweist außerdem auf die Verwandtschaft zwischen Melatonin und Serotonin, dem Botenstoff im Gehirn. So kann aus Serotonin Melatonin synthetisiert werden. 1973 stellte man fest, dass der Melatoningehalt im Blut schwankt und er am Tag kaum nachzuweisen ist, in der Dunkelheit aber steil nach oben steigt. Heute wissen wir, dass Melatonin nicht nur das Hormon des Schlafes ist, sondern auch der Hormonsklave der inneren Uhr – und gnadenlos unsere Aktivitäten koordiniert, damit sie mit unserer Umwelt Schritt halten, Sommer wie Winter, Tag und Nacht, Frühling und Herbst.

Die Zirbeldrüse ist eine ungewöhnliche Drüse, denn sie ist quasi der mittlere Teil der Hypophyse, der Teil, der Adrenalin zum Kampf oder zur Flucht ausschüttet und sein Hormon nicht als Reaktion auf etwas produziert, das im Blut zirkuliert, sondern auf einen Nervenreiz hin. Der Suprachiasmatische Nucleus (SCN) erhält Informationen von Zellen im Augenhintergrund. Der SCN teilt der Zirbeldrüse mit, wann es Tag ist, aber nicht durch ein direktes Signal, sondern durch die Entsendung einer Botschaft in einen anderen Gehirnbereich, den Paraventrikulären Nucleus (PVN). Aufgrund der Botschaft des SCN wird der Zirbeldrüse nicht mehr weiter mitgeteilt, Melatonin freizusetzen. Nach Einbruch der Dunkelheit löst der SCN die Bremse und erlaubt dem PVN, die Botschaft »jetzt Melatonin ausschütten« zu übermitteln.

Wenn Säugetiere ihre Augen verlieren, sind sie visuell und circadianisch blind und können ihren 24-Stunden-

Rhythmus nicht mehr dem Tag-Nacht-Zyklus angleichen. Wenn Vögel, Reptilien oder Fische die Augen verlieren, sind sie zwar blind, behalten ihren Tag-Nacht-Rhythmus aber bei, weil sie an verschiedenen anderen Stellen im Körper lichtempfindliche Rezeptoren haben. Die Aufregung war daher groß, als die These aufgestellt wurde, der Mensch hätte ebenfalls noch weitere Lichtrezeptoren – und zwar in der Kniekehle.

1998 veröffentlichten Scott Campbell und Pat Murphy vom Cornell University Medical College in White Plains, New York, im Magazin *Science* ihre Forschungsarbeit, die zeigte, dass die innere Uhr eines Menschen umgestellt werden konnte, wenn man seine Kniekehlen starkem Licht aussetzte. Zu sagen, dass die Meldung wie eine Bombe einschlug, wäre noch untertrieben. Plötzlich eröffnete sich eine völlig neue Perspektive; Schichtarbeiter, Menschen mit Winterdepressionen und Jetlag-Geplagte konnten einfach mit Lichtstrahlen in den Kniekehlen behandelt werden. Die Aufregung verwandelte sich in Bestürzung, als eine Gruppe von Wissenschaftlern nach der anderen das Experiment nicht wiederholen konnte. Schließlich wurde die These 2002 nach einer Überprüfung in Harvard ein für alle Mal verworfen. Nur Licht, das die Augen erreicht, kann die innere Uhr beeinflussen. Eine Taschenlampe in der Kniekehle wärmt höchstens die Haut.

Aber es gibt noch eine weitere Eigentümlichkeit. Man nahm an, dass Stäbchen und Zapfen, die Sinneszellen im Augenhintergrund, für die innere Uhr von entscheidender Bedeutung seien. Doch Mäuse, denen Stäbchen und Zapfen fehlen, haben trotzdem noch einen synchronisierten Tag-Nacht-Rhythmus. Auch blinde Menschen, die ihr Sehvermögen verloren haben, verfügen noch über einen Tag-Nacht-Rhythmus, Blinde, die dagegen keine Augen haben, haben auch keinen Rhythmus, was der Wissenschaft schon immer Rätsel aufgab. Anscheinend gibt es im Augenhintergrund einen Nervenstrang, den man sich ein bisschen so wie den Kabelstrang auf der Rückseite des Fernsehers vorstellen kann, und dort befinden sich Photorezeptoren, die das Pigment Melanopsin enthalten, das auf Licht im blauen Lichtspektrum reagiert. Beim Menschen wirkt Licht im Blaulichtspektrum biologisch doppelt so stark auf die innere Uhr wie anderes Licht.

Die starke Wirkung des Lichts auf unsere biologische Uhr stellt Nachtarbeiter vor viele Probleme. Selbst nach 20 Jahren Nachtschicht haben Betroffene ihren Schlaf-Wach-Rhythmus immer noch nicht auf die Anforderungen der Nachtarbeit umgestellt. Das ist ein großes Problem, weil Nachtarbeiter oft wichtige Aufgaben haben, bei denen Sicherheit eine große Rolle spielt – von Taxifahrern über Ärzte bis zu den Mitarbeitern in Kraftwerken. Alle erleben das gleiche Absinken der Konzentrationsfähigkeit und der Körpertemperatur, das wir selbst zwischen 4 und 5 Uhr morgens feststellen. Wenn man das Verkehrsaufkommen auf den Straßen berücksichtigt, ist das Risiko eines Autounfalls um 6 Uhr morgens 20-mal höher als um 10 Uhr. Es ist kein Zufall, dass um diese Zeit viele Nachtarbeiter nach Hause fahren. Auffallend ist auch, dass viele schwere Störfälle in Kernkraftwerken oder Fabriken nachts auftraten: Three Mile Island um 4 Uhr morgens, Union Carbide Plant in Bhopal um 0.15 Uhr und Tschernobyl um 1.23 Uhr.

Nachtarbeit wirkt sich auch auf die Gesundheit aus. Im Vergleich zur normalen Bevölkerung sterben Schichtarbeiter häufiger an Herz-Kreislauf-Erkrankungen, konsumieren mehr Drogen, leiden unter Schlafstörungen, neigen verstärkt zu Depressionen, und sind häufiger unfruchtbar, vor allem Frauen. Das kommt nicht von ungefähr. Die Fortpflanzung bei Tieren ist genau auf die Umwelt abgestimmt, sonst würden die Jungen zum falschen Zeitpunkt zur Welt kommen. Störungen der Zirbeldrüse oder der Gene der inneren Uhr verursachen bei Mäusen Störungen der Fortpflanzungszyklen und Fehlgeburten. Tumore der Zirbeldrüse führen beim Menschen zu einem vorzeitigen oder verspäteten Einsetzen der Pubertät und zu Problemen mit der Fruchtbarkeit. Uns gefällt vielleicht die Vorstellung, dass wir anders als die Tierwelt unabhängig von den Jahreszeiten sind, tatsächlich ist die Zahl der Geburten aber im Frühjahr am höchsten, was darauf hindeutet, dass ein Gespür für die Jahreszeiten nicht völlig aus unserem System verschwunden ist. In skandinavischen Ländern tritt dieser Effekt sogar noch deutlicher zutage. Trotz saisonaler Schwankungen bei der sexuellen Aktivität (der Sommerurlaub, der für ein Ansteigen der Geburtenrate im Frühling sorgt) lässt sich eine direkte Auswirkung der Jahreszeiten auf die Fruchtbarkeit mit der Tatsache belegen, dass auch bei künstlicher Befruchtung die Befruchtungsrate der Frauen und die Gesundheit der Embryos saisonal schwankt.

Es gibt interessante Untersuchungen bei Stewardessen, die auf eine erhöhte Brustkrebsrate hinweisen. Die Krebsrate ist höher, auch wenn man die Strahlung berücksichtigt, der Flugpersonal ausgesetzt ist. Man erklärt das mit der Störung des Schlaf-Wach-Rhythmus'. Wir werden noch näher auf Behandlungsmethoden mit Hilfe des Tag-Nacht-Rhythmus eingehen.

Warum aber passen sich Nachtarbeiter nicht ähnlich wie wir dem veränderten Rhythmus an, wenn wir in andere Zeitzonen reisen? Das Problem ist, dass sie nach Hause gehen. Und dabei kommen sie unweigerlich mit natürlichem Licht in Kontakt, das wie bereits erwähnt selbst kurz nach der Dämmerung schon sehr hell ist. Dadurch wird die innere Uhr neu gestellt und es kommt zu einer anomalen Synchronisierung des Melatonin-Rhythmus'. Der Melatoninspiegel ist beim Aufwachen (wenn die Schichtarbeiter eigentlich schlafen sollten) hoch, und niedrig, wenn sie versuchen, sich auszuruhen.

Beim Jetlag ist Lichttherapie eine naheliegende Behandlungsmethode, die aber viele praktische Probleme in der Durchführung birgt, daher entscheiden sich viele für Melatoningaben. In den USA ist Melatonin in jeder Drogerie rezeptfrei erhältlich, denn dort wird es seltsamerweise als Nahrungsergänzungsmittel betrachtet.

Heute leben wir in einer 24-Stunden-Gesellschaft. Der Supermarkt in meiner Nachbarschaft hat rund um die Uhr geöffnet, und wenn ich wollte, könnte ich die ganze Nacht im Internet surfen oder bis in die frühen Morgenstunden in Clubs tanzen. Unseren Eltern war das alles nicht möglich, weil die Läden um 18 Uhr schlossen oder sogar noch früher, wenn man nicht in London lebte. Potenziell können wir also ein Leben führen, in dem wir ständiger Helligkeit ausgesetzt sind, obwohl es der Theorie nach dunkel sein sollte. Unser Körper ist durch diese Lichtverschmutzung ziemlich verwirrt; es gibt sogar die Theorie, dass die unerwünschten Lichtsignale unser Schlafmuster beeinflussen.

Alle Tiere schlafen. »Birds do it, Bees do it, even educated fleas do it«, wie es in dem Song von Cole Porter so schön heißt (auch wenn er eigentlich etwas anderes meinte ...). Die Fruchtfliege Drosophila, die wir alle aus dem Biologieunterricht kennen, schläft auf jeden Fall. Fische schlafen. Delphine dösen so, dass die eine Hälfte ihres Gehirns wach ist und die andere schläft. Wir alle brauchen Schlaf, denn ohne Schlaf werden wir krank und sterben bemerkenswert schnell. Sogar fast so schnell wie bei Flüssigkeitsentzug. Der Schlaf ist eines der größten Rätsel für die Wissenschaft. Natürlich ist die körperliche Erholung ein ganz wichtiger Aspekt für Körper und Geist, aber das ist noch längst nicht alles. Es gibt vier Schlafstadien, bei denen der Körper zwischen zwei völlig verschiedenen Schlafphasen wechselt: dem REM-Schlaf (Rapid Eye Movement – rasche Augenbewegungen) und der Tiefschlafphase, in der wir blind und gelähmt sind. Jede Phase hat eine andere Funktion, aber welche? Es gibt sehr viele Theorien: etwa, dass das Gedächtnis gefestigt wird oder dass das Gehirn zu Wartungsarbeiten »offline« geht. Es könnten auch mehrere verschiedene Theorien zutreffen – oder womöglich gar keine.

Im Verlauf einer 24-Stunden-Periode werden wir von zwei gegensätzlichen Kräften gezogen und geschoben. Der Schlaf-Wach-Rhythmus drängt uns dazu, tagsüber wach zu sein. Es gibt aber auch ein starkes Schlafbedürfnis, das zunimmt, je länger man wach ist. Um 22 Uhr sind wir immer noch überraschend munter, obwohl wir seit vielen Stunden nicht geschlafen haben. Hier ist der Wach-Rhythmus am Werk. Wenn wir dann schlafen, haben wir unser Schlafbedürfnis gegen 4 Uhr morgens befriedigt, dennoch schlafen wir gerne noch ein paar Stündchen länger – dann ist der andere Teil des Mechanismus aktiv. Das wahre Ausmaß des Kampfes, der da in uns tobt, zeigt sich bei Menschen, denen man über mehrere Tage erlaubt, alle drei Stunden eine Stunde zu schlafen. Trotz akuten Schlafmangels können sie in der Hochphase des Wach-Zyklus nicht schlafen, also nachmittags und am frühen Abend. Ist der Schlaf-Wach-Rhythmus also Sieger nach Punkten über das eigentliche Schlafbedürfnis?

Die Schlafdauer wird genau geregelt. Mit zunehmendem Alter fällt das Aufwachen morgens immer leichter. Wir sind entweder Frühaufsteher oder Nachteulen, das ist erblich bedingt. Wenn Ihre Mutter Sie in den Wahnsinn treibt, weil sie jeden Morgen um 5 Uhr aufsteht, ist die

Wahrscheinlichkeit groß, dass Sie im Alter auch nicht anders sind.

»Early to bed and early to rise, makes a man healthy, wealthy and wise« (»Früh zu Bett und frühes Aufstehen machen einen Mann gesund, reich und klug«), haben uns unsere Eltern eingetrichtert. Der Satz stammt von Benjamin Franklin, und er hatte Unrecht. Eine Untersuchung der Universität Southampton aus dem Jahr 1998 konnte keinen Zusammenhang zwischen frühem Zubettgehen, frühem Aufstehen und gesundheitlichen, sozioökonomischen oder geistigen Vorteilen feststellen. Wenn überhaupt, dann waren die Nachteulen reicher als die Frühaufsteher.

Etwa 3 Prozent der Briten leiden unter saisonal abhängigen Depressionen (SAD), auch Winterdepression genannt. Sie werden, wie der Name schon andeutet, im Laufe des Winters deprimiert und antriebslos. Die Betroffenen gieren nach Kohlehydraten und nehmen oft stark zu. Erst im Frühling fühlen sie sich wieder besser und werden wieder aktiver. Da die Melatoninausschüttung durch Licht unterdrückt wird, transportiert das Blut aufgrund der kürzeren Tageslichtdauer mehr Melatonin als im Sommer, wenn die Tage lang sind. Es gibt die These, SAD sei ein Relikt unserer Vergangenheit, als die Steinzeitmenschen in den Wintermonaten quasi in eine Art Winterschlaf verfielen und ihre Aktivitäten stark einschränkten. Problematisch ist daran, dass Gesunde Lichtreize sowohl von künstlichem als auch natürlichem Licht empfangen können, die SAD-Betroffenen dagegen nur auf natürliches Licht reagieren. Die Behandlung mit sorgfältig dosiertem hellem Licht aus dem blauen Spektrum kann sehr erfolgreich sein.

Hier kommt ein weiterer Effekt des Melatonins zum Tragen: das Energiegleichgewicht. Melatonin spielt beim saisonalen Verhalten wie etwa dem Winterschlaf eine entscheidende Rolle. Bevor ein Tier sich zum Winterschlaf zurückzieht, legt es Fettreserven an. Während des Winterschlafs ist sein Stoffwechsel stark verlangsamt. Melatonin hat auch in diesem Zusammenhang Einfluss auf den Menschen. Jetzt haben Sie endlich eine Ausrede für die Fettpölsterchen nach Weihnachten: Mein Melatonin ist schuld.

Der Jetlag ist ein Phänomen unserer Zeit. Wenn die innere Uhr eine andere Zeit meldet als die Armbanduhr, befindet sich der Körper in einem Zustand großer Verwirrung. Es kann bis zu einer Woche dauern, bis er sich wieder erholt hat. Normalerweise fühlt man sich nicht direkt am Tag nach der Zeitumstellung schlecht, sondern einen Tag später. Das Denken fällt schwer, der Magen ist noch irgendwo in Kalifornien, und Sie wissen nicht, wie viel Uhr es ist. Der Jetlag macht sich deutlich stärker bemerkbar, wenn man von West nach Ost fliegt als umgekehrt, und zwar so sehr, dass sich dass sogar in den Spielergebnissen von Baseballteams der amerikanischen Westküste bemerkbar macht. Bei Auswärtsspielen an der Ostküste erzielt die Heimmannschaft kontinuierlich mehr Punkte, wenn die Gegner vor dem Spiel mehrere Zeitzonen überflogen haben. Warum ist das Reisen von West nach Ost schlimmer? Wenn man von Ost nach West reist, geschieht das im Einklang mit der inneren Uhr. Von Natur aus wünscht sie sich längere Tage. Die Reise in die andere Richtung bedeutet dagegen einen Übergang zu kürzeren Tagen.

Die Einnahme von Melatonin kann den Jetlag verhindern, allerdings wirkt es nicht bei jedem und muss nach der Uhrzeit des Zielorts genommen werden. Es lohnt sich nicht, wenn die Zeitdifferenz weniger als fünf Stunden beträgt. Bei der Reise nach Westen muss man den Schlaf hinauszögern, daher sollten Sie an vier Abenden eine Dosis

Melatonin (etwa 5 Milligramm) zur Schlafengehenszeit am Zielort (so gegen 23 Uhr) nehmen. Wenn Sie nach Osten reisen, müssen Sie das Einschlafen beschleunigen. Nehmen Sie während des Fluges eine Tablette, wenn es am Zielort Zeit ist, schlafen zu gehen. Nehmen Sie bei der Ankunft am Zielort vier Abende lang zur Schlafenszeit eine Dosis. Ohne Rezept ist Melatonin in Europa allerdings nicht zu bekommen.

Melatonin leistet außerdem gute Dienste bei der Behandlung von Schlafproblemen von Blinden: Fast 60 Prozent haben Probleme mit dem Einschlafen. Der Anteil nimmt zu, je weniger Licht die Betroffenen wahrnehmen können.

Der körperliche Rhythmus als Medizin

Den körpereigenen Rhythmus für eine medizinische Behandlung zu nutzen (die so genannte Chronotherapie) ist nicht sonderlich neu, muss aber noch ausgeweitet werden. So ist zum Beispiel bei Kindern mit akuter lymphoblastischer Leukämie das Risiko eines Rückfalls um das Zweieinhalbfache erhöht, wenn die Kinder die Chemotherapie am Morgen erhalten (im Vergleich zu Kindern, die abends behandelt werden). Das liegt daran, dass die Gene, die die Zellwucherung regulieren (also die, die bei Krebs besonders aktiv sind), der inneren Uhr unterworfen sind. Eine Störung der Uhrengene beschleunigt bei Ratten das Tumorwachstum. Vielleicht erklärt das auch die höheren Krebsraten bei Nachtarbeitern.

Melatonin, das Hormon der Dunkelheit und der Sklave der körpereigenen Uhr, koordiniert die Physiologie in einem größeren Rahmen, also nicht nur anhand von Tag und Nacht, sondern auch über die Jahreszeiten. Indem es sich auf die Ausschüttung anderer Hormone auswirkt, beeinflusst es auch Stimmung, Fortpflanzung und den Energiehaushalt. Es hat eine starke antioxidierende Wirkung, was vielleicht erklärt, warum man bei Krebs einen niedrigen Melatoninspiegel festgestellt hat. Da der Spiegel im Alter sinkt, haben Sie sicher schon erraten, dass Melatonin ein sehr beliebtes Verjüngungsmittel bei den Kurpfuschern unserer Zeit ist. Im nächsten Kapitel werde ich Ihnen zeigen, dass die Unsterblichkeit nur ein Hormon von uns entfernt ist.

Kapitel 9

Den Lauf der Zeit aufhalten

Im Jahr 2005 gibt es wie 1905, als der Begriff Hormon geprägt wurde, zwei Entwicklungslinien. Auf der einen Seite die wissenschaftlich fundierte Endokrinologie, auf der anderen die Quacksalberei, die, wenn man sie einmal genauer betrachtet, im Grunde die gleichen Behauptungen aufstellt wie vor 100 Jahren. Die Logik der heutigen Verjüngungskünstler unterscheidet sich nicht sonderlich von der des Hormonpioniers Brown-Séquard, der seine ansonsten seriöse Karriere mit dem Versuch beendete, die verlorenen Jahre zurückzugewinnen, und sich Sperma injizierte. Das Kernargument der Propheten der ewigen Jugend lautet: Da die Konzentration vieler Hormone im Alter sinkt, hält eine Wiederherstellung des Hormonspiegels den Lauf der Zeit auf. In Wirklichkeit ist das nicht ganz so simpel.

Die verlorene Jugend zurückzuerlangen ist ein jahrtausendealter Wunsch. Die Bibel berichtet ziemlich indiskret, dass König David im Alter nicht mehr »warm werden« konnte. Man fand eine Lösung in Gestalt von Abishag, einer Jungfrau vom Stamm der Sunem, »die ihn umsorge und in seinen Armen schlafe und unseren Herrn, den König, wärme«, wie seine Berater empfahlen. Wahrscheinlich hofften sie, dass die Idee Anklang finden würde und sie ebenfalls einen weiblichen Bettwärmer bekommen würden ... Dann gab es noch Ponce de León, einen Entdecker im 16. Jahrhundert, dessen ungewöhnliche Suche nach dem Jungbrunnen zur Entdeckung Floridas führte. Und natürlich gab es immer Menschen, die sich mit aphrodisierenden Tränken und Lotionen eine goldene Nase verdienten – sie werden für alles reich entlohnt, was (vor allem Männern) verspricht, die Freuden festen Fleisches länger zu genießen.

Mit dem wachsenden Wissen über Hormone hielt man die Hoden und ihr Hormon Testosteron für Erfolgsgaranten auf dem Weg zur ewigen Jugend. Eine Zeitlang, als Brown-Séquards *Liqide testiculaire* die Welt eroberte, dachte man vielleicht wirklich, man könne die Zeit anhalten. Natürlich gibt es aus der Zeit Anfang des 20. Jahrhunderts viele Vorher-Nachher-Bilder von gestandenen Bürgern mit Doppelkinn und Hängebacken, die sich vor unseren Augen in geschmeidige Jünglinge verwandeln – und das alles dank der Organotherapie. Wahrscheinlich steckten aber eher Autosuggestion und ein bisschen Vaseline auf der Linse dahinter.

In den zwanziger Jahren gab es einen regelrechten Verjüngungsboom, der im Grunde auf den bedeutenden Wiener Physiologen Eugen Steinach zurückgeht (1861–1944). Er begann mit einer Reihe von Experimenten zur Physiologie der Geschlechtsorgane. Steinach zeigte, dass das Sexualverhalten eines einzelnen Tieres vom Geschlecht der Fortpflanzungsorgane abhängt, die man ihm implantiert hat, und nicht von seinem ursprünglichen Geschlecht. Eierstöcke, die männlichen Ratten eingepflanzt wurden, rufen ein weibliches Verhalten hervor, obwohl die Ratten von Geburt an männlich waren. Die Experimente waren vom Entwurf und Konzept her einwandfrei, wurden aber von den Medien verzerrt und breitgetreten. Steinach entdeckte die Leydigzellen in den Hoden, die dort Testosteron bilden; die Hoden selbst bezeichnete er als »Pubertätsdrüsen«. Sein Experiment, alten Ratten Hoden jüngerer Tiere zu implantieren, hatte einen verjüngenden Effekt, bei dem die bis dahin trägen Rattenmännchen plötzlich wieder Interesse an weiblichen Ratten zeigten und sich ihre Lebensdauer um durchschnittlich 25 Prozent erhöhte. Die beeindruckenden Ergebnisse dieser Arbeit genügten, um die Welt davon zu überzeugen, dass Steinachs Verjüngungsmethoden wissenschaftlich seriös seien.

Darauf folgte eine bizarre Serie von Experimenten, bei der sich Männer bereit erklärten, sich Hodenteile anderer Männer einpflanzen zu lassen. Natürlich lockte sie die Aussicht, dadurch jünger zu werden oder zumindest wieder ihre frühere »Kraft« zurückzuerhalten. Schwieriger war es dagegen, Spender zu finden, denn die Zahl derer, die sich behandeln lassen wollten, war weit höher als die der Männer, die bereit waren, auf ihre besten Stücke zu verzichten. Die Implantate stammten schon bald aus dubiosen Quellen, in den USA etwa von Häftlingen, die auf dem elektrischen Stuhl getötet worden waren, oder von Unfallopfern. Die allgemeine Euphorie erhielt noch zusätzlichen Auftrieb durch Geschichten wie die von einem Fußballspieler, der nach einer Sportverletzung kastriert werden musste. Er erhielt ein Transplantat vom Organ eines Teenagers und brauchte danach angeblich einen Eisbeutel, um seine häufigen Erektionen unter Kontrolle zu bringen.

Dabei hat Testosteron wenig mit dem Vorgang der Penisversteifung zu tun – es ist das Hormon von Libido und Verlangen, nicht der Erektion, die größtenteils durch Veränderungen im Blutfluss und den *richtigen Moment* bestimmt wird.

Steinach erkannte, dass die Hodenverpflanzung nie so recht vorankommen würde, wenn sie auf menschliche Spender angewiesen war, und hatte eine Idee. Die beiden

Samenleiter *(Vas deferens)* befinden sich jeweils auf einer Seite des männlichen Körpers und sind enge Röhren, die dem Transport der Spermien beim Samenerguss dienen. Sie setzen an den Nebenhoden an, verlaufen weiter durch die Prostata, wo die Samenflüssigkeit hinzukommt, und münden schließlich in die Harnröhre. Bei einem Samenerguss wird die Samenflüssigkeit durch die Samenleiter in die Harnröhre geschleudert. Bei der Sterilisierung (der Vasektomie) werden die Samenleiter durchtrennt, bevor sie die Prostata erreichen, sodass der Mann zwar Samenflüssigkeit ejakuliert, diese aber keine Spermien enthält. Bei Steinachs Operation wurde ein Samenleiter abgebunden, man könnte das auch als Demivasektomie bezeichnen. Seiner Meinung nach wurde dadurch die Testosteronbildung in den Leydigzellen erhöht. Da die Spermien nicht mehr benötigt wurden, so die Begründung, würden die Sperma bildenden Zellen schrumpfen und so mehr Platz für die Testosteron bildenden Leydigzellen lassen. Das ist natürlich Unsinn, nach einer Vasektomie werden trotzdem weiter Spermien gebildet – sie werden nur nicht über den normalen Weg ausgeschieden und daher vom Körper wieder absorbiert. Die Steinach-Operation wurde immer nur an einem Samenleiter durchgeführt, womit die Möglichkeit für eine zweite Operation bestehen blieb (und eine weitere Honorarzahlung), wenn das Ergebnis den Patienten nicht zufrieden stellte. Die Operierten behaupteten, sie würden sich deutlich jünger fühlen – ein deutlicher Gegensatz zu den Gefühlen, die Männer heute mit einer Vasektomie verbinden. Das Letzte, was man heute von einem Mann hört, ist, dass die Vasektomie sein sexuelles Verlangen verstärkt habe. Ein bekannter Steinach-Anhänger war der Dichter W. B. Yeats. Er hatte nach dem Tod seiner Gefährtin und Mentorin Lady Gregory aufgehört, Gedichte zu schreiben. Einen

Ausweg aus der kreativen Blockade versprach er sich von einer größeren Potenz, daher entschied er sich zu einer Steinach-Operation, die im April 1934 in der Harley Street durchgeführt wurde, als Yeats 69 Jahre alt war. Als Chirurg fungierte der Sexualkundler Norman Haire. Wahrscheinlich ist es kein Zufall, dass Yeats im September des gleichen Jahres eine Beziehung mit der jungen Schauspielerin und Dichterin Margot Ruddock begann, die damals 27 war.

Mit den Referenzen von Yeats und Steinachs donnernden Worten »Ein Mann ist so alt wie seine endokrinen Drüsen« mag es vielleicht nicht überraschen, dass sich die Steinach-Operation großer Beliebtheit erfreute. Allerdings verjüngt eine Vasektomie einen Mann nicht, genauso wenig wie man unsichtbar wird, wenn man einen Hut trägt. Was Steinach und die anderen Propheten ewiger Jugend, die auf ihn folgten, verbindet, ist das Testosteron. Allerdings ist nur schwer zu verstehen, warum Testosteron und die Verhinderung des Alterns je miteinander verknüpft wurden.

Das Hormon des Alterns – Testosteron?

Den Beweis, dass Testosteron *nichts* mit Langlebigkeit zu tun hat, haben wir ständig vor unserer Nase. Frauen leben im Durchschnitt zehn Jahre länger als Männer. Die Sterblichkeit bei Männern ist in jedem Alter höher als bei Frauen. Zum Teil ist das kulturell bedingt – Männer rauchen zum Beispiel mehr als Frauen, und das oftmals tollkühne Treiben junger Männer sorgt für eine höhere Todesrate durch Unfälle. Doch darin spiegelt sich auch direkt die Wirkung des Testosterons auf das Herz-Kreislauf-System, das die Todesrate durch Herzinfarkt und

Schlaganfall bei Männern in die Höhe treibt. Und als weiteren Beleg haben wir noch die Eunuchen. Befreit von männlichen Hormonen leben sie fast so lange wie Frauen.

Kastraten waren Jungen mit einer außergewöhnlich schönen Stimme, die von ihren Familien zur Kastration angeboten wurden, um die Gesangsstimme zu erhalten. Viele stammten aus bettelarmen Familien. Die Kastration war zwar verboten, doch die Kinder hatten häufig mysteriöse Zusammenstöße mit wilden Tieren, nach denen die Hoden aufgrund der »Verletzungen« entfernt werden mussten. Sie übernahmen die weiblichen Rollen in Opern (weil es im 17. und 18. Jahrhundert als unschicklich galt, dass Frauen auf der Bühne standen), spielten aber auch Männerrollen, weil die besten Arien die höchste Stimme erforderten. Manche Kastraten wie etwa Farinelli wurden unglaublich berühmt. Der letzte Kastrat starb 1922.

Einige Anhaltspunkte stammen auch aus modernen Untersuchungen zur Kastration. Erschreckenderweise hielt man in einigen amerikanischen Bundesstaaten noch zu Beginn des 20. Jahrhunderts die Kastration für eine akzeptable Möglichkeit zur Behandlung von Männern, die angeblich für die Fortpflanzung nicht »geeignet« waren – überwiegend geistig Behinderte in Anstalten, die zwangssterilisiert wurden, um den amerikanischen Genpool zu »schützen«. 1969 verglich Dr. James Hamilton die Lebensdauer kastrierter Männer in Heimen in Kansas mit gleichaltrigen Heiminsassen in den gleichen Einrichtungen und ermittelte eine Differenz von 13,6 Jahren.

Auch aus der Tierwelt gibt es keine Hinweise auf Testosteron als Verjüngungselixier. Einige Tierarten haben sich für die Minimalversion als Fortpflanzungsstrategie entschieden. »Zum Sterben schön« ist dann ganz wörtlich zu nehmen. Der Fachbegriff dafür lautet »suizidale Reproduktion« – einen Vertreter dieser Strategie kennen Sie bereits, den Pazifischen Lachs. Der Lachs beginnt sein Leben an geschützten Stellen in einem Fluss, bevor er sich seinen Weg ins Meer sucht, wo er bis zu vier Jahre lang lebt. In einem beeindruckenden Beispiel für triebhafte Entschlossenheit kehrt er zu seinem Laichgrund zurück, kämpft sich dabei stromaufwärts, muss hungrigen Bären ausweichen und springt in unmögliche Höhen, um Wasserfälle zu überwinden. Die Weibchen legen Eier ab, die Männchen geben ihren Samen dazu, und das war's dann – sie sterben.

Es gibt nur ein Säugetier, das ebenfalls diese Fortpflanzungsstrategie verfolgt. Das ist die Breitfuß-Beutelmaus (Antechinus), ein kleiner und ziemlich unauffälliger Raubbeutler in Australien, der kräftig zubeißen kann. Das Tierchen ist eigentlich nicht sonderlich interessant – mit einer Ausnahme: es ist dafür berühmt, dass die Männchen durch zu viel Sex sterben. »Was für eine Art zu sterben«, hört man dazu oft bewundernd. Wenn Ende Juli die Paarungszeit beginnt, verfallen die Männchen in eine Art Paarungsmanie und sind für nichts anderes mehr zu gebrauchen. Mit Hilfe der kräftigen Zähne werden Rivalen weggebissen und die Weibchen gefügig gemacht. Oft verletzen sich die Männchen dabei erheblich – was sie gar nicht zu bemerken scheinen.

Hat ein männlicher Antechinus erst einmal die Gefährtin seiner Wahl erklommen, kann er bis zu zwölf Stunden lang durchhalten und lässt das Weibchen nur gehen, um auf ein anderes zu springen. Häufig wird ein Dutzend Weibchen hintereinander begattet, viele davon bis zu 24 Stunden lang. Dann stirbt das Männchen, viele noch mitten im Akt. Wirklich eine schöne Art zu sterben.

Bei der Beutelmaus wie beim Pazifischen Lachs kann eine Kastration vor der sexuellen Reife lebensverlängernd wirken. Ohne Geschlechtshormone und das Verlangen, alles zu bespringen, was sich bewegt, lebt das Antechinus-Männchen doppelt so lang – nämlich so lange wie die Weibchen. Es ist ein Mythos, dass die Beutelmäuseriche mehr Testosteron haben als männliche Erwachsene – der Testosterongehalt ist nicht höher als bei anderen Tieren ihrer Art. Der Unterschied besteht darin, dass der Antechinus keines der Proteine hat, die sich normalerweise um das Testosteron im Blut kümmern (Geschlechtshormon bindende Globuline), daher ist die Beutelmaus ständig der Höchstmenge an Testosteron ausgesetzt. Das ist kein schöner Anblick. Im Grunde sind die Beutelmäuse dazu verurteilt, durch ihre Geschlechtshormone zu sterben. Denn die ständige Hormonstimulation bedeutet auch, dass die Nebennieren voll eingespannt sind und unermüdlich Steroide herauspumpen. Normalerweise sorgt das Rückkopplungssystem dafür, dass die Produktion verlangsamt wird. Das System greift bei den Beutelmäusen anscheinend nicht. Aber es kommt noch schlimmer. Unter dem Einfluss der hohen Testosteronmengen ist auch die Menge an bindenden Globulinen reduziert, die sich normalerweise um das Cortison kümmern. Und Sie denken, das prämenstruelle Syndrom oder die pubertäre Hormonverwirrung seien schlimm. Die sind nichts im Vergleich dazu!

Der ständige Hormonansturm hat zur Folge, dass die Tiere körperlich regelrecht verfallen – die Knochen werden brüchig, sie haben Probleme mit dem Salzhaushalt und sind aufgedunsen, sie bekommen Diabetes, ihr Immunsystem bricht zusammen, die Haut wird dünner und ihnen fällt büschelweise das Fell aus. Beutelmäuse leben nicht lange genug, um Krebs zu bekommen, aber vieles deutet darauf hin, dass sie Krebs bekommen würden, wenn der Sex sie nicht vorher erledigen würde. Wenn Ihnen diese Krankheiten allzu bekannt vorkommen und ziemlich nach den Klagen Ihres Großvaters klingen, dann haben Sie Recht. Das ist die programmierte Alterung, gesteuert von den Hormonen.

Die Theorie vom Testosteronmangelzustand im Alter wird mittlerweile besser akzeptiert, obwohl es anders als bei der Menopause keine katastrophale »Andropause« gibt, bei der der Testosteronspiegel plötzlich rapide absinkt, denn er geht ganz allmählich zurück. Viele haben Zweifel am »Mangelzustand«, vor allem angesichts der Tatsache, dass die Grenze, ab der eine Behandlung empfohlen wird, immer weiter sinkt. Für sie ist der Mangel daher eine von der Pharmaindustrie geförderte Hysterie, bei der sich Internethändler, die reichen Ärzte in der Harley Street und die Männer selbst verschworen haben. Dem Versprechen einer verbesserten Libido und neu aufgeladener sexuellen Energie kann kaum ein Mann widerstehen, selbst wenn die Gefahren eindeutig bekannt sind. Testosteron hat etwas Gefährliches und Verruchtes an sich, das nur wenige andere Hormone vorweisen können.

Testosteron wirkt stark anabolisch (das heißt muskelaufbauend), vor allem, wenn es von Krafttraining begleitet wird. Selbst eine niedrige Dosis kann Athleten einen enormen Leistungsschub verpassen, und das in überraschend kurzer Zeit, da genügen schon drei Wochen. Der Einsatz von Testosteron (und anderen synthetischen anabolischen Steroiden) ist im Wettkampfsport verboten. Doch aus dem Doping hat sich ein anderer Sport entwickelt, dem der Wissenschaftler gegen Wissenschaftler, bei dem diejenigen, die Tests zum Aufspüren der neuesten anabolischen Steroide entwickeln, von den vielen anderen Wissenschaftlern ausgetrickst werden, die neue, nicht nachweisbare Moleküle austüfteln.

Auch Teenager greifen zu Anabolika, um ihrem Muskelwachstum auf die Sprünge zu helfen oder ihre sportlichen Leistungen zu steigern. Eine Umfrage unter den Schülern amerikanischer High Schools ergab, dass 3,5 Prozent der Jugendlichen Steroide wie Testosteron nehmen. Viele alarmierende Umfragen zeigen immer wieder, dass Sportler bereit wären, fünf Jahre ihres Lebens zu opfern oder sogar nach fünf Jahren zu sterben, wenn sie dafür eine Substanz bekommen würden, die ihnen den Gewinn einer Goldmedaille garantiert.

Es ist schwer, gegen den Missbrauch von Steroiden anzugehen, wenn es sich bei den Konsumenten um Teenager handelt, die sich selbst für unsterblich halten, oder um Sportler, die um jeden Preis siegen wollen. Kurzfristig betrachtet sind die medizinischen Risiken des Androgenmissbrauchs begrenzt. Natürlich machen sie unfruchtbar, lassen Brüste wachsen und die Hoden schrumpfen, solange sie eingenommen werden, aber all das lässt sich anscheinend wieder rückgängig machen. Androgene schwächen außerdem das Immunsystem in seinem Kampf gegen Krankheiten und senken die Zahl der weißer Blutkörperchen, die gegen Infektionen kämpfen, die natürlichen Killerzellen, um 20 Prozent. Die langfristigen Folgen des Missbrauchs sind beunruhigender. Ziemlich sicher droht bei der oralen Einnahme Leberkrebs, und auch Herz-Kreislauf-Erkrankungen und Nierenprobleme sind die Folgen. Man vermutet außerdem Darm- und Prostatakrebs. Obwohl mittlerweile fast vier Jahrzehnte des Steroidmissbrauchs ins Land gezogen sind und die langfristigen Folgen daher bekannt sein müssten, lassen sie sich nur schwer von den allgemeinen Alterserscheinungen unterscheiden. Zudem gibt man den Steroidmissbrauch nicht gern zu. Manche Leistungssportler wollen vielleicht auch gar nicht so genau wissen, was sich wirklich hinter den »Nahrungsergänzungsmitteln« verbirgt, die ihnen ihre Trainer und Berater verordnen.

Die Auswirkungen auf das Verhalten, die erhöhte Aggressivität und Gewaltbereitschaft (die so genannte »Roid Rage«), die bei den Konsumenten auftreten können, variieren in ihrer Stärke, manche Menschen sind mehr betroffen als andere. Sehr häufig tritt eine Verminderung der Empathiefähigkeit auf, oft wird auch von einem aggressiven, unkontrollierten Verhalten berichtet. Psychosen sind dagegen seltener. Suchtgefahr wird behauptet, allerdings ist schwer zu sagen, welche Droge (die Bewegung selbst oder die Steroide) schuld ist. Paradox ist an den Steroiden, dass sie sich während des Muskelaufbaus auch nachteilig auf die Leistung auswirken können – eine Wahrheit, die nicht gerne zugegeben wird. Sicher ist dagegen, dass der Steroidmissbrauch anhalten wird.

Heute Haare, morgen Vergangenheit

Nichts macht einen Mann älter als der Verlust seiner Haare. Graue Haare kann man färben, aber eine Glatze lässt sich nicht so leicht verstecken. Auch hier ist wieder einmal das Testosteron beteiligt. Besonders ärgerlich am Altern ist, dass das Haar zwar auf dem Kopf verschwindet, dafür aber an vielen anderen unerwünschten Stellen anfängt zu wachsen – zum Beispiel in den Ohren, Nasenlöchern und auf dem Rücken. Auch Frauen sind nicht gegen diesen Effekt gefeit, sie werden ebenfalls behaarter im Alter. Das Wachstum der Körperbehaarung beim Mann wird durch Testosteron eher gefördert als behindert. Das Kopfhaar ist dagegen eine andere Sache, vor allem auf dem Hinterkopf.

Die Glatzenbildung beim Mann (oder androgenetische Alopezie für diejenigen, die gern einen medizinischen Fachausdruck dafür haben wollen) wird von den männlichen Hormonen gesteuert, was widersprüchlich wirkt, wenn man bedenkt, dass Testosteron das Haarwachstum fördert. Männer, die ihre Haare auf die typische Art verlieren (zuerst die Geheimratsecken, dann die Platte auf dem Hinterkopf), haben ein Gen geerbt, das die Haarfollikel auf dem Kopf besonders empfänglich für Androgene macht, vor allem für Dihydrotestosteron (DHT), das Spaltprodukt von Testosteron. Dieses Gen ist dominant, das heißt, dass schon eine Kopie genügt, um Wirkung zu zeigen, wodurch es sehr wahrscheinlich ist, dass es in jeder Generation auftritt. Bei Familientreffen können Jugendliche kaum die Augen davor verschließen, was sie erwartet, wenn sie die kahl werdenden Köpfe ihrer Onkel und Cousins betrachten und die Glatzen ihres Vaters und Großvaters in ihrer vollen Pracht aufleuchten sehen. Für den Vater ist es nur ein schwacher Trost, dass sein Sohn der Nächste sein wird.

Die Haarbildung ähnelt der Eizellenproduktion bei der Frau, denn sämtliche Haarfollikel sind schon vor der Geburt vorhanden, und ihre Zahl ist begrenzt, normalerweise sind es um die 100 000. Follikel machen Phasen der Aktivität und Ruhe durch, bevor sie untätig werden. Das Haar fällt aus, bevor es wieder anfängt, von Neuem zu wachsen. Männliche Hormone werden in der Kopfhaut in großem Maßstab metabolisiert, und das Dihydrotestosteron interagiert mit genetisch empfindlichen Haarfollikeln auf dem Hinterkopf und an den Schläfen. Der Ansturm des DHT bewirkt, dass die Follikel auf dem Hinterkopf immer winziger werden. Das einzelne Haar, das ein derart miniaturisierter Follikel hervorbringt, ist so fein, dass man es kaum noch erkennen kann.

Glatzköpfige Männer haben keinen niedrigen Testosteronspiegel – sie haben sogar größere Mengen an DHT und Testosteron im Blut und in den anderen Haaren der Kopfhaut als Männer mit vollem Haar. Es steckt also ein

Körnchen Wahrheit in dem alten Ammenmärchen, dass Männer mit Glatze männlicher sind und wahrscheinlich auch eine haarigere Brust haben als Männer mit üppiger Haarpracht auf dem Kopf.

Der Schlüssel dazu ist das Enzym 5-Alpha-Reductase, das aus Testosteron DHT macht. Bei glatzköpfigen Männern ist viel mehr von diesem Enzym in der Kopfhaut aktiv. Finasterid ist ein Medikament, das eigentlich zur Behandlung von Prostatakrebs entwickelt wurde. Es blockiert das Enzym 5-Alpha-Reductase und reduziert so die Konzentration von DHT in der Kopfhaut. Eine willkommene Nebenwirkung ist die Förderung des Haarwachstums, deswegen wird es heute häufiger als Haarwuchsmittel denn als Prostatamittel verwendet.

Vor einiger Zeit machte man eine kuriose Entdeckung. Frauen mit erblich bedingtem Polyzystrischen Ovarialsyndrom (PCOS), bei dem die ovarialen Hormone Amok laufen und Übergewicht, starke Körperbehaarung und unregelmäßige heftige Monatsblutungen auslösen (was oft zu Unfruchtbarkeit führt), haben offenbar mehr glatzköpfige Männer in der Verwandtschaft als üblich. Es gibt die Theorie, dass das gleiche Gen je nach Geschlecht unterschiedliche Auswirkungen hat und bei Frauen zu PCOS führt, bei Männern dagegen zu frühzeitiger Glatzenbildung. Nach Veröffentlichung dieser Studie fragte ich jüngere Männer mit Glatzen, ob ihre Mutter oder Schwestern Probleme mit ihrer Periode und Schwierigkeiten hätten, ein Kind zu bekommen. Oft erhielt ich zur Antwort: »Komisch, dass Sie das fragen, denn…«

Der Ziegendrüsendoktor

Die Welt wird vermutlich nie mehr so einen Menschen erleben wie John Romulus Brinkley, der mit Hodentransplantationen ein Vermögen von 12 Millionen Dollar anhäufte.

Brinkley behauptete, er sei Arzt, doch er hatte nie seinen Abschluss gemacht, obwohl er immerhin drei Jahre an einer medizinischen Hochschule in Chicago studiert hatte. Stattdessen kaufte er sich für 500 Dollar ein Diplom der Eclectic Medical University of Kansas, das es ihm erlaubte, in Arkansas und Kansas zu praktizieren. Zuvor hatte er sein Geld als Verkäufer von Schlangenöl verdient. Brinkley und sein Partner ließen sich als die Greenville Electro Doctors nieder und injizierten den Patienten gefärbtes Wasser zu 25 Dollar die Spritze. 1917 arbeitete Brinkley als Betriebsarzt für die Swift Meat Packing Company in Kansas, wo ihn der Paarungstrieb der Toggenburger Ziegenböcke faszinierte, die im Schlachthof auf ihren Tod warteten. Die Legende besagt, dass einige Jahre später ein Farmer namens Stittsworth zu ihm kam und über den Verlust seiner Libido klagte. In Erinnerung an die Ziegenböcke meinte Brinkley scherzend: »Was Sie brauchen, sind ein Paar Ziegenhoden.« Als Stittsworth ohne Zögern antwortete: »Gut Doktor, dann mal los«, machte sich Brinkley ans Werk. Stittsworth war über das Ergebnis entzückt und zeugte bald darauf ein Kind, das er natürlich Billy nannte (Anm. d. Übers.: im englischsprachigen Raum typischer Name für einen Ziegenbock).

Damit war Brinkelys weiterer Weg vorgezeichnet. Er hatte von der Arbeit Brown-Séquards gehört, erkannte die Gelegenheit, Geld zu machen, wenn er sie sah, und verfügte, wie er bereits bewiesen hatte, über keinerlei störende Prinzipien. Dank Stittsworth gedieh sein Geschäft bald prächtig. Brinkley verlangte die horrende Summe von 750 Dollar pro Operation, was damals so viel war wie heute 10 000 Dollar. Jeden Monat verdiente er brutto 37 500 Dollar. Brinkley war ein Marketing-Genie – zum Beispiel erklärte er, seine Operation eigne sich besonders für intelligente Männer und am wenigsten für dumme. Damit packte er die Männer bei ihrer Eitelkeit, und schon bald standen sie bei ihm Schlange, um zu beweisen, was für intelligente, progressive Menschen sie doch seien. Clever bestand er darauf, dass die Eltern das Rauchen und Trinken aufgaben, denn die positive Wirkung der Abstinenz konnte man dann natürlich den Ziegenhoden zugutehalten. Brinkley behauptete schon bald, dass Ziegenhoden alles heilen könnten, von der Akne bis zum Wahnsinn.

Hodentransplantationen waren nicht auf die USA beschränkt. In Europa wechselte Serge Voronoff, ein französischer Chirurg mit russisch-jüdischen Vorfahren, im mittleren Alter zur Transplantationschirurgie. 1921 hatte er ebenfalls Probleme, menschliche Hoden für die Transplantation zu bekommen, und beschloss daher, auf tierische Spender zurückzugreifen. Er bevorzugte Schimpansen, nahm aber auch mit anderen Affen vorlieb, wenn keine Schimpansenhoden zur Verfügung standen. Voronoff hatte sich auf die Verjüngung spezialisiert, nicht auf die Wiederherstellung männlicher Zeugungskraft. In den zwanziger Jahren verzeichneten Voronoffs Affenhoden einen solchen Boom, dass sich die französische Regierung gezwungen sah, die Affenjagd in den französischen Kolonien zu verbieten. Die Implantate hatten damals einen Status inne, der sich mit der Schönheitschirurgie von heute vergleichen lässt.

Das Hormon des Alterns:

DHEA?

Es gibt noch ein weiteres Hormon, dessen Spiegel mit zunehmendem Alter deutlich sinkt, das Dehydroepiandrosteron – das glücklicherweise auch unter dem Kürzel DHEA bekannt ist. Es ist ein Androgen, das in der Nebennierenrinde gebildet wird. DHEA wird vom Körper als Allzweckbaumaterial verwendet, um andere Steroidhormone wie Östrogen und Testosteron zu bilden. Die Steroidproduktion beginnt mit Cholesterol und durchläuft dann verschiedene Stadien auf dem Weg zum Endprodukt, dem Östrogen. Eines dieser »Stadien« ist Androstenedion (bekannt als »Andro«, ein häufiges Dopingmittel). Im Blut gibt es zwei Formen von DHEA, der Großteil besteht aber aus seiner Sulfatform (DHEAS). DHEA-Präparate sind in einigen amerikanischen Bundesstaaten frei verkäuflich, müssen aber in Deutschland wie jedes Hormon verschrieben werden. Sie werden aus Pflanzenstoffen der Sojabohne und Wilden Yamswurzel hergestellt. Allerdings heißt das nicht, dass der Verzehr von Sojaprodukten die Aufnahme von DHEA erhöht.

DHEA steigt in der Pubertät massiv an und erreicht bei Frauen mit 24 und bei Männern mit 30 Jahren seinen Höchststand, danach sinkt es wieder auf die niedrigen Werte der Kindheit. Im Alter von 80 Jahren erreicht das im Blut zirkulierende DHEA nur noch 5 Prozent seines ehemaligen Höchstwertes. Der Rückgang erfolgt nicht kontinuierlich: Am stärksten ist er im mittleren Alter, danach läuft er auf niedrigem Niveau aus. Das Interesse für DHEA entzündete sich aufgrund einiger Arbeiten in den achtziger Jahren, die zeigten, dass der DHEA-Spiegel mit der Lebenserwartung korrelierte. Zahlreiche Studien brachten zudem niedrige DHEA-Blutwerte mit Krankheiten in Verbindung – Diabetes, Krebs und Entzündungskrankheiten, um nur einige zu nennen, und zwar nicht nur bei älteren Menschen. Eine zehn Jahre währende Follow-up-Studie in Schweden, die 1998 veröffentlicht wurde, ergab, dass die Wahrscheinlichkeit für einen Herzanfall bei einem älteren Mann in umgekehrtem Verhältnis zu seinem DHEA-Spiegel steht.

Wenn ein sinkender DHEA-Spiegel die Sterblichkeit beschleunigt, können dann höhere Werte die Lebensdauer verlängern? Die Nepper, Schlepper und Bauernfänger im Internet sind überzeugt davon. DHEA wird im Internet nicht nur als Wundermittel für ein längeres Leben beworben, sondern auch als Schlankmacher (und gleichermaßen für die Gewichtszunahme), außerdem soll es verhindern, dass man Krebs bekommt, es soll das Immunsystem ankurbeln und die Muskelmasse erhöhen. Wenn man den Versprechungen glaubt, muss man es nur ausprobieren, es kann Tote wieder zum Leben erwecken und dazu noch hässliche Flecken aus dem Teppich entfernen. Nicht so gut macht sich in dieser Bilanz allerdings, dass Raucher einen um 25 Prozent höheren DHEA-Gehalt haben als Personen, die nie geraucht haben. Dennoch ist »DHEA-Defizit-Syndrom« anscheinend der neue Begriff für das, was Normalsterbliche als Alter bezeichnen würden.

Es gibt einige Belege, dass DHEA bei der Behandlung von Autoimmunkrankheiten hilfreich ist, bei denen sich der Körper gegen sich selbst wendet. Autoimmunkrankheiten treten bei Frauen häufiger auf als bei Männern. Es gibt eine besonders bösartige Autoimmunkrankheit namens Lupus, zu deren Symptomen extreme Müdigkeit und schwere Arthritis bis zur Behinderung gehören. Die Behandlung mit DHEA kann zwar nicht heilen, erlaubt es aber den Patienten, die Menge an Steroiden zu reduzieren, die sie normalerweise gegen die Krankheit einnehmen müssen. Das ist sehr wichtig, denn Steroide haben vor allem in höheren Dosen starke Nebenwirkungen. Auch DHEA ist nicht ohne Nebenwirkungen und zeigt bei Frauen unerwünschte maskuline Effekte wie ein verstärktes Haarwachstum im Gesicht, fettige Haut und Akne, daher sollte es mit Vorsicht angewandt werden. Bei Mann und Frau kann DHEA zu Leberproblemen führen. Möglichweise besteht auch ein Zusammenhang zu Brust- und Prostatakrebs.

Wie bei vielen Produkten, die zum schnellen Muskelaufbau genommen werden, sind die Belege für die Wirkung auch bei DHEA extrem begrenzt. Die meisten Wissenschaftler sind sich darüber einig, dass DHEA weder die Testosteronkonzentration im Blut von Männern erhöht noch ihre Muskelstärke steigert. Klinische Wirkungen bei ältern Menschen sind sehr bescheiden.

Es gibt wissenschaftliche Begründungen dafür, dass DHEA theoretisch eine Rolle bei der Bekämpfung neurologischer Erkrankungen wie Alzheimer spielen könnte, doch die eigentliche Beweislage ist dünn. Die interessantesten Erkenntnisse stammen aus Studien, in denen DHEA in hohen Dosen älteren Menschen verabreicht wurde, die während einer vierwöchigen Studie eine deutliche Steigerung des Wohlbefindens meldeten. Die mildernde Wirkung auf leichte Depressionen würde erklären, warum DHEA als Wundermittel wahrgenommen wird, das das Leben wieder lebenswert macht. Nur weil bei manchen Krankheiten der DHEA-Spiegel nachweislich niedrig ist, heißt das noch lange nicht, das DEHA auch die Ursache für die Krankheit ist oder eine Behandlungsmöglichkeit darstellt. Eine australische Studie (die *Sue Ismiel International Study into Women's Health and Hormones*), die dokumentiert, wie sich der Hormonhaushalt bei Frauen mit zunehmendem Alter verändert, ergab, dass der

DHEA-Wert viel massiver und früher im Leben abfällt als bisher angenommen. In den Wechseljahren ändert er sich gar nicht mehr. Anders ausgedrückt, das stimmige Bild eines kontinuierlichen Rückgangs im Alter ist falsch. Die Wirkung von DHEA ist nicht belegt, es ist nicht frei verkäuflich, also lassen Sie die Finger davon, das ist zumindest meine Meinung dazu.

Wachstumshormon?

Das Wachstumshormon ist für das Wachstum in der Kindheit und danach für zahlreiche Körperfunktionen verantwortlich, darunter viele Stoffwechselvorgänge. Die Bildung des Wachstumshormons erreicht im Teenageralter ihren Höhepunkt und sinkt danach kontinuierlich ab, sodass die Gesamtmenge an GH, die von einem 60-jährigen Mann sekretiert wird, nur die Hälfte der Werte eines 20-Jährigen ausmacht. Die Produktion wird von vielen Faktoren beeinflusst, darunter Alter, Geschlecht, Bewegung und Ernährung, vor allem deren Proteingehalt. Das Wachstumshormon übt seinen Einfluss über den insulinähnlichen Wachstumsfaktor (IGF-I) aus, der von der Leber und von Gewebe gebildet wird, das IGF-I-sensitiv ist, etwa Knochen und Muskeln.

Vieles, was uns am Altwerden nicht gefällt (eine Verminderung der fettfreien Körpermasse und eine Zunahme des Körperfetts, brüchige Knochen und dünnere Haut), ist auch ein Kennzeichen von Erwachsenen, die nach einem Autounfall oder einer Gehirnoperation wegen eines Hypophysentumors unter einem Mangel an Wachstumshormonen leiden. Die Betroffenen profitieren natürlich von regelmäßigen GH-Injektionen, der Anteil der fettfreien Körpermasse erhöht sich dadurch beträchtlich, und bei längerer Behandlung verbessern sich auch Knochendichte und Muskelstärke.

Sie haben wahrscheinlich schon erraten, was jetzt kommt. 1990 veröffentlichte das *New England Journal of Medicine (NEJM),* vermutlich die renommierteste medizinische Fachzeitschrift der Welt, eine Studie von Dr. Daniel Rudman und seinen Kollegen vom Medical College in Wisconsin. Die Studie umfasst zwölf Männer im Alter von 61 bis 81 Jahren, die offensichtlich gesund waren, aber deren IGF-Spiegel (wie zu erwarten) niedriger war als der junger Männer. Man verabreichte den Männern sechs Monate lang dreimal die Woche Hormoninjektionen in einer Dosis, die doppelt so hoch war wie die für Patienten mit GH-Defizit, und verglich die Resultate dann mit Männern, die keine Behandlung erhalten hatten. Die Studie meldete eine Reduzierung des Fettgewebes und eine Zunahme der fettfreien Körpermasse sowie der Hautdicke um 7 Prozent. Trotz dieser scheinbar ermutigenden Ergebnisse wurde eine Gesundheitswarnung ausgesprochen. Die Untersuchung war nur über einen sehr kurzen Zeitraum angelegt, dennoch waren die Nebenwirkungen unerfreulich, und, so wurde in der Zeitschrift gewarnt, über die Langzeitwirkungen sei nichts bekannt.

Bezeichnenderweise wurde in der Studie nicht untersucht, ob sich die Männer besser fühlten oder ob sich ihre Muskelstärke und Beweglichkeit verbessert hatten. Nachfolgende Untersuchungen ergaben, dass GH sich zwar auf den Aufbau der Körpermasse auswirkt, aber nicht deren Funktion verbessert. Die richtig schlechte Nachricht ist aber, dass GH insulinresistent macht, was zu Diabetes führt. Möglicherweise erhöht sich auch das Risiko für Prostatakrebs (eine Steigerung um das Vierfache) und für Melanome, außerdem kann GH das Wachstum von Brustkrebstumoren beschleunigen, wenn diese bereits vorhanden sind. Der Wachstumshormonspiegel geht im Alter aus gutem Grund zurück – vermutlich weil dadurch andere wichtige Körperfunktionen wie die Insulinaktivität geschützt sind. Es ist durchaus plausibel, dass ein niedriger Spiegel bei älteren Menschen ein besserer Indikator für gute Gesundheit ist als ein hoher Spiegel.

Dennoch rief die Rudman-Studie sofort die Anti-Aging-Industrie auf den Plan – und führte zur Gründung der *American Association of Anti Ageing Medicine*, ein Zweig der Medizin, der nicht anerkannt ist. Hunderte Websites schossen aus dem Boden und boten Wachstumshormon-Präparate zum Einnehmen oder Inhalieren an. Alle Proteinhormone (zu denen GH zählt) werden von den Magensäften zerstört, daher hat oral eingenommenes Wachstumshormon keinerlei Wert, was seiner Vermarktung im Internet allerdings keinen Abbruch tat. Wenn man genauer hinschaut, wird man feststellen, dass es sich bei vielen dieser Produkte gar nicht um GH handelt. Häufig wird in diesem Zusammenhang der Begriff »sekretagog wirkend« verwendet, eine allgemeine Bezeichnung für eine Substanz, die die Freisetzung eines Hormons verursacht. Bei der Vermarktung dieser Produkte werden Fakten und Fiktion munter miteinander verwoben. Hier ist ein typisches Beispiel:

> Produkt X enthält die einmalige Formel zur Freisetzung des Wachstumshormons, das im berühmten Rudman-Experiment verwendet wurde. Für viele Anwender ist diese synergetische Kombination aus Arginin, Pyroglutamat und Lysin die wirkungsvollste Möglichkeit, HGH freizusetzen, wodurch die Konzentration von IHF-1 mindestens acht Stunden lang nach Einnahme drastisch steigt.

Ich schickte ein derartiges Produkt an einen Professor für Endokrinologie, der es in seinem Labor für mich testete. Nicht einmal die leiseste Ahnung einer Reaktion war festzustellen, und das bei einem Produkt, das 90 Euro pro Monatspackung kostet.

Das Wachstumshormon wird nach Mahlzeiten abgegeben, vor allem, wenn diese einen hohen Proteingehalt haben – das ist ein Rückfall in unsere Vergangenheit als Jäger und Sammler, als Protein kein selbstverständlicher Bestandteil unserer Ernährung war. Wenn es dann einmal Protein gab, sollte unser Körper maximal davon profitieren, daher die schnelle Reaktion. Als Standardtest für die GH-Funktion verabreichen Endokrinologen intravenös Arginin, das normal in Fleisch vorkommt. Nach der Spritze erreicht die GH-Bildung normalerweise Spitzenwerte. Man kann den gleichen Effekt weniger klinisch erreichen, wenn man zwei Esslöffel Fleischextrakt in einem Glas heißes Wasser auflöst. Der Haken daran ist, dass der Anstieg nur von kurzer Dauer ist und die Reaktion bei Wiederholungen schwächer ausfällt.

Medizinisch aufgezogene Betrügereien funktionieren so, dass in der Verkaufswerbung ein winziges Körnchen Wahrheit enthalten ist. Es gab ja tatsächlich eine Studie mit positiven Ergebnissen im *New England Journal of Medicine,* das Wachstumshormon werde in Reaktion auf eine Probedosis Arginin gebildet und so weiter, aber das ist nicht die ganze Wahrheit. Beim *NEJM* stellte man fest, dass der Artikel über Rudman auf der Website häufiger angeklickt wurde als alle anderen Artikel aus den neunziger Jahren zusammen. Wenn man heute auf den Hinweis klickt, erscheint ein strenger Kommentar des Herausgebers, in dem es heißt, dass sich die Anti-Aging-Therapie mit Wachstumshormonen als unwirksam erwiesen hat. Der Herausgeber distanziert sich von der Art und Weise, wie der Artikel von Unternehmen in Beschlag genommen wird, die ihre Produkte vermarkten wollen: »Wenn Personen verleitet werden, ein Wachstumshormon freisetzendes Präparat auf Grundlage der im *Journal* veröffentlichten Forschungsergebnisse zu kaufen, dann werden Sie getäuscht.« Auch Rudman sah sich gezwungen, sich öffentlich von den wilden Behauptungen der Wachstumshormon-Industrie zu distanzieren.

Aber die Geschichte von GH und seinen Anhängern ist noch nicht zu Ende. Im Januar 2003 beschloss die American Food and Drug Administration streng gegen die Händler von Wachstumshormonen vorzugehen, und schickte einem Unternehmen einen warnenden Brief, in dem die Behörde Einspruch gegen die Behauptung erhob, dass das GH-Produkt der Firma, das unter der Bezeichnung »Be Youthful« vermarktet wurde, gegen Depressionen, Müdigkeit und hohen Blutdruck wirke. Im April 2003 wurde ein anderes Unternehmen namens Nature's Youth gezwungen, seine Lagerbestände im Wert von 500 000 Dollar zu vernichten, weil es seine Behauptungen nicht belegen konnte. In der Verteidigungsschrift der Firma wurde die Rudman-Studie angeführt. »Mein Geheimnis ist gelüftet, Nature's Youth sorgt dafür, dass ich mich gut fühle und bereit bin anzugreifen«, verkündete der führende Werbeträger für Nature's Youth, der erzkonservative Krawallmoderator und Talk-Show-Moderator G. Gordon Liddy. Das Gedächtnis ist kurz. Ältere Menschen werden ihn besser als den Mann kennen, der wegen seiner Beteiligung an der Watergate-Affäre (die mit dem Rücktritt von Präsident Nixon endete) fünf Jahre hinter Gittern verbrachte.

Die Hysterie um das Wachstumshormon fordert weitere Opfer – die in gewisser Weise von genau den Menschen ermutigt werden, die sie eigentlich schützen sollten. Sportlern und vor allem Bodybuildern wurde weisgemacht, dass GH bei Erwachsenen anabolisch wirkt – das heißt, dass es neue Muskeln aufbaut. Das Internationale

Olympische Komitee sagt, es sei »die am stärksten anabolisch wirkende bekannte Substanz«, was merkwürdig ist, weil die Beweise dafür, dass GH allein, ohne andere Steroide oder in Kombination mit Training, bei gesunden jungen bis mittelalten Menschen einen Effekt auf die Bildung von Muskelprotein, Gewichtszunahme oder Kraft hat, sehr dürftig sind.

Wie bereits erwähnt produzieren Frauen bei gleich viel Bewegung ständig mehr GH als Männer, trotzdem sind sie nicht muskulöser. Bei Ausdauertraining bildet der Körper mehr GH als beim Krafttraining, aber gerade beim Krafttraining wird Muskelmasse aufgebaut. Patienten mit Akromegalie haben ständig einen sehr hohen GH-Spiegel, sind aber trotzdem nicht muskulös. Warum ist dann die Ansicht so verbreitet, dass GH muskelaufbauend wirkt?

Vermutlich, weil es sich auf das Wasser im Körper und die Zusammensetzung des Bindegewebes auswirkt, wodurch die Muskeln »definierter« sind. Wahrscheinlich denken viele Athleten, man könnte ähnlich wie bei Vitaminen nie zu viel des Guten haben. Dabei sind die Nebenwirkungen bei der regelmäßigen Einnahme von Wachstumshormonen zutiefst beunruhigend: Herzinfarkt, Diabetes und Darmkrebs. Im Grunde die gleichen Probleme wie bei Menschen mit Riesenwuchs. Aber es kommt noch schlimmer. Weil es viel billiger ist, verwenden Athleten nicht unbedingt die gentechnisch hergestellte sichere Variante, sondern eine, die aus Leichen gewonnen wird, was in Großbritannien und vielen anderen Ländern auf der Welt verboten ist, weil dadurch möglicherweise Creutzfeldt-Jakob übertragen werden kann.

Melatonin?

Der neueste Marketing-Gag der Verjüngungsindustrie ist der Speicheltest. Dabei wird der Speichel auf verschiedene »Anti-Aging«-Hormone getestet und dann ein Rezept auf Grundlage der individuellen »Defizite« ausgestellt. Tatsächlich stimmt die Hormonkonzentration im Speichel nicht immer mit der im Blut überein, außerdem ist es ohnehin fraglich, ob man überhaupt sagen kann, die Werte bei einer Person seien besser oder schlechter. Wie ich schon oft betont habe, kann die Konzentration des gleichen Hormons bei verschiedenen Personen enorm variieren, ohne sich auf die Funktion auszuwirken. Was zählt ist das, was normal für Sie ist. Überflüssig zu sagen, dass diese individuellen Verschreibungen ein Vermögen kosten.

Es gibt noch einen weiteren Anwärter auf den Titel des Anti-Aging-Hormons: Melatonin. Das Hormon wird von der Zirbeldrüse gebildet, dem Sklaven der inneren Uhr. Auch der Melatoninspiegel sinkt im Alter. Der steilste Rückgang tritt ungefähr mit 50 auf, und mit 60 produziert die Zirbeldrüse nur noch halb so viel Melatonin wie mit 20 Jahren. Oder wie es die Verjüngungsindustrie formuliert: »Nicht ganz zufällig zeigen wir mit sinkendem Melatoninspiegel deutliche Zeichen des Alterns.« Ach wirklich?

Natürlich ist dabei auch Sex wieder ein Thema. Tatsächlich bereitet Melatonin viele Tiere auf ihr jahreszeitlich bedingtes Paarungsverhalten vor. Aufgrund des Melatonins vergrößern sich bei vielen Tieren die Keimdrüsen in der Paarungszeit und werden danach wieder kleiner. Die Melatonin-Verkäufer behaupten nun, dass die Einnahme von zusätzlichem Melatonin die Ausstattung eines Mannes in ihrer vollen Pracht bewahrt, ähnlich wie bei, ähem, männlichen Präriewühlmäusen im Frühling. Und weil sexuelle Träume einen großen Teil der Fantasie ausmachen, führt ein besserer Schlaf (den Melatonin garantiert) auch zu einer Verbesserung bei der Qualität der sexuellen Fantasien. Wie bitte?

Die eigentliche Begeisterung für Melatonin als Anti-

Aging-Präparat basiert auf der Tatsache, dass es stark antioxidierend wirkt und in vielen verschiedenen Studien bewiesen hat, dass es die DNA vor Schaden schützt. Es gibt die Theorie, dass ein niedriger Melatoninspiegel, wie er bei Nachtarbeitern vorkommt, die nachts Licht ausgesetzt sind, die Entstehung und das Wachstum von Krebs fördern kann. Einer der ersten Berichte dazu stammt aus der *Nurses' Health Study,* die auf der Befragung von über 78 000 Frauen basiert. Die Studie ergab, dass bei Frauen, die über einen Zeitraum von 30 Jahren oder länger Nachtschichten mit mindestens 3 Nachtschichten im Monat gemacht hatten, das Brustkrebsrisiko um fast 40 Prozent im Vergleich zu den Frauen erhöht war, die normal in der Tagesschicht arbeiteten. Man glaubt, dass der niedrige Melatoninspiegel zu einer Erhöhung der Östrogenwerte führt. Außerdem hemmt Melatonin offenbar das Enzym Telomerase, das mit der Zellteilung zu tun hat, und erhöht so die Wahrscheinlichkeit, dass eine Krebszelle sich nicht teilt und vermehrt, sondern selbst zerstört.

Vor kurzem wurde auch die These aufgestellt, ein Grund für die Zunahme von Leukämie bei Kindern könnte sein, dass Kinder heutzutage später zu Bett gehen und bei Licht einschlafen, wodurch der Melatoninspiegel absinkt und das Krebsrisiko steigt. Diese These sollten Sie aber bitte mit erheblicher Vorsicht genießen.

Zur Zeit wird Melatonin als Ergänzung bei Krebstherapien erprobt. Einige kleinere Studien sind vielversprechend, es gibt aber noch nicht genügend Befunde, um eine definitive Aussage zu machen. Melatonin wird mittlerweile bei der Chemotherapie in der Hoffnung verabreicht, die Nebenwirkungen zu verringern. In einigen Fällen scheint das zu funktionieren, allerdings geht das offenbar auf Kosten der Wirksamkeit der Chemotherapie.

Die bisherige Lehrmeinung lautete, dass der Melatoninspiegel im Alter sinkt, doch neuere Arbeiten stellen diese Ansicht in Frage. Bei einer Studie des National Institute of Health, die 1999 von der Harvard Medical School unter Leitung von Dr. Charles Czeisler durchgeführt wurde, verglich man 34 gesunde ältere Männer und Frauen über 60 mit 98 Männern unter 30 Jahren, wobei sorgfältig auf Faktoren geachtet wurde, die sich auf den Melatoninspiegel auswirken konnten, darunter so einfache Dinge wie die Frage, ob man das Licht einschaltet, wenn man mitten in der Nacht aufsteht und auf die Toilette geht (wodurch die Melatoninkonzentration rapide absinkt). Aber auch Medikamente, die ältere Menschen häufiger einnehmen, wurden berücksichtigt, etwa Aspirin oder Betablocker. Bei der Messung des Melatoningehalts im Blut wurde kein Unterschied zwischen Jung und Alt gefunden.

Einige Studien deuten darauf hin, dass hohe Melatonindosen die Blutgefäße im Gehirn verengen und so einen Schlaganfall verursachen können. Nutzen Sie Melatonin gegen Jetlag, wenn Sie möchten, es funktioniert bei 50 Prozent. Für die regelmäßige Anwendung gibt es keine Belege über eine positive Wirkung und ganz gewiss keine dafür, dass man damit die Uhr zurückdrehen kann – negative Wirkungen sind dagegen nachgewiesen.

Nachdem wir den Großteil des Kapitels mit der Feststellung gefüllt haben, dass Hormone doch nicht der Schlüssel für ein längeres Leben sind, möchte ich Ihnen jetzt sagen, auf welche Art und Weise sie es doch sein könnten. Im Allgemeinen wird das Altern als Folge einer Ansammlung willkürlicher Schäden betrachtet, für die hauptsächlich freie Radikale (die unerwünschten und hochreaktiven Nebenprodukte der chemischen Reaktionen im Körper) verantwortlich gemacht werden. Viele Anti-Aging-Strategien sehen daher vor, Vitamine und andere Nahrungsergänzungsmittel einzunehmen, die gegen freie Radikale wirken, auch wenn dieser Ansatz spektakulär erfolglos ist (trotz allem, was Sie vielleicht gelesen oder gehört haben).

Dagegen weiß man, dass eine radikale Kalorienbeschränkung die Lebensdauer bei Mäusen und Würmern um 50 Prozent verlängern kann. Man glaubt, dass das auch beim Menschen funktionieren könnte, denn dadurch wird die Zahl der freien Radikalen reduziert, die während eines ganzen Lebens entstehen. Jüngere Forschungsarbeiten haben gezeigt, dass die Ausschaltung eines Gens namens Daf2 die Lebensdauer sogar noch mehr verlängert als die Kalorienbeschränkung. Daf2 ist ein Hormonrezeptor für IGF-I, dem Zwischenhändler des Wachstumshormons, das, wie wir mittlerweile wissen, zahlreiche Funktionen im ganzen Körper hat, unter anderem verringert es die Reaktion einzelner Zellen auf Stress. Hormone bergen vielleicht tatsächlich den Schlüssel für ein längeres Leben (man wäre sogar erstaunt, wenn sie nicht beteiligt wären), aber wir sind noch weit davon entfernt, die Lebensdauer auch nur zu verlängern, geschweige denn unsterblich zu werden.

Kapitel 10

Der Hormonreigen in der Zukunft

Haben Sie die Kontrolle – oder die Hormone?

Als Sie mit der Lektüre begannen, dachten Sie vielleicht, Sie seien ein Sklave Ihrer Hormone. In gewisser Weise stimmt das auch. Melatonin, der Sklave der inneren Uhr, bestimmt über den Zeitplan Ihres Tages im Körper und stimmt Ihr Leben auf die Sonne und die Jahreszeiten ab. Östrogen und Progesteron mit ihrem rhythmischen und gnadenlosen Auf und Ab diktieren Ihren Zyklus und bestimmen neben Ihren Gefühlen natürlich auch jeden Monat die Dicke der Gebärmutterschleimhaut und ihre Bereitschaft für eine Schwangerschaft. Das Wachstumshormon, das heimlich, still und leise freigesetzt wird, macht aus Säuglingen Kleinkinder, Schulkinder, Teenager und schließlich voll funktionsfähige, mehr oder weniger reife Erwachsene.

Eigentlich ist die Antwort eindeutig. *Sie* haben die Kontrolle. Denn Hormone reflektieren nur die Reaktionen des Gehirns (und damit Ihre) auf Veränderungen, sowohl solche, die Sie bewusst angehen als auch solche, auf die Sie keinen Einfluss haben. Wenn Sie ständigem Lichteinfall ausgesetzt sind, wenn Sie krank werden und nicht mehr richtig essen oder wenn Sie als Kind nicht genügend Schlaf bekommen, dann reflektieren Ihre Hormone diese Umstände, da das Gehirn (und damit Sie) sich für eine Reaktion entscheidet und die entsprechenden Hormone aussendet. Das kann so aussehen, dass Ihr täglicher Rhythmus gestört wird, Ihre Periode ausbleibt oder sich sogar das Wachstum verlangsamt. Ebenso werden Ihre Hormone ausgesandt, wenn Sie beim Weihnachtsessen zu oft nachschöpfen, einen Bungee-Sprung wagen oder den Liebhaber Ihres Lebens kennenlernen.

Wir manipulieren unsere Hormone jeden Tag. Wir bewegen uns, schlafen und essen. Jeder Bissen, den man zu sich nimmt, enthält in irgendeiner Form eine Substanz, die sich auf die Hormone auswirkt, seien das nun Phytoöstrogene, die an die Östrogenrezeptoren andocken und auf Zellebene Reaktionen auslösen wie sonst das Östrogen, oder eine Portion Zuckerwatte am Strand, die durch die Zuckermenge den Insulinspiegel in die Höhe treibt.

Hormone sind also unsere Sklaven, wenn auch sehr mächtige Sklaven. In diesem Buch sind wir Hormonen auf verschiedene Weise begegnet, als Ursache für Handelskriege und als Motor des gesellschaftlichen Wandels.

Hormone, die das Leben verändern: Pille und Hormonersatztherapie

Die Pille, diese kleine Hormondoppelpackung, ist das offensichtlichste Beispiel. In den sechziger Jahren wirkte sie befreiend und ermöglichte es den Frauen, mit einer Verhütungsmethode, die sie selbst in der Hand hatten, der Last ständiger Schwangerschaften zu entgehen. Heute fragen wir uns, ob wir diese Freiheit irgendwie falsch verstanden haben, weil Männer von den Frauen erwarten, dass sie sich um die Verhütung kümmern, was meiner Meinung nach die Männer befreit, aber nicht uns. Aufgrund der steigenden Zahl sexuell übertragbarer Krankheiten sagen wir den heutigen Jugendlichen, dass die Pille nicht ausreicht – ein zusätzlicher Schutz ist erforderlich. Die vielgerühmte Freiheit durch die Pille hat ihren Preis, denn sie ermöglicht Sex ohne Konsequenzen und läutete so ein Zeitalter ein, das von einem sehr entspannten Verhältnis zum Sex geprägt ist. Damit wurde der Weg geebnet für unsere heutigen Moralvorstellungen nach dem Motto »leben und leben lassen«. Das wollten wir ja auch, aber war uns klar, dass damit Tausende von Teenagerschwangerschaften pro Jahr verbunden sind?

Vielleicht hat uns die Pille aber auch die Rückkehr zu einem primatenähnlichen Verhalten ermöglicht. Unsere engsten Verwandten, die Schimpansen und Bonobos, wechseln häufig den Partner, und die Pille erlaubt uns ein ähnliches Verhalten ohne die früheren Konsequenzen, auch wenn unser Gehirn versucht, uns mit Schüben des Bindungshormons Oxytocin an den »einzig Wahren« zu binden.

Die Hormonersatztherapie für Frauen in der Menopause läutete eine weitere Revolution ein. Früher galt man mit 40 Jahren als alt, heute zählen Frauen in dem Alter noch lange nicht zum Alteisen. Frisch und knackig dank der Hormone bewiesen sie, dass es keinen geistigen Verfall und keinen Unterschied in den geistigen Kapazitäten einer Frau mit 35 oder einer mit 55 Jahren gibt, beide können Großartiges leisten. Sie zogen los, machten keine Gefangenen, bewegten sich viel, achteten auf ihre Ernährung und auf ihr Äußeres. All das gehörte zur Erfahrung mit der Hormontherapie und trug meiner Meinung nach erheblich zu dem positiven Effekt bei, den man anfangs bei der Hormonersatztherapie beobachtete. Frauen, die Hormone nahmen, konnten ihre mittleren Jahre wieder für sich beanspruchen und als Verlängerung ihrer Jugend werten. Vor allem aber wurden *alle* Frauen in dieser Altersgruppe von der Bewegung mitgezogen, auch diejenigen, die keine Hormone nahmen. Die Wahrnehmung veränderte sich, aus 60-Jährigen wurden die neuen 50-Jährigen. Ohne die Hormonersatztherapie hätte diese mentale Verjüngung womöglich nie stattgefunden, oder wenn, dann erst deutlich später.

Es gibt Stimmen, dass der Mensch seinen Hormonen entwachsen sei, vor allem den Stresshormonen, die ursprünglich perfekt auf das Leben des Steinzeitmenschen als Jäger und Gejagtem zugeschnitten waren. Natürlich ist es überzogen, wenn Stresshormone ausgeschüttet werden, nur weil man auf der Autobahn ausgebremst wird, oder? Ich bin da etwas anderer Meinung. Wir haben uns entwickelt, um zu überleben und dafür zu sorgen, dass die menschliche Rasse überlebt. Wer weiß, was uns morgen bevorsteht? Unsere Hormone sind immer noch für alle möglichen Eventualitäten gerüstet.

Wo wir wirklich aufpassen müssen, ist auf einem ganz anderen Gebiet. In Zeiten sozialer Härten müssen wir dafür sorgen, dass eine Generation von Kindern nicht durch die Armut und Verzweiflung ihrer Mütter verdorben wird. Denn obwohl der Körper alles tut, um die Stressreaktionen des Körpers in der Schwangerschaft abzumildern, wird zu viel Stress für die Mutter die Stressfühler des Kindes unwiderruflich verändern, wodurch das Kind einer stark erhöhten Stressreaktion unterworfen ist, mit all ihren Konsequenzen für die Gesundheit und das seelische Wohlbefinden.

Die Pubertät

Hormone springen mit den heutigen Teenagern nicht gerade freundlich um. Wir haben festgestellt, dass die Pubertät in Verbindung mit einer besseren Ernährung und einem höheren Körperfettanteil immer früher einsetzt.

Unser heutiger Wohlstand sorgt für körperliche Verwirrung, die Fortpflanzungshormone kreisen heute durch die Körper von Zehnjährigen und schaffen den Körper einer Frau mit dem Verstand eines Kindes. Schlimmer noch, die Pubertät ist eine Zeit, in der das Gehirn Anpassungen in den Bereichen vornimmt, die das Handeln kontrollieren. Dadurch sind Teenager denkbar ungeeignet, Entscheidungen wie ein Erwachsener zu treffen, was aber von ihnen verlangt wird. Meiner Meinung nach müssen wir akzeptieren, dass Mädchen mit dem Körper einer Frau der Preis des Wohlstandes sind, wir müssen aber auch Wege und Möglichkeiten finden, junge Mädchen (und in gewissem Maß auch Jungen) davor zu schützen, Dinge zu tun, die sie in späteren Jahren bereuen werden und ihrem Körper und ihrem Verstand eigentlich mehr abverlangen, als sie von ihrer geistigen Reife her leisten können.

Was die Steuerung durch Hormone angeht – vor allem in Hinblick darauf, dass die Testosteronmenge über die zukünftige Richtung im Leben bestimmt –, bin ich skeptisch, erkenne aber an, was uns Testosteron gerade bei Teenagern zeigt: dass die falsche Gesellschaft das Verhalten prägt und aus einer potenziellen Führungspersönlichkeit auch das Mitglied einer kriminellen Gang ohne Zukunft machen kann.

Der individuelle Hormonhaushalt

Jeder hat seinen ganz persönlichen Hormonhaushalt. Was die richtige Menge beim einen ist und hervorragend funktioniert, kann für den anderen ganz falsch sein. Es gibt Referenzwerte (Zahlen, die eine Richtlinie hinsichtlich der obersten und untersten Werte liefern), aber diese sind sehr ungenau. Außerdem sagt der Hormongehalt im

Blut nicht unbedingt aus, was mit dem Hormon gerade beim entscheidenden Zielgewebe passiert. Dadurch ist es schwierig, die Menge zur Wiederherstellung der Gesundheit zu bestimmen. In dieser Hinsicht wissen wir immer noch ziemlich wenig. Das hat Auswirkungen auf die Hormonmassentherapie – der Verkauf von Hormonen, der eigentlich dem Wohlergehen der breiten Mehrheit dienen soll, aber leider wenig hilft oder für einige wenige sogar sehr schädlich sein kann.

Heute stehen uns zur Behandlung praktisch sämtlicher Hormonmangelkrankheiten die entsprechenden Hormone zur Verfügung. Diese Hormone sind auch nicht mehr wie früher verunreinigt, als sie aus Spenderurin oder Tonnen von Schweineeierstöcken gewonnen wurden. Die meisten werden gentechnisch in reiner, synthetisierter Form oder wie die neue Insulingeneration sogar als Designermoleküle hergestellt. Dennoch sind Hormongaben immer noch relativ grob, die meisten Menschen erhalten bei einer Behandlung zuviel oder zu wenig, anstatt vollständig geheilt zu werden.

Wenn John F. Kennedy, der an der Addison'schen Krankheit litt, einer Erkrankung der Nebennieren, 50 Jahre früher gelebt hätte oder nicht aus einer reichen Familie gekommen wäre, die sich das neue synthetisierte Cortison leisten konnte, das er benötigte, hätte die amerikanische Politik einen anderen Verlauf genommen. Heute muss niemand mehr an Addison, Diabetes oder anderen Hormonmangelkrankheiten sterben, doch die schnelle Rückkehr zum Wohlbefinden dank einer Hormonbehandlung ist nach wie vor ein Traum. Viele Patienten klagen über Müdigkeit oder andere Probleme, was zeigt, dass Hormongaben nur ein schlechter Ersatz für die außerordentliche Reaktionsfähigkeit und Anpassungsfähigkeit sind, die unsere körpereigenen Hormone leisten.

So führt die aggressive Behandlung einer Schilddrüsenüberfunktion zum umgekehrten Problem, der Unterfunktion, und der Einsatz von Hormonen beim Kinderwunsch zu Mehrlingsschwangerschaften. Einige Probleme hat man inzwischen gemeistert, beispielsweise sorgt die Einleitung eines individuellen Eisprungs für eine Einlingsschwangerschaft anstelle von Mehrlingen.

Vor allem Genforscher behaupten, dass Gentests in Zukunft für einen besseren Einsatz der Hormone sorgen werden, mit Hormongaben nach Zeitplan, die genau auf den Betroffenen zugeschnitten sind. Wenn das so einfach wäre. Die Gene, die viele endokrine Erkrankungen verursachen, sind nur ein Teil des Problems, denn es mischen noch zahlreiche andere Faktoren mit, und zwar nicht nur interagierende Hormone, sondern vor allem die Lebensgewohnheiten. Was man bei einem Gentest erkennt, kann sich völlig vom wirklichen Leben unterscheiden. Berichte über die genetische Kristallkugelschau in der Endokrinologie sind derzeit nicht sonderlich ermutigend. Was wir erleben werden, sind genetische Tests, die die Anfälligkeit für eine Krankheit offenbaren. Das Ergebnis legt dann fest, welches von mehreren »Designer«-Hormonersatzmedikamenten man nimmt. Wenn zum Beispiel das Osteoporoserisiko erhöht ist, bekommt man einen selektiven Östrogenrezeptormodulator, der stark bei den Knochen, aber nicht im Gewebe von Brust oder Gebärmutter wirkt.

Aus der Vergangenheit haben wir gelernt, dass Hormone keine Wundermittel sind, die präzise wirken, sondern dass sie eher eine Streuwirkung haben. Vielleicht zielen sie auf ein bestimmtes Hormonsystem, aber nach allem, was wir wissen, arbeitet kein Hormon isoliert. Alle sind in ein unglaublich komplexes Netz eingebunden. Was man bei einem Hormon verändert, setzt sich unweigerlich als Dominoeffekt im ganzen endokrinen System fort.

Wenn alle Hormone, die man für die Behandlung von Hormondefiziten benötigt, heute zur Verfügung stehen, wie wird die hormonelle Therapie der Zukunft dann aussehen?

Wir werden in zunehmendem Maße die Medikalisierung von Lebensphasen und -bereichen beobachten, für die Hormonpräparate als Lösung propagiert werden. Die großen Pharmaunternehmen werden sich diese riesigen neuen Märkte natürlich nicht entgehen lassen und die neuen Präparate energisch vermarkten. Derzeit sieht man bereits, wie sexuelle Störungen bei der Frau zur Krankheit erklärt werden, die man mit Testosteron behandeln kann. Vor kurzem wurden entsprechende Pflaster für Frauen auf den Markt gebracht, die den Zulassungsprozess in den USA erstaunlich schnell durchliefen, obwohl sich in der Fachliteratur nur sehr wenig findet, was für ihre Anwendung spricht oder auch nur das Vorkommen der »Krankheit« bestätigt, die damit behandelt werden soll. Wir haben bereits darüber gesprochen, dass sich die Fehler, die bei der Hormonersatztherapie für Frauen gemacht wurden, nun wahrscheinlich bei der Testosterontherapie für Männer wiederholen. Die Grenzwerte, ab denen angeblich ein »Defizit« besteht, haben sich bereits auffällig nach unten verschoben.

Es gibt den Versuch, aus seriösen Endokrinologen Hormonhändler zu machen, die Lifestyle-Probleme lösen sollen. Zur Zeit existieren zwei große Wachstumsmärkte. Zum einen die Altersbeschwerden und das Altern, das in zunehmendem Maße als Hormonmangelzustand dargestellt wird. Die heutige Anti-Aging-Industrie ist nicht besser, ja teilweise sogar schlimmer als die Verjüngungspropheten und Organotherapeuten der zwanziger und dreißiger Jahre. In dieser Hinsicht hat sich die Endokrinologie nicht weit von der Ära der Ziegenhodenimplantate entfernt.

Der zweite große Wachstumsmarkt ist das Übergewicht, ebenfalls ein Problem unserer veränderten Lebensgewohnheiten. Wer es löst, wird unglaublich reich werden. Gegen Übergewicht wird ein Präparat auf Hormonbasis entwickelt werden, auch wenn das vielleicht noch zehn Jahre dauert. Doch während die Pharmaindustrie eifrig nach einer Lösung für Übergewicht forscht, wird Diabetes, die häufigste endokrine Störung überhaupt, zunehmend ignoriert. Bei der Therapie vollzog sich in den letzten 90 Jahren kein wirklicher Paradigmenwechsel. Als Banting und Best 1921 das Insulin entdeckten, war Diabetes noch eine seltene hormonelle Erkrankung, die von Endokrinologen behandelt wurde. Typ-2-Diabetes war so gut wie unbekannt. Heute sind 5 Prozent der europäischen und 7,8 Prozent der gesamten amerikanischen Bevölkerung davon betroffen. Nur 5 Prozent aller Diabetesfälle gehören zum insulinabhängigen Diabetes (Typ 1), dessen Symptome durch Bantings Hormon auf so dramatische Weise gemildert werden können. Die anderen sind alle Erkrankungen vom Typ 2.

Typ-2-Diabetes, der durch Insulinresistenz verursacht wird, ist ein typisches Beispiel für die Medikalisierung von Krankheiten. Die Betroffenen nehmen über einen Zeitraum von 24 Stunden einen Cocktail aus bis zu 8 verschiedenen Medikamenten zu sich, um die Folgen der Krankheit unter Kontrolle zu halten, vor allem die Herz-Kreislauf-Probleme. Dabei ergab ein Prognosemodell für die holländische Bevölkerung, dass durch mehr Bewegung das Übergewicht abgebaut werden und so 75 Prozent aller Fälle von Typ-2-Diabetes vermieden werden könnten, bei Männern immerhin noch 64 Prozent der Fälle. Was um alles in der Welt tun wir?

Man muss nicht in eine Kristallkugel schauen, um vorherzusagen, dass endokrine Umweltgifte weiterhin ein Thema bleiben. Für die Tierwelt sind sie eine Katastrophe, aber ich frage mich, ob die Menschen bereit sind, eine zusätzliche Gebühr für ihr Wasser zu bezahlen, damit alle Steroidhormone aus dem Klärwasser entfernt werden können? Ich fürchte nicht. Was die Schäden für die Menschen angeht, ist die Beweislage, dass hormonell aktive Umweltgifte schädlich sind, sehr dürftig. Vermutlich sind unsere eigenen Hormone im Körper weit gefährlicher. Das wird Umweltschützer nicht von der Behauptung abbringen, dass Chemikalien, vor allem hormonell wirksame Substanzen, unsere Gesundheit bedrohen und deswegen nicht mehr verwendet werden sollten. Unterdessen werden all die anderen Faktoren, die weit mehr Einfluss auf unsere Hormone und unsere Fruchtbarkeit haben (Übergewicht, zu wenig Bewegung durch sitzende Tätigkeiten, Rauchen und so weiter) ignoriert.

Hormone beherrschen unsere innere Welt. Möge ihre Herrschaft noch lange währen.

Dank

Ein ganz großes Dankeschön geht an die folgenden Personen: Professor Eric Thomas, der die weiblichen Hormone aufgab, um als hervorragender Vizekanzler an der Universität von Bristol zu fungieren, und Professor Clive Coen, einen fantastischen Neuroendokrinologen. Beide haben mein Manuskript gelesen und mit vielen hilfreichen Kommentaren versehen. An Professor Steve Franks, Endokrinologe mit Spezialgebiet Reproduktion, der mir mehrere dicke Wälzer aus seiner Hormonbibliothek lieh und mich mit Anregungen und Ratschlägen unterstützte; an Professor David Purdie, einen Meister der Hormonersatztherapie, der mir im Kapitel über die Menopause mit Kommentaren zur Seite stand, an Dr. Jo Marsden für ihre Hilfe beim Thema Brustkrebs und an den Physiologen Professor Michael Rennie, der mir Insulin und Wachstumshormon erklärte. Professor Rennie war es auch, der, als ich mich dafür entschuldigte, dass ich ihn dazu zwang, sich mit seinem Thema auf einem Niveau zu beschäftigen, das auch ein Vierjähriger versteht, eine Antwort gab, die ich gerne auf meinem Grabstein eingraviert hätte: »Ihre volkstümliche Sprache ist flott genug, um nicht beleidigend zu sein.« Nur ein Wissenschaftler, hm?

Mein besonderer Dank gilt Tom Parkhill und der Society for Endocrinology, deren Mitglieder außerordentlich hilfreich waren, mir ihre Kontakte und Kenntnisse anboten und mir die Teilnahme am Internationalen Kongress für Endokrinologie 2004 in Lissabon ermöglichten.

Die Mitglieder der Gesellschaft lasen auch anstandslos mein Manuskript, obwohl sie von Hormonen eigentlich mehr als genug haben müssten.

Viele Ärzte und Wissenschaftler widmeten mir großzügig ihre Zeit: die Spermien-Männer Professor Chris Barratt und Dr. Allan Pacey, der Laktationsspezialist Professor Peter Howie, der stets geduldige Dr. Alan Johnson vom Centre for Ecology and Hydrology in Wallingford, Professor Roger Gosden, Professor Shlomo Melmed, der graziöseste Experte für Fettleibigkeit, den ich kenne, Professor Steve Bloom, Professor Howard Jacobs, die Blackmores, père et fille (Professor Colin und Dr. Sarah), Professor Sir Iain Chalmers, Dr. Margaret Rees, Sir Charles Flowers, Dr. John Gilbody von der Firma Wyeth, Dr. John Ashby von der Firma Syngenta, Dr. Mark Lythgoe, Professor Neil Gittoes und Professor John Russell fallen mir dabei spontan ein, aber es gibt noch viele mehr, die ich mit meinen ständigen Fragen zu Tode langweilte. Ihnen allen möchte ich danken. Und was hätte ich ohne die Unterstützung, Kontakte und den Klatsch von den Mitarbeitern des Science Media Centre, des MRC, des Nature News Service und der Environment Agency getan? Außerdem wurde ich von vielen wissenschaftlichen Beratern und Korrespondenten ertragen, darunter Tim Radford, Nigel Hawkes und Mark Henderson, wenn ich bei einem oder mehreren Gläschen meine wilden Hormontheorien vor ihnen ausbreitete. Auch John Adams nahm sich meiner an, er ist Professor für Geographie und unterrichtet Statistik für Studenten, die eine mathematische Herausforderung suchen. Seine Versuche, mir die Standardabweichung begreiflich zu machen, waren größtenteils von Erfolg gekrönt.

Als ich vor etwa zehn Jahren mein letztes Buch schrieb, schwor ich, nie wieder eins zu verfassen. Gemeinsam überzeugten mich Toby Mundy von Atlantic Books (ein so inspirierender, enthusiastischer und talentierter Verleger, wie man ihn sich nur wünschen kann) und meine Agentin Pat Kavanagh vom Gegenteil. Das Buch wurde von Dr. Louisa Joyner lektoriert, und es war eine Freude mit ihr und allen Beschäftigten bei Atlantic Books zusammenzuarbeiten, darunter auch Jane Robertson, die das Manuskript bearbeitete und deren Familie wahrscheinlich nur Socken zu Weihnachten bekam, weil ich Jane in der Woche vor Heiligabend sämtliche Kraft und Ideen raubte. Ich bin sehr glücklich, dass ich solche Menschen gefunden habe.

Auch meiner Familie bin ich zu großem Dank verpflichtet, denn sie ertrug es, dass ich mich viel zu lange ins stille Kämmerlein einschloss. Ebenso danke ich meinen geduldigen und liebevollen Freunden, die ich furchtbar vernachlässigte, während ich an meinem Buch schrieb. Für sie klingt die Entschuldigung »das liegt an den Hormonen« mehr als fadenscheinig. Und schließlich möchte ich dieses Buch meinem Vater widmen. Hätte man vor 30 Jahren mehr über Hormone gewusst, wäre er heute vielleicht noch am Leben und hoffentlich stolz auf mich.

Vivienne Parry
Muswell Hill 2005

Glossar

Für ein und dasselbe Hormon gibt es oft mehrere Bezeichnungen, was sehr verwirrend sein kann. Wenn ein Hormon auch unter seinem »Funktionsnamen« (dem Namen, der seine Aufgabe beschreibt) bekannt ist, wird dieser ebenfalls genannt.

5-Alpha-Reductase: Ein Enzym, das *Testosteron* in eine aktivere Form umwandelt, in einigen Geweben wie zum Beispiel der Kopfhaut in Dihydrotestosteron.

Adiponectin: Ein Hormon, das ausschließlich von Fettzellen produziert wird und eine Rolle bei der Regulierung des Energiehaushaltes spielt.

Adrenalin: Ein Hormon, das bei einer Stressreaktion vom Nebennierenmark gebildet wird. Die Bildung wird durch Anstrengung, Traumata und Emotionen angeregt. Adrenalin gehört zur Familie der *Katecholamine,* die größtenteils *Neurotransmitter* sind (siehe auch *Noradrenalin* und *Dopamin*).

Adrenocorticotropin (ACTH): Wird im *Hypophysenvorderlappen* gebildet, regt die Nebennierenrinde zur Bildung von Corticosteroiden an, darunter *Cortisol, Aldosteron* und *Androgene.* Der ACTH-Spiegel steigt bei Stress, Emotionen, Infektionen oder Verletzungen.

Akromegalie: Eine anomale Vergrößerung von Schädel, Kiefer, Händen und Füßen, die durch die übermäßige Bildung des *Wachstumshormons* bei Erwachsenen entsteht. Normalerweise die Folge eines Tumors in der *Hypophyse.*

Aldosteron: Ein *Steroidhormon,* das lebenswichtig für die Kontrolle des Blutdrucks und die Regulierung des Salzhaushalts ist, vor allem des Kalium- und Natriumgehalts im Blut und im Gewebe. Der »Funktionsname« des Aldosterons lautet *Mineralcorticoid.*

Aminosäuren: Die Bausteine, aus denen sich alle Proteine zusammensetzen. Es gibt 20 natürliche Aminosäuren.

Androgene: Eine allgemeine Bezeichnung für die Familie männlicher Sexualhormone wie etwa *Testosteron,* aber auch andere wie *Androstenedion* und *DHEA.* Androgene werden bei Männern in den *Hoden* (95 Prozent) und *Nebennieren* (5 Prozent) gebildet, bei Frauen in den *Eierstöcken* und Nebennieren.

Androstenedion: Ein *Androgen.*

Androsteron: Ein *Androgen.*

Anovularer Zyklus: Menstruationszyklus, bei dem kein Ei freigesetzt wird.

Bauchspeicheldrüse: Ein blattförmiges Organ, das im oberen Bauchraum quer hinter dem Magen liegt. Die Bauchspeicheldrüse leitet ihre Sekrete durch einen Ausführungsgang in den Zwölffingerdarm. Zwei Prozent fungieren als *endokrine Drüse* und sind an der Regulierung des körpereigenen Treibstoffsystems beteiligt.

Bindende Globuline: Eiweißstoffe, die an bestimmte Hormone binden (vor allem Fortpflanzungshormone und Schilddrüsenhormone) und im Blut als deren »Aufpasser« fungieren.

Cholesterin: Ein Fett, das als Ausgangspunkt für die Synthese aller *Steroidhormone* dient.

Corpus luteum: Lateinisch für Gelbkörper, Bezeichnung für den Eifollikel, nachdem er das Ei freigesetzt hat. Der

Corpus luteum gibt Hormone ab, die im Frühstadium der Schwangerschaft benötigt werden.

Corticosteroide: Hormone, die von der Nebennierenrinde gebildet werden.

Corticotropin freisetzendes Hormon (CRH): stimuliert das *adrenocorticotrope Hormon* (ACTH), das wiederum die Bildung von Stresshormonen kontrolliert. War früher auch als Corticotropin freisetzender Faktor (CRF) bekannt.

Cortisol: Das klassische Stresshormon. Auch unter dem Namen Hydrocortison bekannt. Es gibt die Varianten Cortison und Corticosteron. Die Funktionsbezeichnung lautet *Glucocorticoid.*

Cytokine: Moleküle, die von den Zellen des Immunsystems sekretiert werden und teilweise eine hormonähnliche Funktion haben.

DHEA (Dehydroepiandrosteron): Ein schwaches *Androgen,* das vermännlichend wirken kann, aber nicht die Funktion der *Hoden* oder *Eierstöcke* beeinträchtigt. Wird als Baustein verwendet und lässt sich schnell in stärkere Androgene wie *Androstenedion* und *Testosteron* umwandeln.

Dopamin: Wird im Nebennierenmark und im Gehirn gebildet. Ein *Katecholamin,* das als *Neurotransmitter* und als Hormon fungieren kann (zum Beispiel, indem es die Freisetzung von *Prolaktin* hemmt).

Eierstöcke: Zwei mandelförmige Drüsen rechts und links der Gebärmutter, in denen sich die Eizellen entwickeln. Wichtigste Produktionsstätte für die weiblichen Hormone *Östrogen* und *Progesteron.* In den Eierstöcken werden auch einige männliche Hormone gebildet, vor allem *Testosteron.*

Endokrin wirksame Substanzen: Umweltgifte natürlicher und synthetischer Herkunft, die Wirkung und

Funktion von Hormonen im Körper verändern. Dazu gehören Erbsen, Bohnen und Kohl ebenso wie Pestizide und Chemikalien wie Bisphenole und Phthalate (Weichmacher).

Endokrine Drüsen: Drüsen, die ihre Sekretionen (Hormone) direkt in den Blutstrom abgeben. Die »klassischen« endokrinen Drüsen sind die *Bauchspeicheldrüse, Eierstöcke, Hoden* und die *Schilddrüse.*

Endokrines System: Sämtliche Drüsen und Hormone des Körpers.

Endokrinologe: Arzt, der sich auf die Behandlung von Hormonproblemen spezialisiert hat.

Epiphyse (Zirbeldrüse): Eine winzige Drüse im Gehirn, die das Hormon *Melatonin* abgibt.

Exokrine Drüsen: Drüsen, die ihre Sekrete über Kanäle an eine bestimmte Stelle leiten, wo sie gebraucht werden, ein Beispiel dafür sind Schweißdrüsen.

Follikel: Mit Flüssigkeit gefüllte Eibläschen in den Eierstöcken, in denen sich die Eier entwickeln.

Follikel stimulierendes Hormon (FSH): Stimuliert Wachstum und Heranreifen der Eifollikel bei Frauen beziehungsweise der Spermien bei Männern.

Follikelphase: Die erste Hälfte des Menstruationszyklus, die Phase vor dem Eisprung.

»Freie« Hormone: Hormone, die im Blut nicht an ein *bindendes Globulin* gebunden sind und dadurch biologisch aktiver sind.

GABA: Gamma Aminobutyric Acid = Gamma-Amino-Buttersäure, ein *Neurotransmitter.*

Gelbkörper: siehe Corpus luteum.

Gelbkörperphase: Die zweite Hälfte des Menstruationszyklus, beginnt nach dem Eisprung.

Ghrelin: Das Hormon des Hungers, wird im Magen gebildet.

Glucocorticoide: Eine der drei Gruppen von *Steroidhormonen,* die in der *Nebennieren*rinde (Cortex) gebildet werden und eine Rolle bei der Regulierung des Kohlehydratstoffwechsels spielen. Wichtigster Vertreter der Glucocorticoide ist das Cortisol.

Glukagon: Bei niedrigem Blutzuckerspiegel wird Glukagon ausgeschüttet und gewährleistet so ein reibungsloses Funktionieren des Körpers.

Gonadotrop: Auf die Keimdrüsen (Gonaden) wirkend (also auf die *Hoden* oder *Eierstöcke*).

Gonadotropin freisetzendes Hormon (GnRH): Stimuliert die Ausschüttung von Follikel stimulierenden Hormonen und luteinisierenden Hormonen (die Hormone, die Eierstöcke oder Hoden kontrollieren).

Haupthistokompatibilitätskomplex (MHC): Teil der DNA, der Informationen für einen wichtigen Teil des Immunsystems trägt.

Hoden: Männliche Geschlechtsdrüsen, die männliche Hormone wie etwa das *Testosteron* bilden.

Human-Choriongonadotropin (hCG): Ein Hormon, das von der Plazenta zu Beginn der Schwangerschaft produziert wird und die *Eierstöcke* zur Bildung von *Östrogen* und *Progesteron* anregt, damit die Schwangerschaft weiter besteht. HCG wird über den Urin ausgeschieden, sein Nachweis bildet die Grundlage für Schwangerschaftstests.

Hypophyse (Hirnanhangsdrüse): Die wichtigste der »klassischen« *endokrinen Drüsen.* Die erbsengroße Hypophyse hängt an einem kleinen Zapfen vom Hypothalamus auf der Unterseite des Gehirns. Sie besteht aus zwei Teilen, dem Hypophysenvorderlappen, in dem sechs wichtige Hormone gebildet werden: *Wachstumshormon, Prolaktin, ACTH, TSH, LH* und *FSH,* und dem Hypophysenhinterlappen (auch Neurohypophyse genannt). Er speichert zwei Hormone, die vom Hypothalamus gebildet werden: *Oxytocin* und *Vasopressin.* Sämtliche Hormone, die von der Hypophyse produziert werden, sind *Proteinhormone.*

Hypophysenvorderlappen: Vorderer Teil der *Hypophyse,* in dem viele wichtige Hormone gebildet werden, darunter das *Wachstumshormon,* das *FSH* und das *LH.*

Hypothalamus: Der »Großwesir« des Hormonreichs oder die »Meisterdrüse«, in der die vom Gehirn empfangenen Informationen und die Hormonaktivität koordiniert werden. Der Hypothalamus ist eine Ansammlung von Zellen, kleiner als ein Stück Zucker, und sitzt an der Unterseite des Gehirns hinter den Augen. Er bildet eine Reihe von Hormonen, die wiederum die Freisetzung der Hormone aus dem vorderen Teil der *Hypophyse* kontrollieren, die an einem kleinen Zapfen vom Hypothalamus baumelt. Die im Buch genannten, die Freisetzung stimulierenden Hormone sind das *Thyrotropin freisetzende Hormon (TRH),* das *Gonadotropin freisetzende Hormon (GnRH),* das *Wachstumshormon freisetzende Hormon (GHRH)* und das *Corticotropin freisetzende Hormon (CRH).* All diese Hormone sind Peptide. Das Hormon *Somatostatin* hemmt die Freisetzung des *Wachstumshormons* und von *TSH.*

Insulin: Ein Hormon, das in der Bauchspeicheldrüse abhängig vom Glukosegehalt im Blut (Blutzuckerspiegel) in unterschiedlichen Mengen gebildet wird. Insulin fördert die Aufnahme von Glukose durch die Leber und die Muskelzellen.

Katecholamine: Stofffamilie mit Substanzen, die an den Rezeptoren des Herz-Kreislaufsystems eine anregende Wirkung haben, zu ihnen gehören beispielsweise *Dopamin, Adrenalin* und *Noradrenalin.*

Leptin: Ein Hormon, das dem Gehirn den Fettanteil des Körpers meldet. Es wird in den Fettzellen produziert.

Luteinisierendes Hormon (LH): Löst den Eisprung aus.

Melatonin: Hormon, das von der Epiphyse gebildet wird und den Schlaf-Wach-Rhythmus reguliert. Weil es nur nachts und im Dunkeln ausgeschüttet wird, wird es manchmal auch Schlafhormon oder Hormon der Dunkelheit genannt.

Moleküle: einfachste Struktureinheit einer chemischen Substanz oder Verbindung.

Nebennieren: *Endokrine Drüsen,* die jeweils oben auf einer Niere sitzen. Sie haben die wichtige Aufgabe, den Körper auf eine »Flucht oder Kampf«-Reaktion vorzubereiten. Auch Glandulae suprarenales genannt. Bilden Steroidhormone. Die Nebennierenrinde besteht aus drei Schichten: die äußere bildet *Aldosteron,* die mittlere *Cortisol* und die innere *Androgene.* Das Nebennierenmark produziert Katecholamine, Adrenalin und Noradrenalin, die in Reaktion auf Nervenreize ausgeschüttet werden.

Nebenschilddrüsen: Es gibt vier Nebenschilddrüsen, die paarweise auf jeder Seite der Schilddrüse im Hals liegen. Gerade einmal erbsengroß, regulieren sie die Kalziummenge im Blut, die lebenswichtig für Muskelkontraktionen, die Reizübermittlung der Nerven und die Blutgerinnung ist.

Neurotransmitter: Chemische Botenstoffe, die an den Nervenenden freigesetzt werden und Botschaften über die Kluft zwischen einer Nervenzelle (Neuron) und einer anderen Nerven- oder Muskelzelle übertragen. Beispiele für Neurotransmitter sind *Dopamin, Noradrenalin* und *Serotonin.*

Noradrenalin: Wird gebildet vom Nebennierenmark, wo es als Hormon fungiert, und von Nervenenden, wo es als *Neurotransmitter* dient. Noradrenalin trägt unter anderem zu einem konstanten Blutdruck bei.

Östradiol: Das stärkste der natürlichen *Östrogene.* Die komplette Bezeichnung lautet 17-Beta-Östradiol. Auch bekannt als E2.

Östriol: Ein weiteres häufiges natürliches *Östrogen.* Auch als E3 bekannt. Östriol ist das wichtigste Östrogen in der Schwangerschaft.

Östrogene: Eine Familie der weiblichen Hormone, die hauptsächlich in den Eierstöcken, aber auch an anderen Stellen wie etwa dem Gehirn oder in Fettzellen gebildet werden. In kleineren Mengen produzieren auch Männer Östrogene, hauptsächlich in den *Hoden* und *Nebennieren,* außerdem im Gehirn und in Fettzellen. Siehe auch *Östradiol, Östron* und *Östriol.*

Östron: Das schwächste natürliche *Östrogen.* Auch als E1 bekannt. Nach der Menopause das Östrogen, das noch die höchsten Konzentrationen aufweist.

Oxytocin: Ein Hormon, das im *Hypothalamus* gebildet und im *Hypophysen*hinterlappen gespeichert wird. Oxytocin hat drei Hauptaufgaben: Bei Mann und Frau ist es für die Partnerbindung verantwortlich und wird deswegen manchmal auch als Monogamie- oder Kuschelhormon bezeichnet. Bei Frauen sorgt es dafür, dass sich die Gebärmutter bei der Geburt zusammenzieht und das Kind hinaustreibt. Synthetisches Oxytocin (Syntocinon) wird zur Wehenstimulation verwendet. Nach der Geburt ist Oxytocin für den Milchspendereflex beim Stillen verantwortlich.

Peptide: Eine kleine Kette von *Aminosäuren,* normalerweise nicht mehr als 20, denn ab dann wird eine Kette aus Aminosäuren zum *Protein.*

Phytoöstrogene: Sekundäre Pflanzenstoffe mit der schwachen Fähigkeit, die Wirkung von *Östrogenen* im Körper nachzuahmen. Es gibt drei Gruppen von Phytoöstrogenen: Isoflavonoide, Coumestane und Lignane. Sie kommen hauptsächlich in Erbsen, Bohnen, Samen und Beeren vor.

Progesteron: Ein Hormon, das von den *Eierstöcken* in der zweiten Zyklushälfte sowie in der Plazenta während der Schwangerschaft produziert wird. In kleinen Mengen bilden auch die *Nebennieren* und *Hoden* Progesteron. Es bereitet die Gebärmutterschleimhaut auf eine Schwangerschaft vor und ist an den Veränderungen im Brustgewebe beteiligt.

Progestogene: Wirkstoffe ähnlich dem *Progesteron*, die in der Pille und der Hormonersatztherapie vorkommen und außerdem bei gynäkologischen Problemen verschrieben werden.

Prolaktin: Stimuliert beim Menschen die Milchproduktion nach der Geburt, bei Tieren hat es oft eine ganz andere Funktion. Deswegen spielt Prolaktin bei Mann und Frau vermutlich noch eine viel größere Rolle, die man derzeit noch nicht kennt.

Prostaglandine: Fettsäuren, die ähnlich wie Hormone agieren. Sie sind nur lokal wirksam und kommen in vielen Geweben vor, darunter Gebärmutter, Gehirn und Nieren. Prostaglandine sind an vielen Prozessen im Körper beteiligt, beispielsweise Muskelkontraktionen oder Entzündungen.

Proteine: Längere Ketten aus *Aminosäuren* werden in Abgrenzung zu *Peptiden* Proteine genannt. Allerdings ist der Übergang fließend, oft ist unklar, ob etwas ein kleines Protein oder ein großes Peptid ist.

Protein- und Peptidhormone: Variieren in der Größe von den großen *FSH* und *LH* bis zum *TRH*, das nur drei *Aminosäuren* groß ist. Auch *Insulin* ist ein Peptidhormon.

PYY: Das Hormon der Sättigung. Wird vom Magen gebildet und signalisiert, dass man satt ist.

Rezeptoren: Zielort der Hormone. Rezeptoren sind spezielle »Andockstationen« für ein bestimmtes Hormon und befinden sich entweder an der Außenwand der Zelle (für alle Hormone außer den Steroiden) oder in den Zellen. Nach dem »Andocken« führt die Zelle in Reaktion auf die vom Hormon übermittelte Botschaft eine Handlung aus. Rezeptoren sind nicht festgelegt und können beliebig auftauchen und verschwinden.

Riesenwuchs: Krankheitsbild verursacht durch einen Überschuss an *Wachstumshormonen* in der Kindheit.

Schilddrüse: Befindet sich im Hals, direkt unter dem Kehlkopf, und hat zwei Lappen, die an der Luftröhre anliegen. Ein Gewebestreifen verbindet die beiden Lappen und verleiht der Schilddrüse die Form eines Schmetterlings. Die Hormone der Schilddrüse regulieren den Energiehaushalt des Körpers.

Schilddrüsen stimulierendes Hormon (TSH): Ein *Proteinhormon* des *Hypophysenvorderlappens*, das die *Schilddrüse* reguliert.

Serotonin: Ein *Neurotransmitter*, der ein Gefühl des Wohlbefindens fördert.

Somatostatin: Ein Hormon, das im *Hypothalamus* gebildet wird und sowohl das *Wachstumshormon* als auch das *Schilddrüsen stimulierende Hormon* hemmt.

Steroidhormone: Stoffklasse von Hormonen, die mit Hilfe des Lipids Cholesterin entstehen. Sie werden überwiegend von den *Nebennieren* (*Cortisol, Aldosteron* und *Androgene*) und den *Hoden (Testosteron)* sowie den *Eierstöcken* (*Progesteron* und *Östrogen*) gebildet. Schon kleine Veränderungen in ihrer chemischen Struktur haben massive Veränderungen in ihrer Funktion zur Folge.

Suprachiasmatischer Nucleus (SCN): Die innere Uhr des Körpers mit Sitz im Gehirn. Der SCN erhält Informationen über Helligkeit und Dauer des Lichts und sendet dann Informationen an alle Teile des Gehirns, die den täglichen Rhythmus kontrollieren, darunter auch, über eine Relaisstation, an die *Epiphyse.*

Testosteron: Stärkstes Hormon der *Androgene*, wird beim Mann in den Hoden, bei der Frau in kleinen Mengen in den *Eierstöcken* und *Nebennieren* produziert. Wirkt stark anabolisch (muskelaufbauend).

Thyrotropin freisetzendes Hormon (TRH): Ein winziges *Peptidhormon,* das vom *Hypothalamus* gebildet wird und die Freisetzung des *Schilddrüsen stimulierenden Hormons* kontrolliert.

Thyroxin (Tetrajodthyronin – T4) und **Trijodthyronin (T3):** Hormone der Schilddrüse. T3 ist davon das stärkste. Beide benötigen zur Bildung Jod.

Tropin: Ein Hormon, das einen stimulierenden Effekt auf ein anderes System hat. *Gonadotropin* zum Beispiel löst die Produktion von *FSH* und *LH* in der *Hypophyse* aus, die dann wiederum auf die Hoden und Eierstöcke einwirken.

Vasopressin: Auch ADH (antidiuretisches Hormon) oder Arginin-Vasopressin genannt. Ein *Peptidhormon,* das im *Hypophyse*nhinterlappen gespeichert wird. Es ist ein sehr wichtiges Hormon, weil es den Wasserhaushalt reguliert, außerdem wirkt es stark blutdrucksteigernd. Im Gehirn kommt ihm als bindungsstärkendes Hormon vor allem bei Männern gegenüber ihren Kindern eine weitere Funktion zu.

Wachstumshormon: Ein *Proteinhormon,* das im *Hypophysenvorderlappen* gebildet wird und neben der Kontrolle über das Wachstum noch zahlreiche weitere Funktionen im Körper hat.

Wachstumshormon freisetzendes Hormon (GHRH): Ein *Peptidhormon,* das die Freisetzung von *Wachstumshormon* und *Schilddrüsen stimulierendem Hormon* im *Hypophysenvorderlappen* anregt. Die Proteine werden vom *Hypothalamus* produziert.

Xenoöstrogene: Natürliche oder synthetische Fremdstoffe und Chemikalien, die eine östrogene Wirkung im Körper haben.

Literaturverzeichnis

Wenn Sie mehr über Hormone erfahren wollen, finden Sie hier eine Liste mit nützlichen Hinweisen, Artikeln und Büchern. Die Empfehlungen für den normalen Leser sind **fettgedruckt.** Publikationen in Fachzeitschriften sind im Internet unter www.pubmedcentral.nih.gov zugänglich. Folgende dicke Wälzer aus der Fachliteratur wurden von mir (mit Hilfe eines Krans) durchgearbeitet und für das gesamte Buch verwendet:

Wass, John und Shalet, Stephen, *The Oxford Textbook of Endocrinology and Diabetes,* Oxford 2002.

Besser, Michael und Thorner, Michael, *Comprehensive Clinical Endocrinology,* London 2002

Brook, Charles und Marshall, Nicholas, *Essential Endocrinology,* Oxford 2002. (Ein dünnes, großformatiges Taschenbuch, eigentlich für Medizinstudenten gedacht, aber sehr empfehlenswert, wenn Sie sich ernsthaft mit Hormonen beschäftigen wollen.)

Als Alternative schlage ich folgendes Buch vor, das günstiger und ein bisschen leichter zugänglich ist:

Neal, Matthew, *How the Endocrine System Works,* Oxford 2001.

Wenn Sie nach einem Ratgeber für spezielle Krankheiten wie Diabetes oder Schilddrüsenerkrankungen suchen, empfehle ich die Bücher des Endokrinologen **Alan Rubin, *Thyroid for Dummies* und *Diabetes for Dummies*** (beide im Wiley Verlag). Zu den selteneren endokrinen Erkrankungen empfehle ich die internationale Website von Contact a Family unter www.cafamily.uk mit einem umfassenden Verzeichnis von Selbsthilfeorganisationen, darunter auch viele für endokrine Erkrankungen. Die Organisationen können am besten entsprechende Literaturempfehlungen geben.

Die amerikanische Endocrine Society hat auf ihrer Website www.endosociety.org/ einen großen Bereich mit Patienteninformationen.

Die britische Society for Endocrinology (http://www.endocrinology.org/) ist die britische Organisation der Endokrinologen und wendet sich hauptsächlich an ein Fachpublikum. Auch die Website ist entsprechend aufgebaut.

Die Website der Deutschen Gesellschaft für Endokrinologie (www.endokrinologie.net) richtet sich ebenfalls an Fachleute, enthält aber in der Rubrik Patientenservice Links zu Selbsthilfegruppen und Patientenvereinigungen.

Rose, Steven, *The Chemistry of Life*, London 2004.
Eine sehr gute Einführung in die Biochemie.

Kapitel 1
Alles nur Bluff: Eine kleine Einführung in die Hormonkunde

Borrell, Merriley, »Setting the standards for a new science: Edward Schaefer and endocrinology«, *Med Hist* 22, S. 282-290, 1978.

Long Hall, Diana, »The critic and the advocate: contrasting British view on the state of endocrinology in the early 1920s«, *J Hist Biol* 9, S. 269-285, 1976.

Medvei, Victor Cornelius, *The History of Clinical Endocrinology*, Carnforth 1993.

Needham, Joseph, *Science and Civilisation in China* (Bd. 6 der *History of Medicine*), Cambridge 2000.

Rolleston, Sir Humphrey Davy, *Endocrine Organs in Health and Disease: with a historical Review*, Oxford 1936.

Kapitel 2
Hormonexplosionen 1

Amateau, Stuart und McCarthy, Margaret, »Introduction of PGE2 by estradiol mediates developmental masculinization of sex behavior«, *Nat Neurosci* (6), S. 643-650, Epub 2004.

Baker, R., *Krieg der Spermien: Weshalb wir lieben und leiden, uns verbinden, trennen und betrügen*, Bergisch Gladbach 2002.

Baron-Cohen, Simon. *Vom ersten Tag an anders: Das weibliche und das männliche Gehirn*. Düsseldorf, Zürich 2004. (Frauen wollen über das Buch reden, Männer brüten nach der Lektüre lieber schweigend vor sich hin. Baron-Cohen erklärt darin seine Theorie,

dass das Asperger-Syndrom ein extremes Beispiel für den männlichen Gehirntyp ist. Gut geschrieben, überzeugend und mit stichhaltigen Belegen.)

Bartels, Andreas und Zeki, Semir, »The neural basis of romantic love«, *Neuroreport* 11 (17), S. 3829-3834, 2000.

Bartels, Andreas und Zeki, Semir, »The neural correlates of maternal and romantic love«, *NeuroImage* 21, S. 1155-1166, 2004.

Blackledge, Catherine, *The Story of V: Opening Pandora's Box*, London 2003. (Ich liebe dieses Buch, es bietet eine faszinierende Erkundung der naturwissenschaftlichen und kulturgeschichtlichen Aspekte der weiblichen Freuden.)

Cooper, Peter und Murray, Lynne, »Postnatal Depression«, *BMJ* 316, S. 1884-1886, 1998.

Davison, Sonia, »Changes in androgen levels across the adult female life cycle«, Vortrag beim 86. Annual Endocrine Society Meeting, 2004.

Davison, Sonia, »Androgens in women«, *J Steroid Biochem Mol Biol* 85 (2-5), S. 363-366, 2003.

DelBarco-Trillo, Javier und Ferkin, Michael, »Male mammals respond to a risk of sperm competition conveyed by odours of conspecific males«, *Nature* 431 (7007), S. 446-449, 2004.

Dickinson, Heather, »Sex ratio in relation to father's occupation«, *Occup Environ Med* 54 (12), S. 868-872, 1997.

»Breast feeding alters LH secretion patterns«, [ohne Angabe der Autoren], *Familiy Planning Today* 3 (I), S. 2, 1992.

Fernandez, Nelson, u.a., »A critical review of the role of the major histocompatibility complex in fertilization, preimplantation development and feto-maternal interactions«, *Human Reproduction Update*, Bd. 5, Nr. 3, S. 234-248, 1999.

Fisher, Helen, u. a., »Defining the brain systems of lust, romantic attraction and attachment«, *Arch Sex Behav* 31 (5), S. 413-419, 2002.

Gallup, Gordon, »Does semen have antidepressant properties?«, *Arch Sex Behav* 31 (3), S. 289-293, 2002.

Gangestad, Steven, u. a., »Changes in women's sexual interests and their partner's mate-retention tactics across menstrual cycle: evidence for shifting conflicts of interest«, *Proc R Soc B* 269, S. 975-982, 2002.

Grant, Valerie, »Achieving women and declining sex rations«, *Hum Biol* 75 (6), S. 917-927, 2003.

Grant, Valerie, »Maternal dominance hypothesis: questioning Trivers and Willard«, *Evol Psychol* 1, S. 96-107, 2003.

Grazyna, Jasienska, u. a., »Large breasts and narrow waists indicate high reproductive potential in women«, *Proc R Soc Lond B* 271, S. 1213-1217, 2004.

Gurdon, John und Hopwood, Nick, »The introduction of Xenopus laevis into developmental biology: of empire, pregnancy testing and ribosomal genes«, *Int J Dev Biol* 44, S. 43-50, 2000.

Harder, John, »Male pheromone stimulates ovarian follicular development and body growth in juvenile female opossums«, *Reprod Bio Endocrinol* 11 (1), S. 21, 2003.

Hughes, Ieuan, »Female development – all by default?«, *NEJM* 351 (8), S. 748-750, 2004.

Hytten, Frank, *The Clinical Physiology of the Puerperium*, Farrand press, London 1995.

James, William H., »Hormonal control of sex ratio«, *Journal of Theoretical Biology* 118 (4), S. 427-441, 1986.

James, William H., »Further evidence that mammalian sex ratios at birth are partially controlled by parental hormone levels around the time of conception«, *Hum Reprod* 19 (6), S.1250-1256, 2004.

Johns, Sarah, »Subjective life expectancy predicts offspring sex in a contemporary British population«, *Biology Letters Proceedings of the Royal Society London B*, Online-Beitrag, 2004.

Kalamis, Catherine, *Women without Sex: The Truth About Female Impotence and Other Problems*, Self Help Direct 1997.

Lim, Miranda u.a., »Enhanced partner preference in a promiscuous species by manipulating the expression of a single gene«, *Nature* 429, S. 754-757, 2004.

Lim, Miranda u. a., »The role of vasopressin in the genetic and neural regulation of monogamy«, *J Neuroendocrinol* (16), S. 325-332, 2004.

Lloyd, M., »Birth sex ratios and prostatic cancer in butchers«, *Lancet* 561, 1987.

Lythgoe, Mark, »Is this the one«, BBC-Serie *Science of love: the chemical bond?*, 2004.

Maguire, Gerald, »Prolaktin elevation with antipsychotic medications«, *Journal of Clinical Psychiatry* 63 (Ergänzungsband 4), 2002.

Manning, John, *Digit Ratio: A pointer to fertility, behavior and health*, Rutgers University Press 2002.

Milham, S., »Unusual sex ratio of births to carbon setter fathers«, *American Journal of Industrial Medicine* 23 (5), S. 829-831, 1993.

Neave, Nick, »Second to fourth digit ratio, testosterone and perceived male dominance«, *Proceedings of the Royal Society London B* 270, S. 2167-2172, 2003.

Ober, Carol, »HLA and mate choice in humans«, *Am J Hum Genet* 61 (3), S. 494-496, 1997.

Russell, John, »Brain preparations for maternity: adaptive changes in behavioral and neuroendocrine systems during pregnancy and lactation – an overview«, *Prog Brain Res* 133, S. 1-38, 2001.

Storey, Anne, u. a. »Hormonal correlates of paternal responsiveness in new and expectant fathers«, *Evol Hum Behav* 21 (2), S. 79-95, 2000.

»Why do some men experience pregnancy symptoms such as vomiting and nausea when their wives are pregnant?«, *Scientific American,* August 2004.

Tannahill, Reay, Kulturgeschichte der Erotik, Wien 1982.

Trivers, Robert L. und Willard, D E., »Natural selection of parental ability to vary the sex ratio of offspring«, *Science* 179, S. 90-92, 1973.

Ungerfeld, R., »Overview of the response of aneostrous ewes to the ram effect«, *Reprod Fertil Dev* 16 (4), S. 479-490, 2004.

Wahl, R., »Could oxytocin administration during labor contribute to autism and related behavioral disorders?«, *Med Hypotheses* 63 (3), S. 456-460, 2004.

Wedekind, C., u. a., »MHC-dependent mate preference in humans«, *Proceedings of the Royal Society London B* 260, S. 245-249, 1995.

Winslow, J. T., »The social deficits of the oxytocin knockout mouse«, *Neuropeptides* 36 (2-3), S. 221-229, 2002.

Ziegler, Andreas, u. a., »Possible roles for products of polymorphic MHC and linked olfactory receptor genes during selection processes in reproduction«, *Am. J. Reprod. Immunol.* 48 (1), S. 34-42, 2002.

Kapitel 3
Hormonexplosionen 2

Apter, Dan, »The role of leptin in female adolescence«, *Ann NY Acad Sci 997,* S. 64-76, 2003.

Bernhardt, Paul und Dabbs, James, »Testosterone changes during vicarious experiences of winning and losing among fans at sporting events«, *Pysiol Bevav* 65 (1), S. 59-62, 1998.

Dabbs, James, »Testosterone and occupational choice: actors, ministers and other men«, *J Pers Soc Psychol* 59 (69), S. 1261-1265, 1990.

Dabbs, James, »Salivary testosterone and cortisol among late adolescent male offenders«, *J Abnorm Child Psychol* 19 (4), S. 469-478, 1991.

Dahl, R., »Beyond Raging Hormones: the tinderbox in the teenage brain«, *Cerebrum The Dana Forum on Brain Science* 5, S. 3, 2003.

Garnett, Sarah, u. a., »Relation between hormones and body composition, including bone, in prepubertal children«, *American Journal of Clinical Nutrition* 80 (4), S. 966-972, 2004.

Giedd, Jay, N., »Structural magnetic resonance imaging of the adolescent brain«, *Ann NY Acad Sci* 1021, S. 105-109, 2004.

Gogtay, Nitin, Giedd, Jay, u. a. »Dynamic mapping of human cortical development during childhood through early adulthood«, *PNAS* 101 (21), S. 8174-8179, 2004.

Haller, J., u. a., »Chronic glucocorticoid defiency-induced abnormal aggression, autonomic hypoarousal, and social deficit in rats«, *Journal of Neuroendocrinology* 16 (6), S. 550-557.

Hull, K. und Harvey, S., »Growth hormone therapy and Quality of Life: possibilities, pitfalls and mechanisms«, *Journal of Endocrinology* 179 (3), S. 311-333, 2003.

Kruk, Menno, » Fast positive feedback between the adrenocortical stress response and a brain mechanism involved in aggressive behavior«, *Behav Neurosci* 118 (5), S. 1062-1070, 2004.

Marmot, Sir Michael, *The Status Syndrome,* London 2004.

Mazur, Allan und Booth, Alan, »Testosterone and dominance in men«, *Behav Brain Sci* 21 (3), S. 353-363, 1998.

McGivern, Robert, u. a., »Cognitive efficiency on a match to sample task decreases at the onset of puberty in children«, *Brain and Cognition* 50 (1), S. 73-89, 2002.

Parent, Anne-Simone, u. a. »The timing of normal puberty and the Age Limits of Sexual Precocity: Variations around the world, secular trends and changes after migration«, *Endocrine Reviews* 24 (5), S. 668-693, 2003.

Park, Susanna J., u. a., »Age related changes in the Regulation of Luteinizing Hormone Secretion by Estrogen in Women«, *Exp Biol Med* 227, S. 455-464, 2002.

Pinker, Steven, *Wie das Denken im Kopf entsteht,* München 1998. (Einfach ein fantastisches, faszinierendes, tolles Buch. Unbedingt lesen!)

Rowe, Richard, u.a., »Testosterone, antisocial behavior and social dominance in boys: pubertal development and biosocial interaction«, *Biological Psychiatry* 55 (5), 1. März 2004, S. 546-552.

Saluja, Gitanjali, u. a., »Prevalence of and risk factors for depressive symptoms among young adolescents«, *Arch Pediatr Adolsc Me* 158 (8), S. 760-765, 2004.

Sapolsky, Robert M., *Warum Zebras keine Migräne kriegen: wie Stress den Menschen krank macht,* München 1996.

Sapolsky, Robert M., *The Trouble with Testosterone,* New York 1998.

Seminara, Stephanie B., u. a., »The GPR54 Gene as a regulator of puberty«, *NEJM* 349, S. 1614-1627, 2003.

Verrotti, A., u. a., »Serum leptin levels in girls with precocious puberty«, *Diabetes Nutr Metab* 16 (2), S. 125-129, 2003.

Zadik, Zwi, u. a., »Vitamin A and iron supplementation is as efficient as hormonal therapy in constitutionally delayed children«, *Clin Endocrinol* 60 (6), S. 682-687, 2004.

Kapitel 4

Hormone und die Umwelt

Cadbury, Deborah: *Vom Aussterben bedroht! Wie Umweltgifte die Fortpflanzung von Mensch und Tier gefährden,* München 1998.

Carson, Rachel, *Der stumme Frühling,* München 1983.

Colborn, Theo, u. a., *Die bedrohte Zukunft: Gefährden wir unsere Fruchtbarkeit und Überlebensfähigkeit?,* München 1996.

Siehe auch die umfassende Website www.ourstolenfuture.org

Committee on Toxicity of Chemicals in Food, Consumer Products and the Environment COT Statement on adverse trends in development of the male reproductive system – potential chemical causes, 2004. www.advisorybodies.doh.gov.uk/cot/

Cornell University Program on Breast Cancer and Environmental Risk Factors in New York State (BDERF). Eine Vielzahl von Informationsbroschüren. www.envirocancer.cornell.edu

CREDO, Cluster on research into endocrine disruption in Europe, »Endocrine disruption: the problem«, 2004. www.credocluster.info

Defra, Endocrine Disruption in the Marine Environment (EDMAR) Report, 2002,
www.defra.gov.uk/environment/chemicals/hormone/report.htm

Durodié, Bill, »Gender bending chemicals: facts and fiction«, 2004, Spiked Science, www.spiked-online.com

Environment Agency, »No going back for sex-change fish«, 2004,
www.environment-agency/gov.uk/news/821453

Europäische Union, Generaldirektion Gesundheit und Verbraucherschutz, Lebensmittelsicherheit – Hormone im Fleisch, 2004
http://europa.eu.int/comm/dgs/health_consumer/index_en.htm

Fisher, Jane, »Environmental anti-androgens and male reproductive health: focus on phthalates and testicular dysgenesis syndrome«, *Reproduction* 127, S. 305-315, 2004.

Joffe, Michael, »Decreased fertility in Britain compared with Finland«, *Lancet* 348 (9027), S. 616, 1996.

Joffe, Michael, »Are problems with male reproductice health caused by endocrine disruption?«, *Occup Environ Med* 58, S. 281, 2001.

Joffe, Michael, »Infertility and environmental pollutants«, *British Medical Bulletin* 68, S. 47-70, 2003.

Johnson, Andrew und Sumpter, J., »Removal of endocrine-disrupting chemicals in activated sludge treatment works«, *Environmental Science and Technology* 35, S. 4697-4703.

Johnson, Andrew und Williams, Richard, »A model to estimate influent and effluent concentrations of estradiol, estrone, and ethinylestradiol at sewage treatment works«, *Environmental Science and Technology* 38, S. 3649-3658, 2004.

Moggs Jonathan, Ashby John, Tinwell, Helen, u. a., »The need to decide if all estrogens are intrinsically similar«, *Environmental Health Perspective* 112 (11), S. 1137-1141, 2004.

Mueller, Stefan, u. a., »Phytoestrogens and their human Metabolites Show Distinct Agonistic and Antagonistic Properties on estrogen receptor alpha and estrogen receptor beta in human cells«, *Toxicological Sciences* 80, S. 14-25, 2004.

Norberg, Karen, »Partnership Status and the Human Sex Ratio at Birth«, *Proceedings of the Royal Society London B Biol. Sci,* 271 (1555), S. 2403-2410, 2004.

Pedersen, Joel, u. a., »Human pharmaceuticals, hormones, and personal care product ingredients in runoff from agricultural fields irrigated with treated wastewater«, Vortrag bei der 228. Versammlung der American Chemical Society, 2004.

Royal Society, »Endocrine disrupting chemicals«, 2000 www.royalsoc.ac.uk/policy/index.html

Sharpe, Richard M. und Skakkebaek Niels E., »Are oestrogens involved in in falling sperm counts and disorders of the male reproductive tract?«, *Lancet* 341 (8857), S. 1392-1395, 1993.

Sharpe, Richard M. und Franks, Stephen, »Environment, lifestyle and infertility – an inter-generational issue«, *Nat Med. Suppl,* S. S33-40, 2002.

Sharpe, Richard M., »How strong is the evidence of a link between environmental chemicals and adverse effects on human reproductive health?«, *BMJ* 328, S. 447-451, 2004.

Shaw, I. und McCully, S., »A review of the potential impact of dietary endocrine disruptors on the consumer«, *International Journal of Food Science and Technology* 37, S. 471-476, 2002.
Toledano, Mireille B., u. a., »Temporal trends in orchidopexy, Great Britain 1992-1998«, *Environmental Health Perspectives* 111 (1), S. 129-132, 2003.
Turner, K., »Oestrogens, environmental oestrogens and male reproduction«, *Issues in Environmental Science and Technology* 12: Endocrine disrupting chemicals, Royal Society of Chemistry.
Wakefield, Julie, »Boys won't be boys«, *New Scientist* 174 (2349), S. 42-45, 2002.

Kapitel 5
Hormonexplosionen 3

Backström, Torbjörn, u. a. »The role of hormones and hormonal treatments in premenstrual syndrome«, *CNS Drugs* 17 (5), S. 325-342, 2003.
Cutler, Winnifred. B., »Lunar influences on the reproductive cycle in women«, *Journal of Human Biology* 59 (6), S. 959-972, 1987.
Farrow, Alexandra, »Prolonged use of oral contraception before a planned pregnancy is associated with a decreased risk of delayed contraception«, *Hum Reprod* 17 (101), S. 2754-2761, 2002.
Friedman, Richard (Hg.), *Behavior and the Menstrual Cycle,* New York 1982.
Gardner, Katy, »Premenstrual Syndrome«, in *Women's Health,* Oxford General Practice Series 39, Oxford 1997.
Guillebaud, John, *Contraception, Your Questions Answered,* London 2004. (Ein umfassendes, detailgenaues Buch im Frage- und Antwortformat und meiner Meinung nach die Informationsquelle, auf deren Grundlage man seine Entscheidung über hormonelle Verhütung treffen sollte.)
Deutsche Ausgabe: Guillebaud, John und Szarewski, Anne, *Das Verhütungshandbuch,* Reinbek bei Hamburg 1995.
Harris, Colette, *PCOS, A Woman's Guide to Dealing with Polycystic Ovary Syndrome,* Thorson 2000. (Ein sehr guter praktischer Ratgeber für Frauen mit PCOS.)
Henzl, Milan R., »Avoiding menstruation: a review of health and lifestyle issues«, *J Reprod Med* 49 (3), S. 162-174, 2004.
Law, Sung Ping, »The regulation of the menstrual cycle and its relationship to the moon«, *Acta Obstet Gynecol Scan* 65 (1), S. 45-48, 1986.

Legato, Marianne, *Evas Rippe: Die Entdeckung der weiblichen Medizin,* Köln 2002. (Ein interessantes Buch von einer der führenden Expertinnen auf dem Gebiet der geschlechtsspezifischen Medizin.)

McClintock, Martha K., »Menstrual synchrony and suppression«, *Nature* 229, S. 224-245, 1971.

Redig, Mandy, »Yams of fortune: the (uncontrolled) birth of oral contraceptives«, *Journal of Young Investigators* 6 (7), 2003. www.jyi.org

Rees, Margaret, »The Menstrual Cycle«, in *Women's Health,* Oxford General Practice Series 39, Oxford 1997.

Rowland, Andrew, u. a., »Influence of medical conditions and lifestyle factors on the menstrual cycle«, *Epidemiology* 13, S. 668-674, 2002.

Schank, Jeffrey, »Avoiding synchrony as a strategy of female mate choice«, *Psychol Life Sci* 8 (2), S. 147-176, 2004.

Snider, Sharon, »The pill: thirty years of health concerns«, FDA online, 1990.

Snowden, Robert. u. a., *Patterns and Perceptions of Menstruation: a WHO international collaborative study,* WHO New York 1983.

Stern, Kathleen und McClintock, Martha, »Regulation of ovulation by human pheromones«, *Nature* 392, S. 171-179, 1998.

Strassman, Beverly, »Menstrual synchrony pheromones: cause for doubt«, *Human Reprod* 14 (3), S. 579-580, 1999.

Symonds, C., u. a., »Effects of the menstrual cycle on mood, neurocognitive and neuroendocrine function in healthy premenopausal women«, *Psychol Med* 34 (1), S. 93-102, 2004.

Trevathan, W. R., »No evidence for menstrual synchrony in lesbian couples«, *Psychoneuroend* 18 (5-6), S. 425-435, 1993.

Veith, Jane L., u. a., »Exposure to men influences the occurrence of ovulation in women«, *Physiol Behav* 31 (3), S. 313-315, 1983.

Vollman, R. F., *The Menstrual Cycle,* W.H. Saunders 1977.

Weller, K., »Menstrual synchrony: only in roommates who are close friends?«, *Physiol Behav* 58 (5), S. 883-889, 1995.

Kapitel 6

Hormonelle Einbrüche

Allan, C. und McLachlan, R., »Age related changes in testosterone and the role of replacement therapy in older men«, *R Clin Endocrinol* 60, S. 653-670, 2004.

Bandolier, »Tamoxifen: Trials, tribulations and truths«, 1998 www.jr2.ox.ac.uk/bandolier

Bastian, H., »Promoting drugs through hairdressers: is nothing sacred?«, Reviews (Press), *BMJ* 325, S. 1180, 2002.

BCERF (Cornell University Programme on Breast Cancer and Environmental Risk Factors in New York State), »Understanding breast cancer rates«, »Estrogen and breast cancer risk: what is the relationship?«, »Phytoestrogens and the risk of breast cancer«, 2004, www.environcancer.edu.cornell

Beral, Valerie, »Hormones and Breast Cancer«, *Cancer Research UK Scientific Yearbook 2002-2003*, 2003.

»Soya supplements do not protect against menopause changes«, *BMJ* 329, S. 68, 2004.

Boothby, Lisa A., u. a., »Bioidentical hormone therapy: a review«, *Menopause* 11 (3), S. 356-367, 2004.

British Menopause Society, »Termination of the estrogen alone arm of the WHI«, »Further confusion in postmenopausal health: SCSM message 3.12.2003 on HRT in the prevention of osteoporosis« (2003), »The Million Women Study and Breast Cancer« (2003).
www.the-bms.org

Cancer Research UK, *Breast Cancer Factsheet*, 2004.

Collaborative Group on Hormonal Factors in Breast Cancer, »Alcohol, tobacco and breast cancer – collaborative reanalysis of individual data from 53 epidemiological studies, including 58515 women with breast cancer and 95067 women without the disease«, *British Journal of Cancer*, S. 1234-1245, 2002.

Coney, Sandra, *The Menopause Industry: How The Medical Establishment Exploits Women*, Auckland 1994.

Consumer Lab, »Product Review: phytoestrogens – soy and red clover isoflavones«, 2001.
www.consumerlab.com

Dalais, F., u. a., »Effects of a diet rich in phytoestrogens on prostate specific antibodies and sex hormones in men diagnosed with prostate cancer«, *Urology* 64 (3), S. 510-515, 2004.

Greer, Germaine, *Die Wechseljahre*, Düsseldorf 1991.

Hoberman, John und Yesalis, Charles, »The history of synthetic testosterone«, *Scientific American*, Februar 1995.

Lydeking-Olsen, E., u. a., »Soymilk or progesterone for prevention of bone loss: a two year randomised, placebo controlled trial«, *European Journal of Nutrition* 43 (4), S. 246-257, August 2004.

McPherson, K., »Where are we now with hormone replacement therapy?«, *BMJ* 328, S. 357-358, 2004.

Million Women Study Collaborators' »Breast cancer and HRT in the Million Women Study«, *Lancet* 362, S. 419-427, 2003 (verschiedene Autoren)

Minelli, Cosetta und Abrams, Keith, u. a., »Benefits and harms associated with HRT: clinical decision analysis«, *BMJ* 328, S. 371-410, 2004.

Morley, John und Jacobs, Howard, »Male Menopause: fact or fiction«, *Medical Crossfire* Bd. 3, Nr. 1, 2001.

Randal, J., »Menopause is ›by no means confined to the woman‹ doctor said«, News, *Journal of the National Cancer Institute* 94 (15), S. 1117, 2002.

Rees, Margaret, »Managing postmenopausal health«, *Journal of the British Menopause Society,* Supplement 2003.

Rymer, Janice, u. a., »Making decisions about hormone replacement therapy«, *BMJ* 326, S. 322-326, 2003.

Schultheiss, Dirk, »Some historical reflections on the ageing male«, *World Journal of Urology* 20, S. 40-44, 2002.

Schultheiss, Dirk, »Frank Lydston revisited«, *World Journal of Urology* 21, S. 356-363, 2003.

Scientific American, »Menopause and the brain«, 1998.

Taffe, John, u. a., »Time to the final menstrual period«, *Fertil Steril* 78 (2), S. 397-403, 2002.

Tice, Jeffrey, A., u. a., »Phytoestrogen supplements for the treatment of hot flashes: the ICE study«, *JAMA* 290, S. 207-214, 2003.

Wallace, Hamish und Kelsey, Thomas W., »Ovarian reserve and reproductive age may be determined from the measurement of ovarian volume by transvaginal sonography«, *Hum Reprod* 19 (7), S. 1612-1617, 2004.

Writing Group for the Women's Health Initiative Investigators, »Risks and benefits of estrogen plus progesterone in healthy postmenopausal women«, *JAMA* 288, S. 321-333, 2002.

Van der Schouw, Dr. Yvonne, u. a., »Effect of soy protein containing isoflavones on cognitive function, bone mineral density, and plasma lipids in postmenopausal women«, *JAMA* 292, S. 65-74, 2004.

Kapitel 7

Machen Hormone dick?

BASF Pharma, Reductil, Produktinformation, 1999.

Broglio, Fabio, u. a., »Endocrine and non-endocrine actions of ghrelin«, *Horm Res* 59 (3), S. 109-117, 2003.

Farooqi, Sadaf, u. a., »Effects of recombinant leptin therapy in a child with congenital leptin deficiency«, *NEJM* 341, S. 879-884, 1999.

Garner, M. und Wooley, C., »Confronting the failure of behavioural and dietary treatments for obesity«, *Clin Psych Review* 11, S. 729-780, 1991.

Montague, C.T. und Farooqi, Sadaf, u.a., »Congenital leptin deficiency is associated with severe early onset obesity in humans«, *Nature* 387, S. 903-908, 1997.

Neary, Nicola, u. a., »Ghrelin increases energy intake in cancer patients with impaired appetite: acute, randomised, placebo controlled trial«, *J Clin Endocrinol Metab* 89 (6), S. 2832-2836, 2004.

Ruppel Shell, Ellen, *The Hungry Gene: The Science of Fat and the Future of Thin,* London 2002. (Das Buch mit dem Untertitel »die Wissenschaft vom Fett und die Zukunft der Dünnen« liest sich hervorragend und beschreibt die Geschichte der derzeitigen Forschung zur Fettleibigkeit.)

Small, Caroline und Bloom, Stephen, »Gut hormones and the control of appetite«, *Trends Endocrinol Metab* 15 (6), S. 259-263, 2004.

Staffieri, James R., »A study of social stereotype of body image in children«, *J Pers Soc Psychol* 7 (19), S. 101-104, September 1967.

Wynne, Katie, Stanley, Sarah und Bloom, Stephen, »The gut and regulation of body weight«, *J Clin Endocrinol Metab* 89 (6), S. 2576-2582, 2004.

Yildiz, Bülent, O., u. a., »Alterations in the dynamics of circulating ghrelin, adiponectin and leptin in human obesity«, *Proc Natl Acad Sci USA* 101 (28), S. 10434-10439, Epub 2004.

Zhang, Y., u. a., »Positional cloning of the mouse obese gene and its human homologue«, *Nature* 372, S. 425-432, 1994.

Kapitel 8
Hormone als Uhr

Barinaga, Marcia, »Setting the human clock: technique challenged«, *Science* 297 (5581), S. 505, 2002.

Campbell, Scott und Murphy, Patricia, »Extraocular circadian phototransduction in humans«, *Science* 279 (5349), S. 333-334, 1998.

Foster, Russell und Kreitzman, Leon, *Rhythms of Life: the biological clocks that control the daily lives of every living thing,* London 2004.

Glickman, Gena, u. a., »Ocular input for human melatonin regulation: relevance to breast cancer«, *Neuro Endocrinol Lett* 23, Supplement 2, S. 17-22, 2002.

Matell, Matthew und Meck, Warren, »Neuropsychological mechanisms of interval timing behaviour«, *BioEssays* 22 (1), S. 94-103, 2000.
Melton, L., »Rhythm and blues«, *New Scientist* 166, S. 2241, 2000.
Palmer, John, *The Living Clock*, Oxford 2002.
Rao, Stephen, u. a., »The evolution of brain activation during temporal processing«, *Nature Neuroscience* 4 (3), S. 317-323, 2001.
Reiter, Russell, »Mechanistic insights into possible links between electric power, melatonin, biological rhythms and leukaemia«, Children with Leukaemia conference, September 2004.
Schernhammer, Eva, u. a., »Epidemiology of urinary melatonin in women and ist relation to other hormones and night work«, *Cancer Epidemiol Biomarkers Prev* 13 (6), S. 936-943, 2004.
Smolensky, Michael, *The Body Clock Guide to Better Health: How to Use Your Body's Natural Clock to Fight Illness and Achieve Maximum Health,* Henry Holt 2000.
Wright, Kenneth, »The Times of our Lives«, *Scientific American,* thematische Sonderbeilage, September 2002.
Wright, Kenneth, »Absence of circadian phase resetting in response to bright light behind the knees«, *Science* 297 (5581), S. 571, 2002.

Kapitel 9
Den Lauf der Zeit aufhalten

Barrett, S., »Growth Hormone Scams«, 2003. www.quackwatch.org
Bahrke, Michael und Yesalis, Charles, »Psychological and behavioural effects of endogenous testosterone levels and anabolic-androgenic steroids amongst males«, *Sports Med* 10 (5), S. 303-337, 1990.
Bang, Hyo-jung, u. a., »Comparative studies on level of androgens in hair and plasma with premature male-pattern baldness«, *J Dermatol Sci* 34 (1), S. 6-11, 2004.
Christiansen, Kerrin, »Behavioural effects of androgen in men and women«, *J Endocrinol* 170, S. 39-48, 2001.
Coles, L. Stephen, »Aging: the reality«, *Journals of Gerontology* 59, S. B579-586, 2004.
Coles, L. Stephen, »The demography of human supercentenarians«, ebenda.
Consumer Lab, Product Review: DHEA supplements, 2002 www.consumerlab.com
Drazen, Jeffrey, »Inappropriate advertising of dietary supplements«, *NEJM* 348, S. 777-778, 2003.

»Medical aspects of drug use in the gym«, *Drug and Therapeutics Bulletin* 42 (1), 2004.

Fussell, Samuel, *Muscle: Confessions of an Unlikely Bodybuilder*, New York 1991. (Ein unglaublich witziges Buch, in dem beschrieben wird, wie es ist, wenn man Mister Universe wird, mit allem Drum und Dran einschließlich Doping.)

Gosden, Roger, *Cheating Time: Science, Sex and Ageing*, London 1996. (Ein wunderbares Buch, stilistisch hervorragend verfasst von einem Wissenschaftler, der von seinem Fach völlig begeistert ist.)

Hinson, Joy, und Raven, Peter, »DHEA deficiency syndrome: a new term for old age?«, *J Endocrinol* 163, 1-5, 1999.

Hoberman, John und Yesalis, Charles, »The history of synthetic testosterone«, *Scientific American,* Februar 1995.

Kaufman, Keith, »Androgens and alopecia«, *Mol Cell Endocrinol* 198 (1-2), S. 89-95, 2002.

Lee, R. Alton, *The Bizarre Careers of John R Brinkley*, University of Kentucky Press, Lexington 2002. (Einen Roman über Brinkleys Leben würde man als zu überspannt bezeichnen. Außergewöhnlich.)

McAllan, B., u. a., »Seasonal changes in the reproductice anatomy of male *antechinus stuartii*«, *J Morph* 231 (3), S. 261-275, 1999.

Mobbs, Charles und Hof, Patrick (Hg.), *Functional Endocrinology of Ageing,* Karger 1998.

Oakwood, Meri, »Death after sex«, *Biologist* 51, 2004.

Rennie, Michael J., »Claims for the anabolic effects of growth hormone: a case of the Emperor's New Clothes?«, *Br J Sports Med* 37, S. 100-105, 2003.

Rudman, Daniel, u.a., »Effects of human growth hormone in men over 60 years old«, *NEJM* 323, S. 1-6, 1990.

Schwartz, Theodore B., »Henry Harrower and the Turbulent Beginnings of Endocrinology«, *Annals of Internal Medicine* 131 (9), S. 702-706, 1999.

Skerret, P.J., »DHEA: ignore the hype«, 1996 www.quackwatch.org

Takala, Jukka, u.a. »Increased mortality associated with growth hormone treatment in critically ill adults«, *NEJM* 342 (11), S. 785-792, 1999.

Vance, Mary Lee, »Can growth hormone prevent ageing?«, *NEJM* 348, S.779-780, 2003.

Yesalis, Charles und Bahrke, Michael, »Anabolic-androgenic steroids and related substances«, *Curr Sports Med Rep* 1 (4), S. 246-252, 2002.

Yesalis, Charles und Hoberman, John, »Die Geschichte der androgen-anabolen Steroide«, *Spektrum* 1995/4, S. 82-88.

Kapitel 10
Der Hormonreigen in der Zukunft

Lamberts, S., u.a., »The future endocrine patient: reflections on the future of clinical endocrinology«, *Eur J Endocrinol* 149, S. 169-175, 2003.

Register

Die Originalausgabe erschien 2005 unter dem Titel
»The truth about Hormones« bei Atlantic Books,
London, England.

1. Auflage 2007

Umschlaggestaltung: Hauptmann & Kompanie Werbeagentur,
München–Zürich
Gesetzt aus der Stempel Garamond und Optima
Satz: Fuldaer Verlagsanstalt, Fulda
Druck und Bindung: Clausen & Bosse, Leck
Printed in Germany
ISBN 978-3-86612-116-4